中医基础理论精要速读

王 卫 李岩琪 徐一兰 主 编

全国百佳图书出版单位
中国中医药出版社
·北 京·

图书在版编目（CIP）数据

中医基础理论精要速读 / 王卫，李岩琪，徐一兰
主编 . — 北京：中国中医药出版社，2023.1
ISBN 978-7-5132-6647-5

Ⅰ . ①中… 　Ⅱ . ①王… ②李… ③徐… 　Ⅲ . ①中医
医学基础 　Ⅳ . ① R22

中国版本图书馆 CIP 数据核字（2021）第 006676 号

中国中医药出版社出版

北京经济技术开发区科创十三街 31 号院二区 8 号楼
邮政编码 　100176
传真 　010-64405721
山东华立印务有限公司印刷
各地新华书店经销

开本 880×1230 　1/32 　印张 11.5 　字数 251 千字
2023 年 1 月第 1 版 　2023 年 1 月第 1 次印刷
书号 　ISBN 978-7-5132-6647-5

定价 　39.00 元
网址 　www.cptcm.com

服 务 热 线 　010-64405510
购 书 热 线 　010-89535836
维 权 打 假 　010-64405753

微信服务号 　zgzyycbs
微商城网址 　https://kdt.im/LIdUGr
官 方 微 博 　http://e.weibo.com/cptcm
天猫旗舰店网址 　https://zgzyycbs.tmall.com

如有印装质量问题请与本社出版部联系（010-64405510）

《中医基础理论精要速读》
编 委 会

内容提要

　　中医基础理论是学习中医首先要掌握的一门课程，主要学习中医理论基本概念及相关知识要点。本书是学习《中医基础理论》教材的配套用书，在全面梳理历版《中医基础理论》教材基础上，以点带面，全面总结归纳中医基本理论的重要知识点，在突出重点的同时又注重体现知识的系统性，便于读者理解与掌握。书中运用图示和表格等多种形式，逻辑性强，对重要内容进行高度提炼和阐释，有利于理解性地掌握知识，避免死记硬背。本书适合各级中医药院校师生及中医爱好者阅读参考。

前　言

　　现有的中医基础理论类教材及参考书很多，内容丰富，拓展知识较多，但知识点零碎，给广大中医学习者增加了学习和考试难度。为使广大中医学习者能更好地掌握中医基础理论的知识点，我们编写了《中医基础理论精要速读》一书。本书是与普通高等教育"十四五"行业规划教材相配套的助学书，由天津中医药大学具有丰富教学经验的一线骨干教师编写。

　　本书包括绪论、中医学的哲学基础、精气血津液神、藏象、经络、体质、病因、发病、病机、防治原则等九章。绪论主要介绍中医学的学科属性、中医学理论体系的形成和发展、中医学理论体系的主要特点和中医基础理论课程的主要内容等。第一章中医学的哲学基础包括精气学说、阴阳学说、五行学说、中医学思维方法的特点等内容。第二章精气血津液神主要介绍各物质的基本概念、功能与作用及相互间的关系。第三章藏象主要介绍了藏象学说概论；五脏主要生理功能、生理特性，与形、窍、志、液、时的关系；六腑主要生理功能和生理特性，以及脏腑之间的关系。第四章经络主要介绍十二经脉、奇经八脉、经别、别络、经筋、皮部，以及经络的生理功能和应用。

第五章体质主要介绍体质的生理学基础、分类和应用。第六章病因主要介绍六淫、疠气、七情内伤、饮食失宜、劳逸失度、病理产物及其他病因。第七章发病主要介绍发病原理、发病类型。第八章病机主要介绍基本病机、疾病传变。第九章防治原则主要介绍预防与治则。

  本书的编纂整理参考了历版的《中医基础理论》教材，本着精编和融会贯通的原则，以图表为载体，对教材的知识点进行归纳总结，力争使零碎的知识系统化，便于记忆和掌握，能够提高学生的学习效率，是中医学习者重要的参考资料。

  中医药卷帙浩繁，限于编者水平，书中存在的不足之处，敬请读者批评指正，以修订和完善。

编　者

2022 年 12 月

目　录

第二章 精气血津液神

第四章　经络

✤ 第七章 发病

❦ 第八章　病机

❦ 第九章　防治原则

❦ 附录一　《中医基础理论》名词解释

❦ 附录二　《中医基础理论》名言集锦

❦ 参考文献

绪　论

中医学是中华民族在长期的生产与生活实践中认识生命、维护健康、战胜疾病的宝贵经验总结，是我国优秀传统文化的重要组成部分。

一、中医学的学科属性

（一）中医学属于自然科学范畴

自然科学是研究自然界各种物质运动、变化和发展规律或本质的学科。中医学研究的对象是人，主要探讨人体的生、长、壮、老、已的生命规律，人体的形态结构、生理功能，以及疾病的发生发展和防治规律等，因而具有自然科学的属性。

（二）中医学具有社会科学特性

社会科学是研究人类社会运动变化和发展规律的学科。人不仅具有自然物质（生物）的属性，还具有社会属性。人生活在社会中，必然受到社会环境的影响，由此引起一系列有关健康和疾病的医学问题。社会环境的变更，人的社会地位、经济条件的变化，对人体的身心健康常产生较大影响。因而中医学具有明显的社会科学属性。

（三）中医学受到古代哲学的深刻影响

哲学是关于自然、社会和思维中最一般的共同规律的科学。任何一门自然学科的发展都离不开哲学的作用。中医学发祥于中国古代，受当时哲学思想的深刻影响。中医学在其形成与发展过程中，不断吸取了当时的哲学成就，用当时盛行的哲学思想如精气、阴阳、五行等，阐述关于生命、健康、疾病等一系列医学问题，构建了自己独特的医学理论体系。

（四）中医学是多学科交互渗透的产物

除古代哲学思想对中医学理论体系的构建起到过重要作用外，古代的天文学、气象学、地理学、物候学、农学、生物学、矿物学、植物学、军事学、数学以及酿酒技术、冶炼技术等，都曾对中医学理论体系的形成与发展起过重要的促进作用。

二、中医学理论体系的形成与发展

中医学理论体系，是包括理、法、方、药在内的整体，是关于中医学的基本概念、基本原理和基本方法的科学知识体系。它是以整体观念为主导思想，以精气、阴阳、五行学说为哲学基础和思维方法，以脏腑经络及精、气血、津液为生理病理学基础，以辨证论治为诊治特点的独特的医学理论体系。

（一）中医学理论体系的形成

中医学理论体系形成于战国至两汉时期。

中医学理论体系
- 形成基础
  - 文化基础—起源于中华民族传统文化
  - 医学基础—长期医疗实践中医学知识的积累
  - 哲学基础—古代精气、阴阳、五行学说的影响
- 形成标志
  - 《黄帝内经》（简称《内经》）—我国现存最早的医学著作，为中医学理论体系的确立奠定了基础
  - 《难经》—阐扬和发展《内经》，同为重要著作
  - 《伤寒杂病论》—创建辨证论治的理论，为临床医学的发展奠定了基础
  - 《神农本草经》—我国现存最早的药物学专著，为中药学理论奠定了基础

1. 中医学理论体系形成的基础

中医学理论体系是在中国古代哲学思想的影响和指导下，在中华民族传统文化的基础上，通过长期的医疗保健的经验积累和理论总结而形成的学科体系。

（1）有利的社会文化背景：医学的起源与人类文化的发展密不可分。战国是我国社会大变革的时期，随着生产水平的提高，农学、天文、历算、物候、植物学、矿物学及冶炼等各学科都得到了发展，并形成了"诸子蜂起，百家争鸣"的局面，这为中医学理论体系的形成奠定了有利的社会文化基础。

（2）医药知识的积累：从原始社会医药的起源，到战国时期这一漫长的历史过程中，我国古代医药学家积累了丰富的医药学知识，并将此总结、升华，建立起一些医学理论雏形，为战国以后医药学的发展及理论体系的建立奠定了基础。

医学知识的大量积累，客观上需要整理、总结，使之系统化、理论化，加之社会的发展为此提供了有利的条件，古代的哲学思想为此提供了思维方法，因而在众多医学家的共同努力下，撰成了我国现存最早的医学巨著——《黄帝内经》。

（3）古代哲学思想对医学的渗透：先秦时期出现的精气、阴

阳、五行各学说，作为思维方法渗透到中医学，对中医学理论体系的形成产生了积极的影响。精气学说作为古代哲学中朴素的唯物论思想，对中医学的唯物主义生命观的建立产生了积极的影响；阴阳学说和五行学说作为古代哲学中的辩证法思想，推动了中医学理论体系的形成，也促进了中医学方法学体系的建立。

2. 中医学理论体系形成的标志

战国至秦汉时期的《黄帝内经》《难经》《伤寒杂病论》和《神农本草经》等医学典籍的问世，标志着中医学理论体系的基本确立。

《黄帝内经》约成书于战国至秦汉时期，东汉至隋唐仍有修订和补充。《黄帝内经》包括《素问》和《灵枢》两部分，共18卷，162篇，全面论述了中医学的思维方法，人与自然的关系，人体的生理、病理及疾病的诊断、防治等，不但为中医学理论体系的确立奠定了基础，同时也为中医学在理论与实践方面继续发展奠定了基石。

《难经》是一部可与《黄帝内经》相媲美的古典医籍。该书内容简要，辨析精微。全书所述以基础理论为主，涉及生理、病理、诊断、病证、治疗等方面，尤其对脉学有较详悉而精当的论述和创见，对经络学说及藏象学说中命门、三焦的论述，则在《内经》的基础上有所阐述和发展，与《内经》同为指导后世临床实践的重要理论性著作。

《伤寒杂病论》的成书，创立了辨证论治的诊治理论。该书为东汉张仲景所著，后经王叔和分为《伤寒论》与《金匮要略》两部分，前者以六经辨伤寒，后者以脏腑论杂病。该书提出了"观其脉证，知犯何逆，随证治之"的辨证论治原则，使中医学的基础理论与临床实践紧密结合起来，为临床医学的发展奠定了坚实的基础。

《神农本草经》是我国现存最早的药物学专著。书中载药365

种，并根据药物毒性的大小分为上、中、下三品，记载了药物的性能、主治，提出了"四气五味"的药性理论，明确了"治寒以热药，治热以寒药"的用药原则，提出单行、相须、相使、相畏、相恶、相反、相杀等"七情和合"的药物配伍理论，为临床用药和组方提供了理论依据，为中药理论体系的形成和发展奠定了基础。

（二）中医学理论体系的发展

1. 魏晋隋唐时期

魏晋隋唐时期，医学理论与技术随着当时政治、经济、文化的发展而有新的提高，出现了众多名医名著，推动了中医学理论体系的发展。

魏晋隋唐时期中医学发展简表

时代	医家	代表论著	主要贡献
魏晋	王叔和	《脉经》	我国第一部脉学专著。该书首次从基础理论到临床实践，对中医脉学进行了全面系统的论述：提倡"寸口诊法"，明确了寸口分候脏腑，描绘了 24 种病脉的脉象形态及其所主病证，推动了寸口脉诊法的普遍应用
	皇甫谧	《针灸甲乙经》	我国现存最早的针灸学专著。该书叙述了藏象、经络、腧穴、标本、九针、刺法、诊法、病证、治法等内容，是集魏晋以前针灸经络理论之大成，对后世针灸的发展贡献很大
隋	巢元方	《诸病源候论》	我国第一部病因病机证候学专著。该书以 1729 论分述内、外、妇、儿、五官、皮肤等诸科病证的病因、病机和症状，尤重于病源的研究
唐	孙思邈	《千金要方》《千金翼方》	我国第一部医学百科全书。两书详述唐以前的医学理论、方剂、诊法、治法、食养等，代表了盛唐的医学发展水平；并开创中国医学伦理学之先河

2. 宋金元时期

宋代及金元时期，医学发展迅速，且流派纷呈，建树较多，对后世医学的发展影响很大。

宋金元时期中医学发展简表

时代	医家	代表论著	主要贡献
南宋	陈言（陈无择）	《三因极一病证方论》	该书共18卷，以病因与病证相结合的方法，系统阐述了三因理论，是对宋代以前病因理论的总结，对其后病因学的发展影响极为深远
金元	刘完素（刘河间）	《素问玄机原病式》《素问病机气宜保命集》等	创河间学派，倡导火热论，认为"六气皆从火化"，化火化热是外感病的主要病机，而内伤病中"五志过极，皆为热甚"，后人称其为"寒凉派"
	李杲（李东垣）	《脾胃论》《内外伤辨惑论》等	强调胃气对发病的决定性作用，倡言"百病皆由脾胃衰而生也"，善用温补脾胃之法，后人称其为"补土派"
	张从正（张子和）	《儒门事亲》	提出邪非人身所有，"邪去正自安"，不可滥用补药的新见解，治病以汗、吐、下三法攻邪为主，后人称其为"攻邪派"
	朱震亨（朱丹溪）	《格致余论》	提出"阳常有余，阴常不足"的结论，治疗上倡导"滋阴降火"，后人称其为"滋阴派"

3. 明清时期

明清时期，是中医学理论的综合汇通和深化发展阶段，既有许多新的发明和创见，又有对医学理论和经验的综合整理，编撰了大量的医学全书、丛书和类书。

明清时期中医学发展简表

时代	医家	代表论著	主要贡献
明	张介宾（张景岳）	《景岳全书》	提出了"阳非有余"和"真阴不足"的见解，主张补养肾阳与肾阴
	赵献可（赵养葵）	《医贯》	认为命门为人身之主，强调"命门之火"在养生、防病中的重要意义
	吴又可（吴有性）	《温疫论》	创"戾气"说，对温疫病的病因有卓越之见，指出戾气多"从口鼻而入"，往往递相传染，形成地域性大流行，症状、病程多类似

时代	医家	代表论著	主要贡献
清	叶桂 （叶天士）	《温热论》	阐明了温热病发生发展的规律，创建了温热病的卫气营血辨证理论，对清代温病学说的发展起着承前启后的作用
	薛雪 （薛生白）	《湿热条辨》	对湿热病的病因、症状、传变规律、治则治法等作了简要阐述，对温病学说的发展做出一定贡献
	吴瑭 （吴鞠通）	《温病条辨》	创立了温热病的三焦辨证理论，使温病学说得到进一步发展，逐渐走向系统与完善
	王清任 （王勋臣）	《医林改错》	改正了古医籍中在人体解剖方面的某些错误，肯定了"灵机记性不在心，在脑"，并发展了瘀血理论，对中医学气血理论的发展做出了一定贡献

4. 近代与现代

近代时期（鸦片战争后），随着社会制度的变更，西方科技和文化的传入，中西文化出现了大碰撞，中医学理论的发展呈现出新旧并存的趋势。一是继续走收集和整理前人学术成果之路，如20世纪30年代曹炳章主编的《中国医学大成》，是一部集古今中医学大成的巨著；二是出现了中西汇通和中医学理论科学化的思潮，以唐宗海、朱沛文、恽铁樵、张锡纯为代表的中西汇通学派，认为中西医互有优劣，可以殊途同归，主张汲取西医之长以发展中医，如张锡纯所著的《医学衷中参西录》，即是中西汇通的代表作。

现代时期（新中国成立后），国家大力提倡中西医结合，继而倡导以现代多学科方法研究中医，因而此时期中医学理论的发展主要呈现出三方面的趋势。一是中医学理论经过梳理研究而更加系统、规范，如20世纪60年代编写的全国统编教材《〈内经〉讲义》，发展为70年代的《中医学基础》，再分化为80年代《中医基础理论》，即其标志；二是用哲学、控制论、信息论、系统论、现代实证科学等多学科方法研究中医学，大量的专著和科研成果相继出现；三是对中医学理论体系构建的思维方法进行研究，探讨中医学理论概念的发生之源与继承、发展、创新之路。

三、中医学理论体系的主要特点

（一）整体观念

整体观念，是中医学认识人体自身以及人与自然环境、社会环境之间联系性和统一性的学术思想。

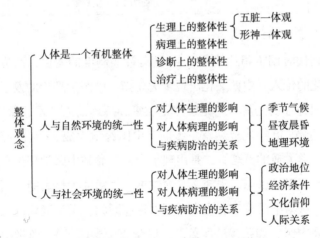

1. 人体是一个有机整体

人体是由若干脏腑、形体、官窍组成的，而各个脏腑、形体和官窍各有不同的结构和功能，但它们不是孤立的、肢解的、彼此互不相关的，而是相互关联、相互制约和相互为用的。

（1）生理上的整体性：人体自身在生理上的整体性是指构成人体的各个脏腑组织器官，虽有不同的生理功能，但彼此之间是相互联系、相互为用、相互制约的统一体。整体观念认为，构成人体的各个脏腑器官在形体结构与生理功能上是完整统一的（五脏一体观）；形体与精神活动是相互依附、不可分离的统一整体（形神一体观）；精、气、血、津液既是构成人体和维持人体生命活动的基本物质，又是脏腑、形体、官窍进行生理活动的物质基础，从而保证了各脏腑器官功能活动的统一性。

（2）病理上的整体性：中医学在分析病证的病理机制时，着眼于整体，着眼于局部病变引起的整体性病理反映，把局部病理变化与整体病理反映统一起来。既重视局部发生病变的脏腑、经络、形体、官窍，又不忽视病变之脏腑经络对其他脏腑经络的影响。

（3）诊断上的整体性：人体的局部与整体是辩证统一的，各脏腑、经络、形体、官窍在生理与病理上是相互联系、相互影响的，因而在诊察疾病时，可通过观察分析形体、官窍、色脉等外在的病理表现，推测内在脏腑的病理变化，从而得出正确诊断，为治疗提供可靠依据。

（4）治疗上的整体性：在疾病的治疗方面，中医学也强调在整体层次上对病变部分进行调节，使之恢复常态。调整阴阳，扶正祛邪，以及"从阴引阳，从阳引阴，以右治左，以左治右"，"病在上者下取之，病在下者高取之"，都是在整体观念指导下确立的治疗原则。

2. 人与自然环境的统一性

人类生活在自然界中，自然界存在着人类赖以生存的必要条件。同时，自然环境的变化又可直接或间接地影响人体的生命活动。这种人与自然环境息息相关的认识，即是"天人一体"的整体观。

（1）自然环境对人体生理的影响：自然环境主要包括自然气候和地理环境。气候是由自然界阴阳二气的运动变化而产生的阶段性天气征象。一年间气候变化的规律一般是春温、夏热、秋凉、冬寒。自然界的生物在这种规律性气候变化的影响下，出现春生、夏长、秋收、冬藏等相应的适应性变化，而人体生理也随季节气候的规律性变化而出现相应的适应性调节。

地域环境是人类生存环境的要素之一，主要指地势的高低、地域性气候、水土、物产及人文地理、风俗习惯等。地域气候的差异，地理环境和生活习惯的不同，在一定程度上也影响着人体的生理活动和脏腑功能，进而影响体质的形成。如江南多湿热，人体腠理多稀疏；北方多燥寒，人体腠理多致密。长期居住某地的人，一旦迁居异地，常感到不适应，或生皮疹，或生腹泻，习惯上称为"水土不服"。这是由于地域环境的改变，机体暂时不能适应之故。但经过一段时间后，也就逐渐适应了。这说明地域环境对人体生理确有一定影响，而人体的脏腑也具有适应自然环境的能力。

（2）自然环境对人体病理的影响：疾病的发生，关系到人体正气的适应、调节、抗邪等能力与自然界邪气的致病能力两个方面。若人体正气充沛，适应、调节及抗病能力强，能抵御邪气的侵袭，一般不会发病；若气候特别恶劣，而人体正气相对不足，抵御病邪的能力相对减退，病邪就会乘虚侵入而致病。

在四时气候的异常变化中，每一季节都有其不同特点。因此，除一般性疾病外，常可发生一些季节性多发病或时令性流行病。如《素问·金匮真言论》说："长夏善洞泄寒中，秋善病风疟。"昼夜的变化，对疾病也有一定影响。《灵枢·顺气一日分为四时》说："夫百病者，多以旦慧、昼安、夕加、夜甚……朝则人气始生，病气衰，故旦慧；日中人气长，长则胜邪，故安；夕则人气始衰，邪气始生，故加；夜半人气入藏，邪气独居于身，故甚也。"中午之前，人身阳气随自然界阳气的渐生而渐旺，故病较轻；午后至夜晚，人身阳气又随自然界阳气的渐退而渐衰，故病较重。

地域环境的不同，对疾病也有一定的影响。某些地方性疾病的发生，与地域环境的差异密切相关。如《素问·异法方宜论》讲："东方傍海而居之人易得痈疡，南方阳热潮湿之地易生挛痹。"地域环境不同，人们易得的疾病也不一样。

（3）自然环境与疾病防治的关系：由于自然环境的变化时刻影响着人的生命活动和病理变化，因而在疾病的防治过程中，必须重视外在自然环境与人体的关系，在养生防病中顺应自然规律，在治疗过程中遵循因时因地制宜的原则。《素问·阴阳应象大论》说："故治不法天之纪，不用地之理，则灾害至矣。"

气候变化影响着人体的生理、心理和病理变化，故在养生防病中，要顺应四时气候变化的规律，需"法于四时""四气调神""春夏养阳，秋冬养阴"，以与自然环境保持协调统一，使精神内守，形体强壮。人体的生理病理变化还受地域环境的影响，故在养生防病中，要选择适宜的地理环境，充分利用大自然所提供的各种条件，并积极主动地适应和改造自然环境，以提高健康水平，预防疾病的发生。我国的地理特点，是西北地势高而东南地势低，西北偏于寒凉干燥而东南偏于温热湿润。由于地有高下之异，气有温凉之别，故治疗时应因地制宜，西北少用寒凉之药而东南慎用辛热之品。

3. 人与社会环境的统一性

人生活在纷纭复杂的社会环境中，其生命活动必然受到社会环境的影响。人与社会环境是统一的，相互联系的。

（1）社会环境对人体生理的影响：社会环境不同，造就了个人的身心功能与体质的差异。这是因为社会的变迁，会给人们的生活条件、生产方式、思想意识和精神状态带来相应的变化，从而影响人的身心功能的改变。一般来说，良好的社会环境、有力的社会支持、融洽的人际关系，可使人精神振奋，勇于进取，有利于身心健康；而不利的社会环境，可使人精神压抑，或紧张、恐惧，从而影响身心功能，危害身心健康。政治、经济地位的高低，对人的身心功能也有重要影响。如明·李中梓认为："大抵富贵之人多劳心，贫贱之人多劳力；富贵者膏粱自奉，贫贱者藜藿苟充；富贵者曲房广厦，贫贱者陋巷茅茨；劳心则中虚而筋柔骨脆，劳力则中实而骨劲筋强；膏粱自奉者脏腑恒娇，藜藿苟充者脏腑坚固；曲房广厦者玄府疏而六淫易客，茅茨陋巷者腠理密而外邪难干。"

（2）社会环境对人体病理的影响：社会环境常有变更，人的社会地位、经济条件也随之而变。剧烈、骤然变化的社会环境，对人体脏腑经络的生理功能有较大的影响，从而损害人的身心健康。《素问·疏五过论》指出"尝贵后贱"可致"脱营"病，"尝富后贫"可致"失精"病。社会地位及经济状况的剧烈变化，常可导致人的精神情志的不稳定，从而影响人体脏腑精气的功能而致某些身心疾病的发生。不利的社会环境，如家庭纠纷、邻里不和、亲人亡故、同事之间或上下级之间的关系紧张等，可破坏人体原有的生理、心理的协调和稳定，不仅易引发某些身心疾病，而且常使某些原发疾病如冠心病、高血压、糖尿病、肿瘤等病情加重或恶化，甚至死亡。故《素问·玉机真藏论》说："忧恐悲喜怒，令不得以其次，故令人有大病矣。"

（3）社会环境与疾病防治的关系：由于社会环境的改变主要通过影响人体的精神情志而对人体的生命活动和病理变化产生影响，因而预防和治疗疾病时，必须充分考虑社会因素对人体身心功能的影响，尽量避免不利的社会因素对人的精神刺激，创造有利的社会环境，获得有力的社会支持，并通过精神调摄，提高对社会环境的适应能力，以维持身心健康，预防疾病的发生，并促进疾病向好的方面转化。

（二）辨证论治

辨证论治是中医学认识疾病和处理疾病的基本原则。中医学在认识和处理疾病的过程中，既强调辨证论治，又讲究辨证与辨病相结合。

1. 病、证、症的基本内容

病、证、症的概念与关系

概念

病—疾病，是致病邪气作用于人体，人体正气与之抗争而引起的机体阴阳失调、脏腑组织损伤或生理功能障碍的一个完整的生命过程。反映了某一种疾病全过程的总体属性、特征和规律。如感冒、肺痈、消渴等。

证—证候，是疾病过程中某一阶段或某一类型的病理概括，包括疾病的病因、病位、性质及邪正关系，同时，还反映疾病可能发展变化的趋势。如肝阳上亢、心血亏虚、心脉痹阻等。

症—症状与体征，是患者异常的主观感觉或行为表现，以及医生检查发现的病态改变，是病证的外在表现，如恶寒发热、恶心呕吐、舌脉等。

关系

病是对疾病全过程的本质认识。
证是对疾病当前阶段的本质认识。
症是辨病、辨证的主要依据，是病和证的外在表现。
一种疾病由不同的证候组成，而同一证可见于不同的疾病中。

2. 辨证论治的基本内容

辨证论治，是运用中医学理论辨析有关疾病的资料以确立证候，论证其治则、治法、方药并付诸实施的思维和实践过程。

（1）辨证：是在认识疾病的过程中确立证候的思维和实践过程，即将四诊（望、闻、问、切）所收集的有关疾病的所有资料，包括症状和体征，运用中医学理论进行分析、综合，辨清疾病的原因、性质、部位及发展趋向，然后概括、判断为某种性质的证候的过程。

辨病因：即利用病因理论分析疾病的症状和体征，推导出疾病发生的原因和机制，得出以病因命名的证候，为针对病因治疗提供依据。如患者出现恶寒发热、头痛身痛、无汗脉紧等表现，可判断为风寒邪气为患，证属风寒感冒。病因一旦辨出，证候随之确立，治疗也就能够针对病因处方遣药。

辨病位：即确定病证所在的部位。不同的致病因素侵袭人体不同的部位，引起不同的病证。一般来说，外在病邪多侵袭人体之表，引起表证，然后由表入里；情志内伤、饮食不节、劳逸失度则易直接损伤脏腑精气，病变在里。辨明病变部位，既可推知致病邪气的属性，又可了解病情轻重及疾病传变趋向，因而对确立证候是非常重要的。

辨病性：即确定疾病的虚实寒热之性。疾病是邪气作用于人体，人体正气奋起抗邪而引起邪正相搏的结果。邪正之气的盛衰决定着病证的虚实，故《素问·通评虚实论》说："邪气盛则实，精气夺则虚。"然致病邪气有阴阳之分，人体正气也有阴阳之别。不同属性的病邪侵犯人体，人体相应的正气则与之抗争，导致不同类型的阴阳失调而出现寒热性病证，即所谓阳胜则热、阴胜则寒、阳虚则寒、阴虚则热。

辨病势：即辨明疾病的发展变化趋势及转归。疾病一般都有其一定的传变规律。《伤寒论》把外感热病分为六个病期，以六

经表示其不同的病期和发展趋势，其传变规律可概括为：太阳→
阳明→少阳→太阴→少阴→厥阴。温病学家们则用卫气营血和上
中下三焦表示温热病和湿热病的传变规律。掌握了疾病的传变规
律，即可洞察疾病发展变化及转归的全局。

（2）论治：是在通过辨证思维得出证候诊断的基础上，确立
相应的治疗原则和方法，选择适当的治疗手段和措施来处理疾病
的思维和实践过程。论治过程一般分以下几个步骤。

因证立法：即依据已经辨明的疾病某阶段或某类型的证候，
确立相应的治疗方法。证候是辨证的结果，也是论治的依据。只
有确立了疾病某阶段或某类型的证候，才能针对该证候的性质确
定具体的治疗方法。如辨明属风寒感冒证，当用辛温解表法；属
风热感冒证，当用辛凉解表法。

随法选方：即据证立法之后，随治法选择相应的治疗手段
或措施，并予以处方。治疗手段包括药物疗法和非药物疗法。药
物疗法又有内服法和外用法之分；非药物疗法内容很多，包括针
灸、推拿等法。处方，是在选定治疗手段的基础上，依据治法的
要求，确定具体的治疗方案。在治疗同一证候时，可选用一种治
疗手段，也可几种疗法联合应用。

据方施治：即按照处方，对治疗方法予以实施。治疗的实
施一般应由医务人员执行，某些情况下可由医生指导患者自己
执行。

辨证与论治是诊治疾病过程中相互衔接、不可分割的两个
方面。辨证是认识疾病，确立证候；论治是依据辨证的结果，确
立治法和处方遣药。辨证是论治的前提和依据，论治是辨证的延
续，也是对辨证正确与否的检验。辨证正确，才能立法无讹，疗
效自然显著。因此，辨证与论治是理论与实践相结合的体现，是

理、法、方、药理论体系在临床上的具体应用，因而是指导中医临床诊治的基本原则。

3. 同病异治与异病同治

证候是疾病过程中某一阶段或某一类型的病理概括，具有时相性和空间性特征，因而一种病可能有多种证，一种证也可能存在于多种疾病中。在诊治疾病中，要掌握同病异治和异病同治的原则。

同病异治：指同一种病，由于发病的时间、地域不同，或所处疾病的阶段、类型不同，或患者的体质有异，故反映出的证候不同，因而治疗也就有异。如感冒病可因其病因病机和患者体质的不同而出现风寒、风热、风燥、气虚等不同的证候，因而有辛温解表、辛凉解表、辛润解表、益气解表等相应的治法。

异病同治：指几种不同的疾病，在其发展变化过程中出现了大致相同的病机、证候，故可用大致相同的治法和方药来治疗。如胃下垂、肾下垂、子宫脱垂、脱肛等不同的病变，在其发展变化过程中，可能出现大致相同的"中气下陷"的病理机制，表现为大致相同的证候，故皆可用补益中气的方法来治疗。

因此，中医学诊治疾病的着眼点是对证候的辨析和因证候而治。证同则治同，证异则治异，是辨证论治的精神实质。

4. 辨证与辨病相结合

辨证与辨病，都是认识疾病的思维过程。辨证是对证候的辨析，以确定证候为目的，从而根据证候来确立治法，据法处方以治疗疾病；辨病是对疾病的辨析，以确定疾病的诊断为目的，从而为治疗提供依据。辨证与辨病都是以患者的临床表现为依据，区别在于前者为确立证候，后者为确诊疾病。

辨病的过程实际上就是诊断疾病的过程，也就是通过四诊来采集有关病变的资料进行综合分析，进而得出疾病诊断的思维和实践过程。疾病的诊断确定后，就要根据"病"来采用不同的方法进行治疗。某些病可用有特异性治疗作用的中药单方或复方治疗，如疟疾则可用常山治之，肠痈一般可用大黄牡丹汤治之等。但以一方一药治疗一种疾病，并非中医学治病方法的主流。

在辨证思维过程中，以证候作为辨析目标，反映了中医学诊治疾病的特色。但若只考虑证候的差异，即只考虑疾病的阶段性和类型性，不考虑疾病的全过程和整体性，辨证的准确率则相应降低。反之，若只将疾病诊断清楚，而没有运用辨证思维辨出反映疾病阶段性和类型性本质的证候，也难以实施有效的治疗。因此必须坚持辨证与辨病相结合的诊治思路。

四、中医基础理论课程的主要内容

中医基础理论，是关于中医学基本理论、基本知识和基本思维方法的学科，也是阐释和介绍中医学基本理论、基本知识和基本思维方法的课程。中医基础理论课程，是中医学理论体系的核心部分。

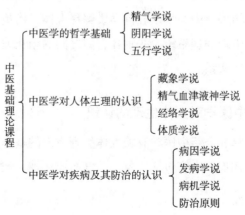

中医基础理论课程
- 中医学的哲学基础
  - 精气学说
  - 阴阳学说
  - 五行学说
- 中医学对人体生理的认识
  - 藏象学说
  - 精气血津液神学说
  - 经络学说
  - 体质学说
- 中医学对疾病及其防治的认识
  - 病因学说
  - 发病学说
  - 病机学说
  - 防治原则

（一）中医学的哲学基础

主要阐释古代哲学的精气学说、阴阳学说、五行学说及其在中医学中的应用。

精气学说：是研究和探讨物质世界生成本原及其发展变化的中国古代哲学理论。精气学说认为，精气（气）是物质世界的本原，宇宙万物皆由精气所构成。精气自身的运动变化，推动和调控着宇宙万物的发生、发展和变化。中医学以精气学说的观点和方法为指导，建立了整体观念，构建了以精为人体生命本原以及气为推动和调控生命活动动力的精气理论。

阴阳学说：是古人认识和解释物质世界变化的一种世界观和方法论，属于中国古代唯物论和辩证法的范畴。阴阳学说认为，宇宙的万事万物都是由阴阳二气的相互作用而产生和不断发展、变化的。中医学将阴阳学说用于解释人体，认为人体是由各种既对立制约又协调统一的组织结构、生理功能所构成的有机整体。

五行学说：属于中国古代唯物论和辩证法范畴。五行学说认为，宇宙万物都是由木、火、土、金、水五类物质所构成的，自然界各种事物和现象的发展与变化，都是这五种物质不断运动和相互作用的结果。中医学以五行学说解释人体，构筑了以五脏为中心的五个生理病理系统，并阐释它们之间的相互关系及其与自然环境的密切联系。

（二）中医学对人体生理的认识

主要阐释和介绍中医学有关人体生理方面的基本理论、基本概念和基本知识。内容包括藏象、精气血津液神、经络、体质学说等四部分。

藏象学说：是有关人体脏腑的生理功能、病理变化及其相互关系的理论，是中医学理论体系的核心理论。主要阐释五脏、六腑和奇恒之腑的形态、生理功能、生理特性、与形体官窍的关系及脏腑之间的相互关系。

精气血津液神学说：主要阐释精、气、血、津液、神的概念，和其来源、分布、功能、代谢、相互关系及与脏腑之间的关系。

经络学说：是关于经络的生理功能、病理变化及其与脏腑相互关系的理论。主要介绍经络的概念、经络系统的组成、十二经脉及奇经八脉等的循行与功能、经络的生理功能和应用等。

体质学说：是关于人类个体体质差异的理论。主要介绍体质的概念、影响体质的因素、正常体质的特征、体质理论的应用等。

（三）中医学对疾病及其防治的认识

主要阐释和介绍中医学关于疾病的发生原因、发病机制、病变机制、预防及治疗的理论、知识和方法，包括病因、发病、病机和防治原则四部分。

病因学说：是关于致病因素的致病途径、致病特点和致病规律的理论。主要介绍六淫、疠气、七情内伤、饮食失宜、劳逸失度、病理产物（痰饮、瘀血、结石）、外伤、寄生虫、药邪、医过等致病因素。

发病学说：是关于疾病发生的机制和方式的理论。主要阐述正气与邪气在发病中的作用及各种发病类型。

病机学说：是关于疾病的发展变化和转归机制的理论。主要阐述邪正盛衰、阴阳失调、精气血津液失常、内生五邪等基本病机，以及疾病的传变形式和规律。

防治原则：是关于疾病的预防和治疗的思想和原则。主要介绍治未病的预防思想及其与养生的关系，阐述治病求本的治疗思想和正治反治、标本缓急、扶正祛邪、调整阴阳、调理精气血津液、三因制宜等治疗原则。

第一章

中医学的哲学基础

精气学说、阴阳学说和五行学说，是中国古代有关世界本原和发展变化的宇宙观和方法论，是对中医学理论体系的形成和发展最有影响的古代哲学思想，也是中医学的重要思维方法。

第一节　精气学说

精气学说，是研究精气的内涵及其运动变化规律，并用以阐释宇宙万物的构成本原及其发展变化的一种古代哲学思想，是对中医学影响较大的古代哲学思想之一。

一、古代哲学精与气的基本概念

精与气的概念，在古代哲学范畴中大致是同一的，但在中医学中是有区别的。

（一）精的基本概念

一般泛指气，是一种充塞宇宙之间的无形而运动不息的极细微物质，是构成宇宙万物的本原；在某些情况下专指气中精粹的部分，是构成人类的本原。源于"水地说"（水即天地之精；水地乃万物之源）。

（二）气的基本概念

指存在于宇宙之间的不断运动且无形可见的极细微物质，是宇宙万物的共同构成本原。源于"云气说"（风、云动而生万物）。

（三）精、气概念在古代哲学与中医学中的区别

精、气概念在古代哲学与中医学中的区别简表

哲学	概念	中医学
精即气，是宇宙的生成本原；有时指气的精粹部分	精	先天之精禀受于父母，后天之精来源于水谷，同是人体生命的本原，是构成人体和维持人体生命活动的最基本物质
	气	气是人体内活力很强、运动不息的极精微物质，是构成人体和维持人体生命活动的最基本物质

二、精气学说的基本内容

精气学说是有关宇宙生成及发展变化的一种古代哲学思想。精气学说认为宇宙是一个万物相通的有机整体，而精气是宇宙的本原；人类作为宇宙万物之一，亦由精气构成；精气是存在于宇宙中的运动不息的极细微物质，其自身的运动变化，推动着宇宙万物的发生发展与变化。

（一）精气是构成宇宙的本原

1.精气构成宇宙源于道

"道生一，一生二，二生三，三生万物。"（《道德经》）

2. 精气与元气统一论

两汉以前精气学说，两汉以后"元气一元论"。

3. 精气生万物的机制

天地之气交感，阴阳二气合和。

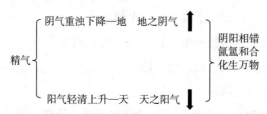

4. 精气的存在形式

无形—弥散而运动，充塞宇宙间。

有形—凝聚而稳定，放眼皆可见。

（二）精气的运动与变化

1. 气的运动

即气机，其形式为升降聚散。

（1）升降

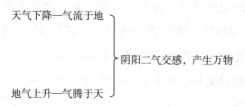

（2）聚散

气不能不聚为万物——聚为物

万物不能不散为太虚——散为虚

"是以升降出入，无器不有"

2. 气化

气的运动产生宇宙各种变化的过程。

（1）形式有四种

①气与形："气生形"—无形之气—有形之物

"形化气"—有形之灭亡—化无形之气

②形与形：冰化水，水化雾、霜、雨

③气与气：天气下降—地气上腾于天

④形自变：植物—生、长、化、收、藏

人体—生、长、壮、老、已

（2）过程有两种

①化："物生谓之化"—气的缓和运动—量变

②变："物极谓之变"—气的剧烈运动—质变

气的运动是气化的前提和条件，气化过程中寓有各种气的运动。

（三）精气是天地万物相互联系的中介

精气是天地万物生成的本原，天地万物之间又充斥着无形之气，这无形之气还能渗入有形实体，可与已构成有形实体的气进行各种形式的交换活动，故而精气可作为天地万物相互联系、相互作用的中介性物质。精气的中介作用一般体现于以下两个方面。

1.维系着天地万物之间的相互联系

天地万物以无形之气相连—"天地一体"—人是有形之物，居于天地之间。

2.使万物得以相互感应

乐器共鸣、磁石吸铁、海水潮汐。

（四）天地精气化生为人

精气构成万物，人为万物之一，"天地合气，命之曰人"。

人与动物区别:"烦气为虫,精气为人。"

人生与气机的关系:"人之生,气之聚也。聚则为生,散则为死。"

三、精气学说在中医学中的应用

古代哲学的精气学说奠基于先秦至秦汉时期。该时期恰逢中医学理论体系的形成阶段,故而古代哲学的精气学说渗透到中医学中,对中医学理论体系的形成,尤其是对中医学精气生命理论和整体观念的构建产生了深刻的影响。

(一)对中医学精气生命理论构建的影响

中医学精气学说是研究体内精与气的内涵、来源、分布、功能、相互关系,以及与脏腑经络关系的系统理论。古代哲学精气学说作为一种思维方法,对中医学精气学说的构成产生了极为重要的影响。

1. 对中医学精学说建立的影响

古代哲学精气学说对中医学精学说建立影响简表

	本原	形态	功能
古代哲学	宇宙万物	水	化生万物 水生万物
中医学	构成和维持人体生命活动的最基本物质;分先天之精和后天之精	藏于脏腑中的液态精华物质	化生脏腑器官,化生气与神,精合成后代

2. 对中医学气理论形成的影响

古代哲学精气学说对中医学气理论形成影响简表

	古代哲学	中医学
概念	运动不息的细微物质,宇宙万物本质	生命力很强,不断运动的极细微物质,构成和维系人体生命活动的基本物质之一

续表

	古代哲学	中医学
气机	有形生于无形,有形化为无形 气聚为精,有生于无	气激发和调控精、血、津液之间的转化;气促精化生;重气化轻形
气为一	元气一元论	合为一身之气,分为诸气
气分阴阳	气别阴阳,以成天地	气分阴阳,升降出入;阴气凉润、抑制,阳气温煦、兴奋
气机升降	天气下降,地气上升	上气(心火、肺气)下降,下气(肾水、肝气)上升
中介	精气为中介,万物感应	气为载体,通过升降出入来感应和传递信息(功能、联系、症状、治疗)
归纳	抽象的思维方法	具体的物质和功能活动

(二)对中医学整体观念构建的影响

1.精气是自然、社会、人类获得统一的物质基础,人是大宇宙中万物之一,同源异构。

2.精气作为中介,感应万物,人体通过气,与自然、社会环境之间时刻进行着信息交流。

古代哲学精气学说对中医整体观念建立影响简表

理论	哲学	中医学
整体观念	精气是自然、社会、人类及其道德精神获得统一的物质基础,是万物之间产生感应的中介	构建了表达人体自身完整性及人与自然、社会、环境统一性的整体观念

第二节 阴阳学说

阴阳学说,是研究阴阳的内涵及其运动变化规律,并用以阐释宇宙间万事万物的发生、发展和变化的一种古代哲学理论。该学说作为中医学特有的思维方法，广泛用来阐释人体的生命活动、疾病的发生原因和病理变化，并指导着疾病的诊断和防治，是中医学理论体系中的重要组成部分。

一、阴阳的概念

（一）基本概念

是古代哲学的一对范畴，是对自然界相互关联的某些事物或现象对立双方属性的概括。

（二）内涵

1. 阴阳是一个抽象的概念，所指无定处。

$$\text{阴阳有名无实}\begin{cases}\text{代表事物属性}\\\text{不指具体事物}\end{cases}\text{附着具体事物说明，}\\\text{水火为阴阳之征兆}$$

2. 既相互关联又相互对立的事物、现象及其属性，才能用阴阳来说明。

阴阳的最初含义仅指日光的向背，向日为阳，背日为阴；后来作为概括事物属性的方法，如寒热、明暗、昼夜、日月、水火等哲学思想。阴和阳，可以代表一对相互关联又对立相反的事物或现象，还可以说明同一事物或现象内部对立相反的两个方面。

（三）事物的阴阳属性

1. 阴阳属性的依据

（1）相互关联又相互对立的事物或现象，如天与地、日与月，水与火。

（2）同一事物内部相互对立的两个方面，如寒与热、升与降、明与暗。

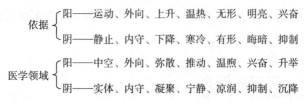

一般而言，凡是剧烈运动的、外向的、上升的、温热的、明亮的事物或现象属于阳；相对静止的、内守的、下降的、寒冷的、晦暗的事物或现象属于阴。在中医学中，人体具有推动、温煦、兴奋等作用的物质和功能统属于阳，具有凝聚、滋润、抑制等作用的物质和功能统属于阴。

2. 阴阳属性的绝对性与相对性

（1）绝对性：是指总体属性不变或比较层次未变，如水与火、天与地等。若事物的总体属性未变，或比较的对象、比较的层次未变，它的阴阳属性是固定不变的。如寒与热相对而言，寒属阴、热属阳，这一般是固定不变的。寒无论多弱，对热来说，仍属阴；热无论多弱，对寒来说，仍属阳。

（2）相对性：总体属性改变或比较层次改变，主要表现在以下三个方面。

①属性相互转化：事物的阴阳属性在一定条件下可以发生相互转化，阴可以转化为阳，阳也可以转化为阴。如寒证转化成热证，热证转化成寒证，阳证转化为阴证，阴证转化为阳证，即寒极生热、热极生寒、重阳必阴、重阴必阳。

②阴阳之中复有阴阳：阴阳之中可再分阴阳，即阴中有阳、阳中有阴。如昼与夜比较，昼为阳，夜为阴；白昼的上午与下午相对而言，上午为阳中之阳，下午为阳中之阴；夜晚的前半夜与

后半夜相对而言，前半夜为阴中之阴，后半夜为阴中之阳。

③比较对象不同：事物的阴阳属性因比较的对象发生了改变也可发生改变。如春天与冬天比较，气温高而属阳；如与夏天比较，气温低而属阴。

（四）阴阳与矛盾的区别

阴阳只是一些特殊的矛盾范畴，不等同于矛盾。

二、阴阳学说的基本内容

（一）阴阳对立制约

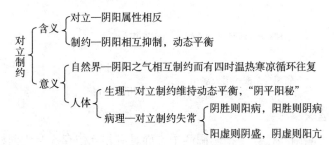

1. 含义

（1）阴阳对立制约：是指属性相反的阴阳双方在一个统一体中的相互斗争、相互制约和相互排斥。

（2）阴阳对立：是指自然界相互关联的一切事物或现象，都存在着属性相反的阴和阳两个方面。如寒与热、明与暗、水与火等。

（3）阴阳制约：是指阴阳之间存在相互抑制、相互削弱的情况。如寒可以制约热，热也可以制约寒。

2. 生理意义

维持着人体阴阳之间的动态平衡，即"阴平阳秘"。

3. 病理变化

（1）制约太过：即阴阳双方中的一方过于亢盛，则过度制约另一方而致其不足，即"阴胜则阳病，阳胜则阴病"（《素问·阴阳应象大论》）。

（2）制约不及：阴阳双方中一方过于虚弱，无力抑制另一方而致其相对偏盛，即"阳虚则寒""阳虚则阴盛"或"阴虚则热""阴虚则阳亢"（《素问·阴阳应象大论》）。

（二）阴阳互根互用

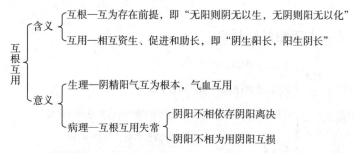

1. 含义

（1）阴阳互根：是指阴阳两个方面具有相互依存、互为前提的关系。阴根于阳，阳根于阴，即阴和阳任何一方都不能脱离另一方而单独存在，每一方都以相对的另一方的存在作为自己存在的前提和条件。如上与下相对而言，上为阳，下为阴，没有上也就无所谓下，没有下也就无所谓上。

（2）阴阳互用：是指阴阳之间具有相互资生、促进和助长的关系。如气为阳，血为阴。气推动血的运行，血为气的物质基础。《素问·阴阳应象大论》说："阴在内，阳之守也；阳在外，阴之使也。"即从生理角度说明人体阴精与阳气的互用关系。王冰注《素问·生气通天论》说："无阴则阳无以生，无阳则阴无以化。"

2. 生理意义

阴精阳气互为根本，气血互用。

3. 病理变化

（1）阴阳互损：阴阳不相为用，会出现"阴损及阳""阳损及阴"或"孤阴不生，独阳不长"。

（2）阴阳离决：阴阳不相依存，会出现"阴阳离决，精气乃绝"而死亡的病理变化。

（三）阴阳交感与互藏

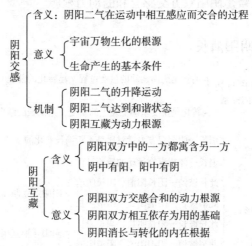

1. 阴阳交感

（1）含义：是指阴阳二气在运动中相互感应而交合，即相互发生作用。

（2）生理意义：阴阳交感使对立着的两种事物或力量统一于一体，这是生命产生的基本条件。

（3）作用机制：阴阳交感导致阴阳二气不断地进行升降运动，并且达到一种和谐状态。

2. 阴阳互藏

（1）含义：相互对立的阴阳双方中的任何一方都包含着另一方，即阴中有阳、阳中有阴。

（2）生理意义：阴阳互藏是阴阳双方相互依存、相互为用的基础，也是阴阳消长与转化的内在根据。

3. 交感与互藏的关系

$$
阴阳互藏
\begin{cases}
阳中有阴——天气下降 \\
\\
阴中有阳——地气上升
\end{cases}
阴升阳降，交感合和
$$

阴阳互藏是阴阳双方交感合和的动力根源。

（四）阴阳消长

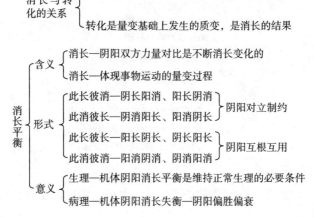

1. 含义

阴阳消长，是指对立互根的阴阳双方不是一成不变的，而是处于不断增长和消减的变化之中。

2. 原因

阴阳之间存在着的对立制约与互根互用的关系。

3. 形式

阴消阳长、阳消阴长、阴长阳消和阳长阴消。

4. 生理意义

机体阴阳消长平衡是维持正常生理的必要条件。

5. 病理变化

阴阳消长失衡，可出现阴阳的偏胜和偏衰。

（五）阴阳转化

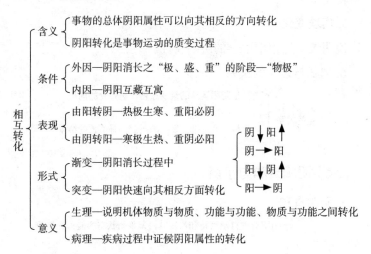

1. 含义

是指事物的总体属性，在一定的条件下可以向其相反的方向转化，即属阳的事物可以转化为属阴的事物，属阴的事物可以转化为属阳的事物。

2. 内在根据与必要条件

发生阴阳转化的内在根据是阴阳互藏。发生阴阳转化的必要条件是阴阳的消长运动。"重""极""甚"是事物内部阴阳相互转化的内在因素和必要条件。如重阴必阳、重阳必阴、寒极生热、热极生寒、寒甚则热、热甚则寒。

3. 形式

（1）渐变：如一年四季之中的寒暑交替、一天之中的昼夜转化等。

（2）突变：阴阳快速向其相反方向转化，如气温的骤变等。

4. 生理意义

阴阳转化可说明机体物质与物质、功能与功能、物质与功能之间转化。

5. 病理变化

说明疾病过程中证候的阴阳属性。

6. 消长与转化的关系

$$消长与转化的关系 \begin{cases} 消长是阴阳运动的量变过程，是转化的前提 \\ 转化是量变基础上发生的质变，是消长的结果 \end{cases}$$

（六）阴阳自和与平衡

1. 阴阳自和

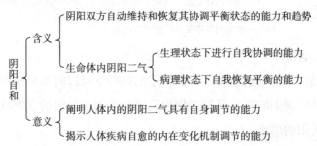

（1）含义：是指阴阳双方自动维持和自动恢复其协调平衡状态的能力和趋势。

（2）生理意义：阴阳二气具有自身调节的能力，可揭示人体疾病自愈的内在机制。

2. 阴阳平衡

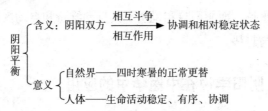

（1）含义：是指阴阳双方在相互斗争、相互作用中处于大体均势的状态。

（2）生理意义：阴阳双方在一定限度内的消长和转化运动，这种平衡是相对的、动态的平衡，而非绝对的静态平衡。可维持生命活动稳定、有序、协调。

（七）阴阳对立、互根、消长、转化、交感、互藏之间的逻辑关系

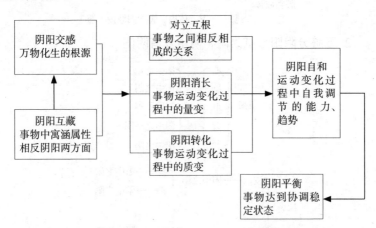

阴阳交感是万物产生和发展的前提；阴阳互藏是阴阳交感的动力根源，也是阴阳消长转化的内在依据；阴阳消长和转化是阴阳运动的形式；阴阳消长是在阴阳对立制约、互根互用基础上表现出的量变过程，阴阳转化是在量变基础上的质变，是阴阳消长

的结果；阴阳动态平衡由阴阳之间的对立制约、互根互用及其消长转化来维持，而阴阳自和说明了其自动维持和自动恢复动态平衡的能力与趋势。

三、阴阳学说在中医学中的应用

（一）说明人体的组织结构

中医学根据阴阳对立统一的观点，认为人体是一个有机整体，一切组织结构既是有机联系的，又可以划分为相互对立的阴阳两部分。确定脏腑组织阴阳属性的依据有二：一是部位，二是生理特性。

1."人生有形，可分阴阳"

$$脏腑肢体 \begin{cases} 阳——上、体表、背、四肢外、腑 \\ 阴——下、体内、腹、四肢内、脏 \end{cases}$$

2.五脏分阴阳：脏为阴，阴中复有阴阳

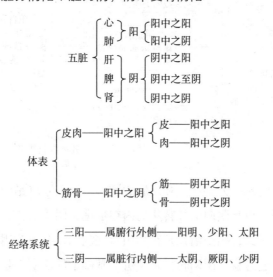

$$五脏 \begin{cases} 心 \\ 肺 \end{cases} 阳 \begin{cases} 阳中之阳 \\ 阳中之阴 \end{cases}$$
$$\begin{cases} 肝 \\ 脾 \\ 肾 \end{cases} 阴 \begin{cases} 阴中之阳 \\ 阴中之至阴 \\ 阴中之阴 \end{cases}$$

$$体表 \begin{cases} 皮肉——阳中之阳 \begin{cases} 皮——阳中之阳 \\ 肉——阳中之阴 \end{cases} \\ 筋骨——阳中之阴 \begin{cases} 筋——阴中之阳 \\ 骨——阴中之阴 \end{cases} \end{cases}$$

$$经络系统 \begin{cases} 三阳——属腑行外侧——阳明、少阳、太阳 \\ 三阴——属脏行内侧——太阴、厥阴、少阴 \end{cases}$$

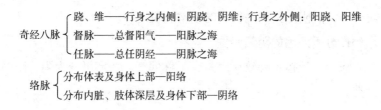

（二）概括人体的生理功能

中医学在阐释人体生命活动时，无论整体或部分，都可以用阴阳来概括。

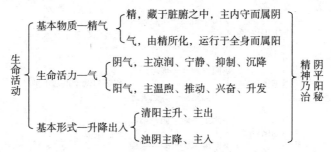

脏腑、经络、五体、官窍功能活动的物质基础—精和气，可分阴阳。精，藏于脏腑之中，主内守，属阴。气，由精所化运，行于全身，属阳。推动和调控人体生命过程的气可分阴阳。阴气，主凉润、宁静、抑制、沉降；阳气，主温煦、推动、兴奋、升发。

人体的各种生理功能、正常的生命活动，依赖于阴阳二气的升降出入运动及其协调平衡来推动和维持。清阳主升、主出；浊阴主降、主入。

（三）解释疾病的病理变化

人体的正常生命活动，是阴阳两个方面保持着对立统一的协调关系，处于动态平衡的结果。疾病的发生标志着这种协调平衡被破坏，故阴阳失调是疾病的基本病机之一。

1. 分析病因的阴阳属性

病因，泛指各种致病因素，又称邪气。病邪可分为阴、阳两大类。

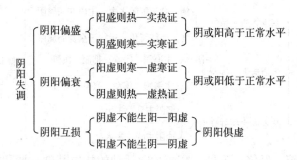

（1）阴阳偏盛

概念：即阴偏盛、阳偏盛，是阴或阳任何一方高于正常水平的病理状态。

类型：阴阳偏盛所形成的证候是实证。阴偏盛导致实寒证，阳偏盛导致实热证。

①阳胜则热：是指阳邪侵犯人体，使机体阳气亢盛所致的一类病证。由于阳气的特性是热，故阳盛导致热证，可见高热、烦躁、面赤、脉数等热症，即"阳胜则热"。因阳能制约阴，故在阳气亢盛时必然要消耗和制约津液和阴气，使阴呈现功能减弱的病理状态，如阳热太盛，伤耗阴液，则会引起阴液相对不足，出现口渴、尿少、便干等表现，即所谓"阳胜则阴病"。

②阴胜则寒：是指阴邪侵犯人体，致使人体阴气亢盛所致的一类病证。因为阴气的特性是寒，故阴偏盛则导致寒证，可见形寒肢冷、脘腹冷痛、苔白、脉迟紧等，即"阴胜则寒"。由于阴能制约阳，故在阴气亢盛时必然会损耗机体的阳气，出现尿清、便溏等症，所谓"阴胜则阳病"。

（2）阴阳偏衰

概念：即阴虚、阳虚，是阴或阳任何一方低于正常水平的病理状态。

类型：阴阳偏衰所形成的证候是虚证。阴偏衰导致虚热证，阳偏衰导致虚寒证。

①阳虚则寒：机体阳气虚弱不能制阴，则阴气相对偏盛而致虚寒证候。可出现面色苍白、畏寒肢冷、神疲倦怠、自汗、脉微等虚寒症状。

②阴虚则热：机体阴液不足，不能制约阳气，则阳气相对偏亢而致虚热证候。可出现潮热、盗汗、五心烦热、口干舌燥、脉细数等虚热症状。

阴阳偏盛、阴阳偏衰主要用来概括说明阴阳对立制约关系失调而出现的寒热性病理变化。

寒热性疾病的病理总纲："阳胜则热，阴胜则寒"，"阳胜则阴病，阴胜则阳病"，"阳虚则寒，阴虚则热"。

（3）阴阳互损

概念：即指阴阳任何一方虚损到一定程度，会出现阴损及阳、阳损及阴的阴阳互损情况。

类型：

①阴损及阳：即阴虚至一定程度时，继而出现阳虚的现象，形成以阴虚为主的阴阳两虚之病理状态。

②阳损及阴：即阳虚至一定程度时，继而出现阴虚的现象，形成以阳虚为主的阴阳两虚之病理状态。

（四）用于疾病的诊断

阴阳学说用于疾病的诊断，主要包括指导诊法和指导辨证两个方面。具体如下表所示。

阴阳学说用于疾病诊断简表

四　诊	阳	阴
色　泽	黄、赤 色泽鲜明	青、黑、白 色泽晦暗
声　息	声高气粗，多言躁动	声低息微，少言沉静
脉　象 （部位、脉动、 至数、形态）	寸　至　数 浮、大、洪、滑	尺　去　迟 沉、小、细、涩
辨　证	表证、热证、实证	里证、寒证、虚证

1. 指导诊法

望诊：色泽鲜明为阳，色泽晦暗为阴。

闻诊：声高气粗，多言而躁动者为阳；声低息微，少言而沉静者为阴。

问诊：喜寒恶热属阳，喜热恶寒属阴。

切诊：以部位分，寸为阳，尺为阴；以至数分，数者为阳，迟者为阴。

2. 指导辨证

八纲辨证中，以阴证、阳证作为总纲。即表证、热证、实证，属于阳证；里证、寒证、虚证，属于阴证。

（五）用于疾病的防治

调整阴阳，使阴阳保持或恢复相对平衡，达到"阴平阳秘"，是防治疾病的基本原则，也是阴阳学说用于疾病防治的主要内容。

1. 指导养生

养生的方法："法于阴阳"，如"春夏养阳""能夏不能冬""冬病夏治"；"秋冬养阴""能冬不能夏""夏病冬治"。

2. 确定治疗原则——调整阴阳为总则

阴阳失调是疾病的基本病机，调整其偏盛、偏衰和互损，恢复阴阳的协调平衡，是治疗疾病的基本原则之一。

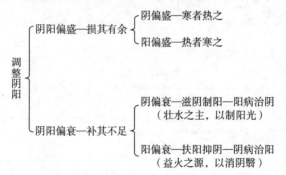

（1）阴阳偏盛的治疗原则：实则泻之，即损其有余。

阴偏盛的实寒证用寒者热之。

阳偏盛的实热证用热者寒之。

阳胜则阴病或阴胜则阳病用实则泻之，同时配以滋阴或助阳之品。

（2）阴阳偏衰的治疗原则：虚则补之，即补其不足。

阴偏衰的虚热证治疗当滋阴以制阳（用"壮水之主，以制阳光"的治法，即"阳病治阴"）。

阳偏衰的虚寒证治疗当扶阳以制阴（用"益火之源，以消阴翳"的治法，即"阴病治阳"）。

（3）阴阳互损的治疗原则：阴阳双补。

以阴虚为主的阴阳两虚证，治疗当补阴为主，兼以补阳。

以阳虚为主的阴阳两虚证，治疗当补阳为主，兼以补阴。

3.分析和归纳药物的性能

药物的气（性）、味和升降浮沉，皆可以用阴阳来归纳说明。如下表所示。

药物阴阳属性归纳表

属性 药性	阴	阳
四气	寒、凉	热、温
五味	酸、苦、咸	辛、甘（淡）
升降浮沉	沉、降	升、浮

第三节　五行学说

五行学说，是研究木、火、土、金、水五行的概念、特性、生克制化乘侮规律，并用以阐释宇宙万物的发生、发展、变化及相互关系的一种古代哲学思想。该学说认为，宇宙间的一切事物都是由木、火、土、金、水五种基本物质所构成的，自然界各种事物和现象的发展变化，都是这五种物质不断运动和相互作用的结果。

一、五行

（一）五行的基本概念和涵义

1.概念

五行，即木、火、土、金、水五种物质及其运动变化。五是指构成宇宙万物的木、火、土、金、水五种基本物质，行是指运动、变化。

$$
五行概念\begin{cases}五——木、火、土、金、水\\五类物质属性的抽象概括\\[2em]行——运动变化\end{cases}\Bigg\}木、火、土、金、水五种物质及其运动变化
$$

2.涵义

（1）五行是抽象概念，不是具体物质。

（2）五行是指宇宙中具有木、火、土、金、水五种属性的事物和现象的运动变化。

（3）五行是说明事物特性和相互关系的解释性模型。

（二）五行特性

五行特性表

五行	《尚书·洪范》	引申意义
木	木曰曲直	生长、升发、条达、舒畅
火	火曰炎上	温热、上升、光明
土	土爰稼穑	生化、承载、受纳
金	金曰从革	沉降、肃杀、收敛
水	水曰润下	滋润、下行、寒凉、闭藏

《尚书·洪范》所记载的"水曰润下，火曰炎上，木曰曲直，金曰从革，土爰稼穑"是对五行特性的经典概括。

"木曰曲直"：曲直是指木具有能屈、能伸的特性。引申为凡具有生长、升发、条达、舒畅等作用或性质的事物和现象，均归属于木。

"火曰炎上"：炎上是指火具有炎热、上升的特性。引申为凡具有温热、升腾等作用或性质的事物和现象，均归属于火。

"土爰稼穑"：稼穑是指土具有播种和收获的特性。引申为凡具有生化、承载、受纳作用或性质的事物和现象，均归属于土。

"金曰从革"：从革是指金具有顺从、变革的特性。引申为凡具有清洁、肃降、收敛等作用或性质的事物和现象，均归属于金。

"水曰润下"：润下是指水具有滋润和向下的特性。引申为凡具有寒凉、湿润、向下运行的作用或性质的事物和现象，均归属于水。

（三）事物和现象的五行归类

五行归类，是根据五行各自特性，对自然界的各种事物和现象进行归类，从而构建了五行系统。

归类方法｛取象比类法——形象比、属性比
　　　　　推演络绎法——已知推相关

1.取象比类法

即将事物的性质或作用，运用五行特性进行类比。如果事物的性质或作用与五行中某一行的特性相类似，则将其归属于某一

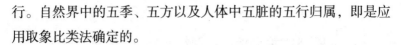

行。自然界中的五季、五方以及人体中五脏的五行归属，即是应用取象比类法确定的。

2. 推演络绎法

即根据已知的某些事物的五行归属，来推演归纳其他相关的事物。自然界的五化、五色、五味，以及人体的五腑、五体、五官、五志等的五行归属，皆是用推演络绎法确定的。

自然界五行归类表

五行	自　　然　　界						
	五色	五音	五味	五化	五气	五方	五季
木	青	角	酸	生	风	东	春
火	赤	徵	苦	长	暑	南	夏
土	黄	宫	甘	化	湿	中	长夏
金	白	商	辛	收	燥	西	秋
水	黑	羽	咸	藏	寒	北	冬

人体五行归类表

五行	人　　体						
	五脏	五腑	五官	形体	情志	五声	变动
木	肝	胆	目	筋	怒	呼	握
火	心	小肠	舌	脉	喜	笑	忧
土	脾	胃	口	肉	思	歌	哕
金	肺	大肠	鼻	皮	悲	哭	咳
水	肾	膀胱	耳	骨	恐	呻	栗

五脏归类（取象）
- 肝：主调畅气机，主升主动—与木性相似—故属木
- 心：主血脉，血色赤，行气血，温养周身—与火性相似—故属火
- 脾：主运化，气血生化之源，营养全身—与土性相似—故属土
- 肺：肺气以肃降为主—与金性相似—故属金
- 肾：肾主水液代谢，主藏精—与水性相似—故属水

五腑、五体、五官归类（演绎）

肝属木——肝胆相表里，在体合筋，开窍于目——胆、筋、爪、目属木

心属火——心与小肠表里，主脉，开窍于舌——小肠、脉、面、舌属火

脾属土——脾胃相表里，主肌肉，开窍于口——胃、肌肉、唇、口属土

肺属金——肺与大肠表里，主皮毛，开窍于鼻——大肠、皮毛、鼻属金

肾属水——肾与膀胱表里，主骨，开窍于耳及二阴——膀胱、骨、耳、二阴属水

二、五行学说的基本内容

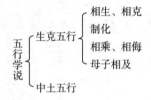

五行学说
{
生克五行
{
相生、相克
制化
相乘、相侮
母子相及
}
中土五行
}

（一）生克五行

1.五行相生

五行相生
{
含义：五行之间存在着有序的递相资生、促进和助长的关系
次序：木 → 火 → 土 → 金 → 水 → 木
关系：母子
{
"生我"者为母
"我生"者为子
}
意义：说明事物之间正常的资生关系
}

（1）含义：是指五行的某一行对另一行具有资生、促进和助长的关系。

（2）次序：木生火，火生土，土生金，金生水，水生木。

（3）相互关系：在五行相生关系中，存在着"生我"与"我生"两个方面的关系。"生我"者，为我之"母"；"我生"者，为我之"子"。以火为例，图示如下。

$$木 \xrightarrow[母子]{生我} 火 \xrightarrow[母子]{我生} 土$$

（4）意义：说明事物之间正常的资生关系。

2.五行相克

$$
\left\{
\begin{array}{l}
\text{含义：五行之间存在着有序的递相克制和制约的关系} \\
\text{次序：木} \rightarrow \text{土} \rightarrow \text{水} \rightarrow \text{火} \rightarrow \text{金} \rightarrow \text{木} \\
\text{关系："所胜"和"所不胜"} \left\{\begin{array}{l}\text{"克我"者为—"所不胜"} \\ \text{"我克"者为—"所胜"}\end{array}\right. \\
\text{意义：说明事物之间正常制约关系}
\end{array}
\right.
$$

（1）含义：是指五行的某一行对另一行的抑制、削弱作用的关系。

（2）次序：木克土，土克水，水克火，火克金，金克木。

（3）相互关系：在五行相克关系中，存在着"所不胜"与"所胜"关系。"克我"者，为我"所不胜"；"我克"者，为我"所胜"。以木为例，图示如下。

$$金 \xrightarrow[所不胜]{克我} 木 \xrightarrow[不胜]{我克} 土$$

（4）意义：说明事物之间正常的制约关系。

五行生克关系图

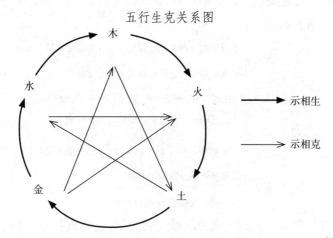

3. 五行制化

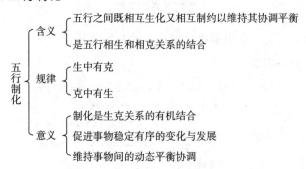

（1）含义：是指五行之间存在既相互促进和资助又相互抑制和制约的对立统一关系，从而维持着事物之间协调平衡的正常状态。

（2）规律：生中有克，克中有生。具体地说，从相生关系来看，如木生火，火生土，而木又克土；从相克关系来看，如木克土，土克水，而水又生木。

举例：

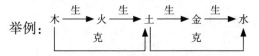

（3）生理意义：通过生克关系的有机结合，促进事物稳定有序的变化与发展。

4. 五行相乘

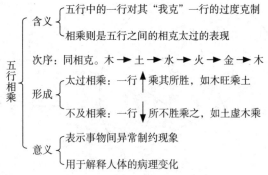

（1）含义：又称"重克"或"倍克"，是指五行中一行对被

克一行的过度制约或克制。

（2）次序：与相克的次序相同。即木乘土，土乘水，水乘火，火乘金，金乘木。

（3）形成原因："太过"和"不及"两种情况。

①五行中某一行过亢，造成对被克制一行的克伐太过，导致被克一行的虚弱，如"木旺乘土"。

②五行中某一行本身虚弱，因而导致"克我"的一行乘虚而入，以致相克太过，如"土虚木乘"。

5. 五行相侮

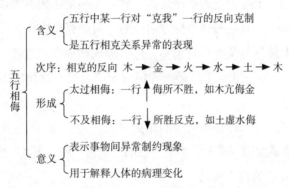

（1）含义：是指五行中一行对其所不胜的反向制约和克制，又称"反侮"或"反克"。

（2）次序：与相克的次序相反。即木侮金，金侮火，火侮水，水侮土，土侮木。

（3）形成原因："太过"和"不及"两个方面。

①五行中的某一行过亢，对原来"克我"的一行进行反克，如"木亢侮金"。

②某一行不足，原来"所胜"的一行乘虚而反克，如"土虚水侮"。

（4）相乘与相侮的异同

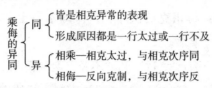

乘侮的联系——乘侮可同时发生

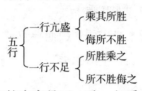

区别：①与相克的次序是否一致。相乘是指相克太过，与相克次序相同；而相侮是指反方向克制，与相克次序反。

②太过与不及所指对象不一样。形成相乘中"太过"是指所不胜、"不及"指所胜，而形成相侮中"太过"指所胜、"不及"指所不胜。

相同点：①皆是不正常的相克现象。

②形成原因都是五行中某一行的"太过"和"不及"所引起。

6. 五行的母子相及

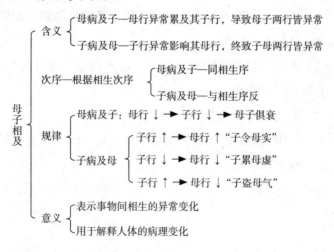

（二）中土五行

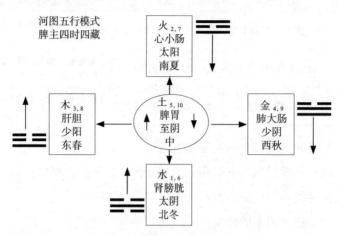

河图五行模式
脾主四时四藏

三、五行学说在中医学中的应用

五行学说在中医学中的应用，主要是以五行的特性来分析归纳人体脏腑、经络、形体、官窍等组织器官和精神情志等各种功能活动，构建以五脏为中心的生理病理系统，进而与自然环境相联系，建立天人一体的五脏系统，并以五行的生克制化规律来分析五脏之间的生理联系，以五行的乘侮和母子相及规律来阐释五脏病变的相互影响，从而指导疾病的诊断和防治。

（一）五行生克在中医学中的应用

1.说明五脏生理功能及其相互关系

五行生克关系简表

五行	五脏生理特点	五脏相生	五脏相克
木	肝性喜条达，恶抑郁	木生火：肝血济养心脉	木克土：肝气疏泄，防脾土壅滞
火	心主血，温煦机体	火生土：心阳温煦脾土	火克金：心火温煦，制肺之肃降

五行	五脏生理特点	五脏相生	五脏相克
土	脾化精微，营养全身	土生金：脾气散精于肺	土克水：脾之运化，防肾水泛滥
金	肺性喜清肃、下行	金生水：肺肃降助肾行水	金克木：肺气肃降，防肝升太过
水	肾为藏精之脏主水	水生木：肾精涵养肝木	水克火：肾水上行，制心火过亢

2. 说明五脏病变的相互影响

以五行学说阐释五脏病变的相互传变，可分为相生关系的传变和相克关系的传变两类。

（1）相生关系的传变

①母病及子：又称"母病累子"，即母脏之病传及子脏。如肾阴不足，不能滋养肝阴，就会出现肝阳上亢，称为"水不涵木"，为母病及子。

母病及子的一般规律：母脏虚弱，引起子脏也不足，导致母子两脏皆虚。

②子病及母：即子脏之病传及母脏。如心血不足，就使肝血也亏，出现心肝血虚。

子病及母一般规律为：

子脏盛，引起母脏也盛，导致子母两脏皆盛的实证，这种情况一般称为"子病犯母"。

子脏虚，引起母脏也虚，导致子母两脏皆虚的虚证。

子脏盛，导致母脏衰，形成虚实夹杂证。

（2）相克关系传变

相乘传变 {
— 一脏太过，则乘我克之脏，如肝气犯脾
— 一脏不及，被克我之脏所乘，如脾虚肝乘
}

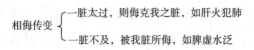

相侮传变 { 一脏太过，则侮克我之脏，如肝火犯肺
　　　　 { 一脏不及，被我脏所侮，如脾虚水泛

以肝病为例说明五脏病变传变规律

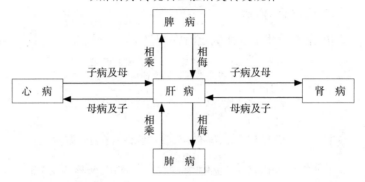

3. 指导疾病的诊断

根据面色、口味、脉象等异常变化，以事物的五行归类和以五行生克乘侮规律确定五脏病位。例如：根据面红、口苦、脉洪等辨证为心火上炎证；根据面青、口酸、脉弦等辨证为肝失疏泄证。

根据五色之间及色脉之间的生克关系来推断病情的轻重顺逆。本病见本色本脉或相生色脉为顺，见相克脉色为逆。例如：脾病见黄色或赤色为顺，见青色为木来乘土，为逆；肝病面青，见弦脉或沉脉为顺，见浮脉为相克之脉，为逆。

4. 指导疾病的治疗

（1）指导脏腑用药：根据五行归属，药物的五色、五味入五脏。

五行	五色	五味	五脏	五药
木	青	酸	肝	山茱萸
火	赤	苦	心	丹参
土	黄	甘	脾	白术
金	白	辛	肺	石膏
水	黑	咸	肾	生地

药物 {

（2）控制疾病的传变：一脏有病时，根据病变按五行传变的规律，提前治疗，防止传变。如《难经·七十七难》所说："见肝之病，知肝传脾，当先实脾。"

（3）确定治则治法

①依据五行相生规律确定治则和治法

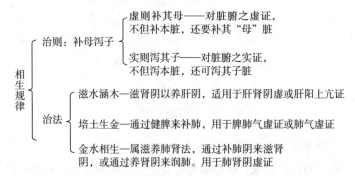

基本治则："虚则补其母，实则泻其子"，即是补母和泻子。

所谓补母，适用于母子关系失调的虚证，包括母子两脏皆虚或子脏虚弱之证。如心肝血虚证，可通过补肝血以养心血；肺气虚亏发展到一定程度，可以用补脾益肺的方法进行治疗。

所谓泻子，适用于母子关系失调的实证，包括母子两脏皆实或母脏实证。如肝木是母，心火是子，当肝火炽盛，有升无降，而见肝病实证时，其治疗则可兼用泻心之法，泻心火以助于泻肝火。

常用治法：根据相生规律，常用的治法有滋水涵木法、益火补土法、培土生金法、金水相生法。

滋水涵木法：是滋肾阴以养肝阴，以制约肝阳上亢的方法，又称滋肾补肝法、滋补肝肾法。适用于肾阴亏损而肝阴不足，甚或肝阳上亢之证。

益火补土法：是温补肾阳以补脾阳的治法，又称温肾健脾法、温补脾肾法。适用于肾阳衰微而致脾阳不振之证。(注：自命门学说兴起，多认为命门之火具有温煦脾土的作用，临床上多用于肾阳衰微而致脾失健运之法。)

培土生金法：是健脾生气以补益肺气的治法。主要用于脾气虚弱，生化无源，以致肺气虚弱证；或主要因肺气虚而引起的肺脾两虚证。

金水相生法：是滋养肺肾之阴的治法，又称滋养肺肾法。适用于肺阴亏虚，不能滋养肾阴；或肾阴亏虚，不能滋养肺阴而致的肺肾阴虚证。

②依据五行相克规律确定治则和治法

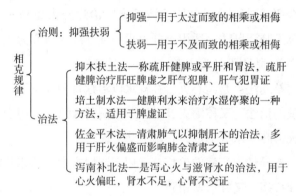

基本治则：抑强扶弱。

所谓抑强，主要适用于因某一行过亢所形成的相乘或相侮病证。例如，肝气横逆，乘脾犯胃所出现的肝胃不和或肝脾不和，用疏肝、平肝方法治疗为主；脾胃壅滞影响及肝，致肝失条达疏泄不利，形成土壅木郁病证，为相侮之证，其治法则当以运脾和胃为主。

所谓扶弱，主要适用于因某一行力量不及，所形成的被乘或被侮病证。例如，脾胃虚弱，肝气乘虚侵袭，治疗以健脾益气为主；土本制水，但因脾之阳气虚弱，反遭肾水反克而出现水湿泛滥之证，治疗应以健脾温阳行水为主。

常用治法：根据相克规律，常用的治法有抑木扶土法、培土制水法、佐金平木法、泻南补北法。

抑木扶土法：是指疏肝健脾或平肝和胃以治疗肝脾不和或肝气犯胃病证的治法，又称疏肝健脾法、平肝和胃法、调理肝脾法。适用于木旺乘土或土虚木乘之证。

培土制水法：是通过健脾利水以治疗水湿停聚病证的治法，又称敦土利水法。适用于脾虚不运，水湿泛滥而致水肿胀满之证。

佐金平木法：是滋肺阴、清肝火以治疗肝火犯肺病证的治法，又称滋肺清肝法。适用于肝火犯肺证。肝火偏亢为主者，重在"平木"；肺阴不足为主者，重在"佐金"。

泻南补北法：是泻心火、补肾水以治疗肾阴虚于下、心火亢于上病证的治法，又称泻火补水法、滋阴降火法。适用于肾阴不足，心火偏旺，水火不济，心肾不交之证。

（4）指导情志疾病的治疗：运用不同情志变化的相互抑制关系来治疗疾病，又称情志相胜。

情志相胜关系表

五行	五脏	五志	情志相胜
木	肝	怒	木克土：怒胜思
火	心	喜	火克金：喜胜忧
土	脾	思	土克水：思胜恐
金	肺	悲	金克木：悲胜怒
水	肾	恐	水克火：恐胜喜

第二章

精气血津液神

精、气、血、津液是人体脏腑经络、形体官窍进行生理活动的物质基础，是构成人体和维持人体生命活动的基本物质。神是人体生命活动的主宰及其外在总体表现的统称，其产生以精、气、血、津液作为物质基础，是脏腑精气运动变化和相互作用的结果。

第一节　精

中医学的精理论，是研究人体之精的概念、代谢、功能及其与脏腑、气血等相互关系的学说。与古代哲学的精或精气在概念上有着严格的区别。

一、人体之精的基本概念

1. 定义

精，是由禀受于父母的生命物质与后天水谷精微融合而成的一种精华物质，是人体生命的本原，是构成人体和维持人体生命活动的最基本物质。

2. 分类

中医学的精有多种含义。精的本始含义，是指具有繁衍后代作用的生殖之精，此称为狭义之精，是中医学"精"概念产生的始基。从精华、精微之意的角度出发，人体之内的血、津液、髓以及水谷精微等一切精微物质，均属于广义之精。

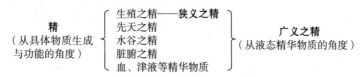

3. 精与气

精与气相对而言，精属阴而有形，藏寓于脏腑之中；气属阳而无形，运行于全身上下内外。

精：属阴、主静、有形，藏寓于脏腑之中。气：属阳、主动、无形，运行于全身上下内外。

二、人体之精的代谢

精的代谢过程，分精的生成、贮藏和施泄等三个不同而相关联的阶段。

（一）精的生成

人体之精由禀受于父母的先天之精和后天获得的水谷之精（即后天之精）相融合而生成。

概念：

（1）先天之精：先天之精禀受于父母，是构成胚胎的原始物质。父母遗传的生命物质是与生俱来的精。

（2）后天之精：来源于水谷，又称"水谷之精"。脾气升运，化饮食水谷为水谷之精，即人出生后赖以维持生命活动的精微物质。水谷之精以与津液相合的液态形式由脾气转输全身各脏腑、形体、官窍。

相互关系：先天之精为本，并得到后天之精的不断充养。

生理上：先后天之精相互促进、相互辅助，则人体之精逐渐充盛。

病理上：先天之精或后天之精匮乏导致精虚不足的病理变化。

（二）精的贮藏

部位：分藏于脏腑，主要在肾。

1. 先天之精

胎儿时期，藏于肾。器官发育期，部分藏于其他脏腑中。

2. 后天之精

后天之精来源于水谷，由脾胃化生的精微物质，经脾气的转输作用源源不断地输送到各个脏腑组织，化为脏腑之精，在供给脏腑生理活动需要的同时，又将其剩余部分输送于肾中贮藏，以充养肾藏的先天之精。

3. 五脏皆藏有先天之精和后天之精，但成分比例不同

肾精以先天之精为主，得后天之精充养；其他脏腑之精以后天水谷之精为主，但也含先天之精。

"先天之本"：由于先天之精主要藏于肾，并在后天之精的资助下化为生殖之精以繁衍生命，因而称肾为"先天之本"。

生理上：肾的藏精功能主要依赖肾气的封藏作用；肾精化生肾气，肾气的封藏作用使精藏肾中而不妄泄。

病理上：肾气虚亏，封藏失职，则产生失精的病理变化。

（三）精的施泄

精的施泄有两种形式。

1. 分藏于全身各个脏腑，濡养脏腑，并化气以推动和调控各脏腑的功能。

2. 化为生殖之精，有度地排泄以繁衍生命。

生理上：精布散于全身，是构成人体的基本物质，也是人体各脏腑生理活动所不可缺少的精华物质。

病理上：各脏之精虚少则难以支撑其自身的生理功能；肾精亏虚可能影响全身脏腑组织的生理活动。

精是维持人体生命活动的最基本物质，先天之精藏于肾，在后天水谷之精的资助下合化为肾精，是肾脏各种功能的根本所在。后天之精在脾气的转输作用下分布到各脏腑，成为脏腑之精。各脏腑之精与血、津液等物质相互化生，促进脏腑生理功能的发挥。另外，肾中先天之精通过化生元气这一生理活动形式，以三焦为通道，布散到全身各脏腑，推动和激发各脏腑的功能活动，为人体生命活动的原动力。

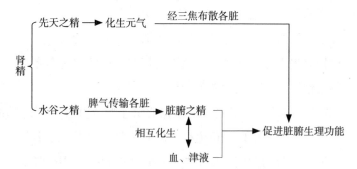

生殖之精：由先天之精在后天水谷之精的资助下化生。女子"二七"、男子"二八"时，若先天之精无缺陷，后天之精能资

养，肾中所藏之精充盛，肾气充沛，则天癸按时而至。肾精在天癸的促发下，可化为生殖之精。生殖之精的化生与施泄有度，还与肾气封藏、肝气疏泄和脾气的运化密切相关。

三、人体之精的功能

精除了具有繁衍生命的重要作用外，还具有濡养、化血、化气、化神等功能。

（一）繁衍生命——精是生命的本原

生殖之精具有繁衍生命的作用，由先天之精与后天之精合化而生。由于具有遗传功能的先天之精主要藏于肾，并且五脏六腑之精都可资助藏于肾的先天之精，故生殖之精实由肾精化生。

先天、后天之精的相互资助则使肾精逐渐充实，化生的肾气也逐渐充盛。充盛的肾气促进和维持了人体的生长发育，形体发育成熟到一定年龄能产生"天癸"，使人体具备生殖功能，有利于繁衍后代。在生殖过程中，父母将生命物质通过生殖之精遗传给后代。因此，精是生命的本原。

（二）濡养——精能滋润濡养人体各脏腑、形体、官窍

生理上：精能滋润濡养人体各脏腑、形体、官窍。先天之精与后天之精充盛则脏腑之精充盈、肾精充盛，脏腑组织官窍得养，生理功能正常发挥。如肾藏精，精生髓，髓充养骨骼，则骨骼健壮、牙齿坚固；髓充养于脑，则脑的生理功能得以充分发挥。

病理上：先天与后天的原因均可导致肾精亏虚，五脏之精亦衰，则脏腑、组织、官窍失濡养，产生功能异常。如肾精有

损，则生长发育迟缓或未老先衰；肾精亏虚，不能生髓，则骨骼失养，牙齿脱落松动，智力减退；肺精不足，会致呼吸障碍、皮肤失润无泽；肝精不足，肝血不充，筋脉失养，则拘挛、掉摇或抽搐。

（三）化血——精可转化为血，也可融合于血液中

1. 精可以转化为血，是血液生成的来源之一。如肾精充盈则肝有所养，血有所充。故精足则血旺，精亏则血虚。

2. 精作为精微的生命物质，既可单独存在于脏腑组织中，也可不断地融合于血液中。如心精融入心血，肝精融入肝血。

（四）化气——精是气的化生本原，气可保卫机体、抵御外邪

从整体看：先天之精可以化生先天之气（元气），水谷之精可以化生谷气，再加上肺吸入的自然界清气，综合而成一身之气。气不断地推动和调控人体的新陈代谢，维系生命活动。因此，精是生命之本原，是构成人体的最基本物质。

从各脏腑看：先、后天之精分藏于脏腑之中，则为脏腑之精；一身之气分布于脏腑之中，则为脏腑之气。先、后天之精充盛，则化生的一身之气充足；各脏腑之精充足，则化生的脏腑之气充沛。各脏腑之气推动和调控各脏腑的功能，使其正常发挥、协调共济，共同维持着机体正常的生命进程。

生理上：脏腑之精充盈，肾精充盛，则化气充足，生命活动旺盛，身体健康，生殖功能正常，能抗御外邪，祛病延年。

病理上：脏腑之精亏虚，肾精衰少，则化气不足，正气虚衰，抗病和生殖能力下降，不利于整个生命活动。

（五）化神——精能化神，神是人体生命活动的外在总体表现

生理上：精是神化生的物质基础。只有积精，才能全神，这是生命存在的根本保证。

病理上：精亏则神疲，精亡则神散，生命休矣。

四、人体之精的分类

人体之精 {
按来源分类——先天之精、后天之精
按特殊功能分类——如生殖之精
按分布部位分类——脏腑之精（肝精、心精、脾精、肺精、肾精）
}

（一）先天之精与后天之精

人体之精按照来源分为先天之精与后天之精。先天之精禀受于父母，源于父母的生殖之精，是构成胚胎的原始物质，是生命产生的本原。后天之精源于饮食水谷，由脾胃等脏腑吸取饮食精华产生，是维持人体生命活动的重要物质。

先天之精与后天之精相辅相成，先天为基础，后天为补充，使一身之精生成有源，逐渐充盛。

（二）脏腑之精

不仅滋润濡养各脏腑，而且化生脏腑之气，推动和调控脏腑的生理活动。

1.肝精

（1）肝精与肝血融合存于肝内，濡养肝脏、筋目。

（2）肝精、肝血化肝气，疏泄气机，调畅情志。

2.心精

（1）心精与心血融合存于心内，濡养心脏、血脉、心神。

（2）心精、心血化心气，推动、调控心搏、血脉舒缩及精神活动。

3.脾精

（1）实为水谷之精，化生气血，生长肌肉。

（2）脾精化生脾气，推动和调控水谷、水液运化及血液的生成与运行。

4.肺精

（1）肺精与水谷之精和津液相合，存于肺中，滋养肺脏和皮毛。

（2）肺精、肺津化生肺气，推动、调控呼吸和水液输布。

5.肾精

（1）由先天之精加之水谷之精充养而成，濡养肾脏，化生生殖之精，繁衍生命，化髓充脑以养神。

（2）肾精化肾气，推动、调控生长发育、生殖、水液代谢、呼吸运动。

（三）生殖之精

生殖之精源于肾精，由先天之精在后天之精的资助下合化而成，起着繁衍后代的作用。人们在生殖活动过程中，通过生殖之精的交合将生命物质遗传给下一代。男女双方生殖之精结合成为胚胎，产生新的生命体。

第二节 气

中医学的气学说，是研究人体之气的概念、生成、分布、功能及其与脏腑、精、血、津液之间关系的系统理论，与古代哲学的气学说有着明显的区别。

一、人体之气的基本概念

气是人体内活力很强、运行不息的极精微物质，是构成人体和维持人体生命活动的基本物质之一。

1. 气分阴阳

气的阴阳属性简表

	特性	关系
阴气	寒凉、抑制	对立互根、协调共济，则冲和畅达，推动和调节机体生命进程。
阳气	温热、兴奋	

2. 中医学的"气"概念与古代哲学的"气"概念的区别

（1）中医学气概念的形成，受到古代哲学气学说的渗透和影响。

（2）古代哲学的气是运动不息的细微物质，气升降聚散运动推动和调控宇宙万物发生发展和变化的思想，对"中医学的气是运行不息的精微物质概念的形成"以及"气升降出入运动推动和调控着人体生命活动"等理论的构建，都具有重要的方法学意义。

（3）中医学的气是客观存在于人体中的具体的气，是在体内不断升降出入运动的精微物质，既是构成人体的基本物质，又对生命活动起着推动和调控作用。中医学的气理论有其固有的研究对象和范围，而古代哲学的气学说是一种古代的宇宙观和方法论。

二、人体之气的生成

（一）生成之源

人体之气来源于先天之精所化生的先天之气（即元气，或《难经》所称的"原气"）、水谷之精所化生的水谷之气（谷气）和自然界的清气，后两者又合称为后天之气（即宗气），三者结合而成一身之气。

（二）主要相关的脏腑

主要相关的脏腑有肾、脾、肺。

来源于父母的生殖之精结合成为胚胎，人尚未出生之前，受之于父母的先天之精化生先天之气，成为人体之气的根本。先天之气是人体生命活动的原动力。

来源于饮食物的水谷精微，被人体吸收后化生水谷之气，简称为"谷气"，布散全身后成为人体之气的主要部分。另外，水谷精微化生的血和津液，也可作为化气之源。

来源于自然界的清气参与气的生成，它依靠肺的呼吸功能和肾的纳气功能进入体内，并且不断吐故纳新，促进人体代谢活动，因而是生成人体之气的重要来源，清气随呼吸运动源源进入体内，不可间断。

（三）脏腑功能

1. 肾为生气之根

肾藏先天之精，并受后天之精的充养。先天之精所化生的先天之气（即元气），是人体之气的根本。肾封藏肾精，使其保存在体内，不无故流失，则可化气，精充则气足。病理上，若肾失封藏，精耗则气衰。

2. 脾胃为生气之源

脾主运化，胃主受纳、消化吸收饮食水谷。水谷精微经脾气升转，上输心肺，化为血与津液。水谷之精及其化生的血与津液，化为水谷之气，布散全身脏腑经脉，成为人体之气的主要来源。病理上，若脾胃的受纳、腐熟及运化转输的功能失常，则不能消化吸收饮食水谷之精微，水谷之气的来源匮乏，影响一身之气的生成。

3. 肺为生气之主

（1）肺主呼吸之气，吸清呼浊。将自然界的清气吸入人体内，同时呼出体内浊气，保证体内之气的生成及代谢。

（2）肺将吸入的清气与水谷之气结合，生成宗气。宗气积于胸中，上走息道行呼吸，贯注心脉行血气，下蓄丹田资元气。

病理上，若肺主气的功能失常，则清气吸入减少，宗气生成不足，导致一身之气衰少。

三、人体之气的运动与气化

气有运动的特性，它与人体的生命进程和新陈代谢息息相关。

（一）气的运动

1. 气机的概念

气的运动称作气机。

2. 气运动的基本形式

升、降、出、入。

升：气自下而上的运行；

降：气自上而下的运行；

出：气自内向外的运行；

入：气自外向内的运行。

气机升降出入的协调平衡是保证生命活动正常进行的重要环节：人体之气运动的升与降、出与入是对立统一的矛盾运动，广泛存在于机体内部。虽然从某个脏腑的局部生理特点来看有所侧重，如肝、脾主升，肺、胃主降，但是从整个机体的生理活动看，升与降、出与入之间必须协调平衡。只有这样，才有人体之气的正常运动，各脏腑才能发挥正常生理功能。气的升降出入运动间平衡协调称作"气机调畅"。

3. 气运动的意义

气的升降出入运动是人体生命活动的根本。

（1）人体之气（先天之气、水谷之气、清气）经升降出入布散全身。

（2）物质基础（精、血、津液）通过气的运动在体内流动，濡养全身。

（3）脏腑组织（脏腑、经络、形体、官窍）靠气的运动完成生理活动及相互联系和协调。

（4）人与自然界的联系和适应，也离不开气的升降出入。

（5）气的升降出入运动一旦停息，则意味生命活动的终止。

4. 脏腑之气的运动规律

脏腑的气机升降运动，在生理状态下，体现了升已而降、降已而升、升中有降、降中有升的特点和对立统一、协调平衡的规律。

以五脏分述：①心肺——位置在上，宜降；②脾胃——位置居中，通连上下，为升降枢纽；③肝肾——位置在下，宜升。

以六腑论之：①六腑传化物而不藏，以通为用，以降为顺；②在饮食水谷的消化吸收过程中，总体是降，降中寓升。

以脏腑关系而言：①肺主出气、肾主纳气；②肝主升发、肺主肃降；③脾主升清、胃主降浊；④心肾相交。

以某一脏腑而言：如肺之宣发肃降、小肠的分清别浊，说明脏腑本身也是升与降的统一体。

人体各脏腑之气的运动调畅，使各脏腑之间的气机升降出入处于协调的对立统一体中，从而保证机体不断从自然界中摄取人体生命活动所需物质，并通过气化作用，升清降浊，摄取精微，排泄废物，维持物质代谢和能量转换的动态平衡。

5. 气运动失常的表现形式

"气机失调"：气的运动出现异常变化，升降出入之间失去协调平衡。

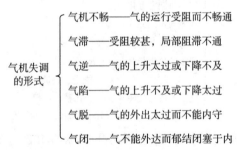

气机失调
的形式
- 气机不畅——气的运行受阻而不畅通
- 气滞——受阻较甚，局部阻滞不通
- 气逆——气的上升太过或下降不及
- 气陷——气的上升不及或下降太过
- 气脱——气的外出太过而不能内守
- 气闭——气不能外达而郁结闭塞于内

（二）气化

1. 气化的概念

气的运动而产生的各种变化称为气化。实际上是指由人体之气的运动而引起的精、气血、津液等物质与能量的新陈代谢过程。如体内精微物质的化生及输布，精微物质之间、精微物质与能量之间的互相转化，废物的排泄等。

2. 气化的形式

气化就是体内物质新陈代谢的过程，是物质转化和能量转化的过程。体内精、气、血、津液各自的代谢及其相互转化，是气化的基本形式。

（1）简要概括："味归形，形归气；气归精，精归化；精食气，形食味；化生精，气生形……精化为气。"（《素问·阴阳应象大论》）

（2）基本形式：

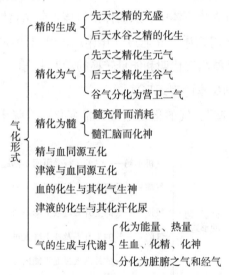

气化过程的激发和维系，离不开脏腑的功能。气化过程的有序进行，是脏腑生理活动相互协调的结果。

（三）气机和气化的关系

1. 气的运动是产生气化过程的根本。

2. 气的升降出入运动以及气的阴阳双方之间相互作用，是气化过程发生和赖以进行的前提与条件。

3. 气化过程中寓有气的升降出入运动，气的各种运动形式是从气化过程中体现出来的。

4.气的升降出入运动维系了体内新陈代谢的协调稳定和生命过程的有序发展，气的运动及其气化过程的停止意味着生命活动的终结。

四、人体之气的功能

人体之气的功能可主要归纳为：推动与调控作用、温煦与凉润作用、防御作用、固摄作用和中介作用。

人体之气的功能简表

功能		含义	表现
推动和调控作用	推动作用	阳气的激发、兴奋、促进作用	①激发、促进生长发育和生殖功能；②激发、促进各脏腑经络生理功能；③激发、促进精血津液的生成及运行输布；④激发和兴奋精神活动
	调控作用	阴气的减缓、抑制、宁静作用	①抑制、减缓生长发育和生殖功能；②抑制、宁静各脏腑经络生理功能；③抑制、减缓精血津液的生成及运行输布；④抑制和宁静精神活动
温煦与凉润作用	温煦作用	阳气的促进产热、消除寒冷、使人体温暖的作用	①温煦机体，维持相对恒定的体温；②温煦各脏腑、经络、形体、官窍，进行正常的生理活动；③温煦精血津液，以正常施泄、循行和输布
	凉润作用	阴气的抑制产热、消除热量、使人体寒凉的作用	①凉润机体，维持相对恒定的体温；②凉润各脏腑、经络、形体、官窍，防生理功能过亢；③凉润精血津液，防过度代谢和运行失常
防御作用		气护卫肌表，防御外邪入侵，同时驱除侵入人体内的病邪	①护卫肌肤，防御外邪；②抗御邪气，驱邪外出
固摄作用		气对于体内血、津液、精等液态物质的固护、统摄和控制作用，防止无故流失	①统摄血液，防止逸出脉外；②固摄汗液、尿液、唾液、胃液、肠液，控制其分泌量、排泄量和有规律地排泄，防止其过多排出及无故流失；③固摄精液，防止妄泄
中介作用		气能感应传导信息以维系机体的整体联系。气是感应传递信息之载体	①外在信息感应和传递于内脏；②内脏的各种信息反映于体表；③内脏各种信息的相互传递

五、人体之气的分类

人体之气可从三个层次分类：人身之气；元气、宗气、营气、卫气；脏腑之气、经络之气。

（一）人身之气

人身之气，即一身之气，简称"人气"或"气"，是构成人体各脏腑组织，并运行于全身的极细精微物质，它由先天之精所化生之气、水谷之精所化生之气及吸入的自然界清气三者相融合而成。

功能：推动和调控各脏腑、经络、形体、官窍的生理活动，推动和调控血、津液、精的运行、输布和代谢，维系人体的生命进程。

分类：人身之气根据生成来源、分布部位及功能特点不同，有不同名称。

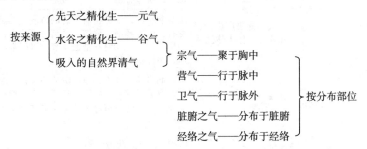

人身之气与邪气相对而言，称为正气，具有防御、抗邪、调节、康复等作用。

（二）元气、宗气、营气、卫气

1. 元气

元气，是人体最根本、最重要的气，是人体生命活动的原动力。也称"原气"或"真气"。元气亏少或元阴元阳失衡，都会出现较为严重的病变。

生成和分布：元气主要由肾脏的先天之精所化生，通过三焦而流行于全身。

肾中所藏的先天之精禀受于父母的生殖之精，出生之后，得到脾胃化生的水谷之精的滋养补充，在命门化生元气，通过三焦而循行全身，内而五脏六腑，外而肌肤腠理，无处不到，发挥其生理功能，成为人体最根本、最重要的气。

生理功能：

（1）推动和调节人体的生长发育和生殖功能。元气的盛衰变化体现于人体生、长、壮、老、已的自然规律。人从幼年开始，肾精以先天之精为基础，得到后天之精的补充而渐渐充盛，化生元气，促进生长发育。经过一段时期，从婴幼儿成长到青壮年，此时由于肾精充盛到一定程度，化生充足的元气，使机体发育，形体壮实，筋骨强健，同时具备生殖能力。待到老年，肾精渐衰，化生元气渐少，出现衰老之象，生殖功能也随之衰退，直至元气衰亡，生命终止。

（2）推动和调控各脏腑、经络、形体、官窍的生理活动。元气可分为元阴、元阳，影响一身之阴阳，命门之水火、元气之阴阳之间协调平衡才能保持脏腑功能处于"阴平阳秘"的健康状态。

2. 宗气

宗气是由谷气与自然界清气相结合而积聚于胸中的气，属后天之气的范畴。

气海：宗气在胸中积聚之处，称为"气海"，又名为膻中。

虚里：位于左乳下，相当于心尖搏动的部位，可依据此处的搏动测知宗气的盛衰。若搏动正常，是宗气充盛之象；若搏动躁急，是宗气大虚；若搏动消失，是宗气亡绝。

生成和分布：脾胃运化的水谷之精所化生的水谷之气，和肺从自然界中吸入的清气，二者相结合生成宗气。与脾的运化转输功能和肺主气、司呼吸的功能有直接的关系。

宗气聚于胸中，通过上出息道、贯注心脉及沿三焦下行的方式布散全身。

生理功能：行呼吸、行血气和资先天。

（1）行呼吸：宗气上走息道，推动肺的呼吸。凡是呼吸、语言、发声皆与宗气有关。

（2）行血气：宗气贯注于心脉之中，促进心脏推动血液运行。凡气血的运行、心搏的力量及节律等皆与宗气有关。

（3）资先天：宗气藉三焦为通道，蓄积于脐下丹田，以资先天元气。一身之气的盛衰主要取决于宗气的生成，而宗气的生成又取决于脾、肺两脏的功能。

一身之气的不足，在先天主要责之肾，在后天主要责之脾肺。

3. 营气

营气是行于脉中而具有营养作用的气。

"营血"：由于营气在脉中，是血液的重要组成部分，营与血关系密切，可分不可离，故常以"营血"并称。

"营阴"：营气与卫气从性质、功能和分布进行比较，则营属阴、卫属阳，故常称为"营阴"。

生成和分布：营气来源于脾胃运化的水谷精微。水谷之精化水谷之气，其中由精华部分所化生的为营气，并进入脉中，运行全身。

生理功能：化生血液、营养全身。

（1）化生血液：营气与津液调和，共注脉中，化成血液，保持了血液量的恒定。

（2）营养全身：营气循血脉流注全身，五脏六腑、四肢百骸都得到营气的滋养。

营气化生血液和营养全身的生理作用是互相关联的。若营气亏少，则会引起血液亏虚以及全身脏腑组织因得不到足够营养而造成生理功能减退的病理变化。

4. 卫气

卫气是行于脉外而具有保卫作用的气。卫气与营气相对而言属于阳，故又称为"卫阳"。

生成和分布：卫气来源于脾胃运化的水谷精微。水谷之精化水谷之气，其中慓悍滑利部分为卫气。运行于脉外，布散全身。

生理功能：防御外邪、温养全身、调控腠理，即"温分肉，肥腠理，司开阖"（《灵枢·本脏》）。

（1）防御外邪：卫气布达于肌表，起保卫作用，抵抗外邪。卫气虚弱则常感受外邪而发病。

（2）温养全身：内而脏腑、外而肌肉皮毛都得到卫气温养，保证生理功能。卫气虚亏则温煦之力减弱，易感受风寒湿等阴邪，出现寒性病变；卫气在局部运动受阻，郁积不散则可出现阳盛的热性病变。

（3）调控腠理：卫气调节控制腠理的开阖，促使汗液有节制地排泄，兼顾固摄和推动。卫气虚弱时，腠理调控失职，出现无汗、多汗或自汗等病理现象。

营气与卫气的联系和区别：营气与卫气都来源于水谷之精微，均由脾胃所化生。营气性质精纯，富有营养，卫气性质慓疾滑利，易于流行；营气行于脉中，卫气行于脉外；营气有化生血液和营养全身的功能，卫气有防卫、温养和调控腠理的功能。营属阴，卫属阳。营卫和调则体温和汗液分泌正常；若营卫失和，可能出现恶寒发热、无汗或汗多及"昼不精，夜不瞑"等病理情况。

（三）脏腑之气、经络之气

一身之气分布到某一脏腑或某一经络，即成为某一脏腑或某一经络之气。这些气是构成各脏腑、经络的基本物质，又是推动和维持各脏腑、经络进行生理活动的物质基础。

1. 脏腑之气

脏腑之气，是由脏腑之精化生的无形而运行不息的、推动和调控脏腑生理功能的极细微物质，也可以说是由一身之气按不同的成分构成分布到脏腑，而形成不同结构和功能的气。一身之气为阴、阳，脏腑之气亦分阴、阳。脏腑之阴气凉润、宁静、抑制，脏腑之阳气温煦、推动、兴奋，两者维持平衡。

①心气：心阴——凉润心脉、宁静减缓心脏搏动和血脉舒缩，抑制血液运行

心阳——温煦心脉、推动加速心脏搏动和血脉舒缩，促进血液运行

②肺气：肺阴——凉润、沉降 ⎱ 宣发与肃降相反相成，水
肺阳——温煦、宣发 ⎰ 精四布

③肝气：肝阴——凉润、柔和 ⎱ 肝阴肝阳对立互根，肝气
肝阳——温煦、升发 ⎰ 冲和条达

④脾气：脾阴——凉润、抑制水谷和水液运化
脾阳——温煦、推动水谷和水液运化

⑤肾气：肾阴——凉润、抑制生长发育生殖和水液代谢

　　　　肾阳——温煦、促进生长发育生殖和水液代谢

2. 经络之气

经络之气，是运行于经络系统的极细微物质，是各种刺激、信息（如针灸、推拿、拔罐）的感应、负载和传导者。经络之气在经络系统中运行，起治疗作用。

第三节　血

血循脉而流于全身，发挥营养和滋润作用，为脏腑、经络、形体、官窍的生理活动提供营养物质，是人体生命活动的根本保证。血是中医学的一个重要概念。

一、血的基本概念

血是循行于脉中而富有营养的红色液态物质，是构成人体和维持人体生命活动的基本物质之一。

"血府"：脉是血液运行的管道，血液在脉中循行于全身，所以又将脉称为"血府"。

"离经之血"：因外伤等原因，血液不在脉中运行而逸出脉外，则形成出血，称为"离经之血"。

二、血的生成

水谷精微和肾精在脾胃、心、肺、肾等脏腑的共同作用下，经过一系列气化过程，化生为血液。

（一）化生之源

血液以水谷之精化生的营气、津液以及肾精为其化生之源。

脾胃受纳运化饮食水谷，吸取其中的精微物质，即"汁"，其中包含化为营气的精微物质和有用的津液，二者进入脉中，变化成红色的血液。

肾精也是化生血液的基本物质，肾精充足，可化为肝血以充实血液。

（二）相关脏腑功能

血液的生成主要依赖于脾胃的运化功能，并在心、肺、肾等脏的生理功能配合作用下得以充盈不衰。

1. 脾胃

脾胃是血液生化之源。营气和津液是血液化生的主要物质基础，是由脾胃运化转输饮食水谷精微所产生的。脾胃运化功能是否强健，饮食水谷营养是否充足，直接影响血液的化生。若脾胃功能虚弱，营养摄入不良，血液化生之源匮乏，可致血虚。欲治疗血虚，首先要调理脾胃，助其运化。

2. 心肺

脾胃运化水谷精微所化生的营气和津液，由脾向上升输于心肺，与肺吸入的清气相结合，贯注心脉，在心气的作用下变化成血液。另外，肺脉始于中焦，化生血液，流向全身。治疗血虚病证时，常常注意调补心肺功能。

3. 肾

肾藏精，精生髓，精髓为化生血液的基本物质之一。肾中精气充足，则血液化生有源，同时肾精充足，肾气充沛，也可促进脾胃的运化功能，有助血液化生。若肾精不足或肾不藏精则血液生成亏少。治疗血虚病证，有时需采用补肾益精方法，增强肾精及肾气的作用，促进脾胃的功能及精血之间的互生互化。

三、血的运行

（一）影响血液运行的因素

1. 血属阴而主静，气的推动作用和温煦作用为血的运行提供动力。同时在阴气宁静、凉润作用的调控下，阴阳二气协调，使血液运行不息，并保持一定的速度。

2. 气的固摄作用使得血运行于脉道之中，而不致逸出脉外。气的推动与固摄作用之间、温煦与凉润作用之间的协调平衡是保证血液正常运行的主要因素。

3. 脉道的完好无损与通畅无阻也是保证血液正常运行的重要因素。

4. 血液的质量，包括清浊及黏稠状态，都可影响血液自身的运行。

5. 需考虑病邪的影响。阳邪致病则阳盛，使血液妄行，易使血逸脉外；反之阴邪致病则阴盛，则脉道涩滞不利，使血行缓慢甚至瘀血。

（二）相关脏腑功能

心气的推动、肺气的宣发肃降、肝气的疏泄是推动和促进血液运行的重要因素。脾气的统摄及肝气的藏血是固摄控制血液运行的重要因素。

心主血脉，心气推动血液在脉中运行全身。

肺朝百脉，主治节，辅助心脏主管全身血脉。肺气宣发与肃降，调节全身的气机，随着气的升降推动血液运行至全身。

肝主疏泄，调畅气机，保证血行通畅；肝能贮藏血液和调节血量，可以根据人体各个部位的生理需要，在肝气疏泄功能的协调下，调节脉道中的循环血量，维持血液循环和流量平衡。同时，肝藏血的功能也可以防止血逸脉外，避免出血。

脾主统血，脾气健旺则能控摄血液在脉中运行，防止血逸脉外。

病理上：心气不足，血运无力，形成血瘀；肺气不足，宣降失司亦致血瘀；脾气虚弱，统摄无力致出血；肝失疏泄，肝气上逆致出血，抑郁不畅致瘀血。

四、血的功能

（一）濡养

血液由水谷精微化生，含丰富的营养物质。血在脉中循行，内至五脏六腑，外达皮肉筋骨，不断地对全身各脏腑组织器官起着濡养和滋润作用，以维持其生理功能，保证人体生命活动的正常进行。

生理上：若血量充盈，濡养功能正常，则面色红润，肌肉壮实，皮肤和毛发润泽，感觉灵敏，运动自如。

病理上：若血量亏少，濡养功能减弱，则可能出现面色萎黄、肌肉瘦削、肌肤干涩、毛发不荣、肢体麻木或运动无力失常等。

（二）化神

血是机体精神活动的主要物质基础，人体的精神活动必须得到血液的营养，才能产生充沛而舒畅的精神情志活动。

生理上：若人体血气充盛，血脉调和，则精神充沛，神志清晰，感觉灵敏，思维敏捷。

病理上：若血液亏耗，血行异常，可能出现不同程度的精神情志方面的病症，如精疲、健忘、失眠多梦、烦躁、惊悸，甚至神志恍惚、谵妄、昏迷等。

第四节　津　液

中医学的津液学说，是有关人体内津液的概念、生成、输布、排泄及其与脏腑、精、气、血相互关系的理论。

一、津液的基本概念

津液，是机体一切正常水液的总称，包括各脏腑、形体、官窍的内在液体及其正常的分泌物。津液是构成人体和维持生命活动的基本物质之一。

津液是津和液的总称，机体内除了藏于脏腑中的精和运行于脉管内的血之外，其他所有正常的液体都属于津液。

津与液的区别

	津	液
质地	清稀	较浓稠
流动性	较大	较小
分布	体表皮肤、肌肉、孔窍	骨节、脏腑、脑、髓
作用	渗入血液，起滋润作用	濡养作用

二、津液的代谢

代谢过程：生成 → 输布 → 排泄

简要概括："饮入于胃，游溢精气，上输于脾，脾气散精，上归于肺，通调水道，下输膀胱，水精四布，五经并行。"(《素问·经脉别论》)

（一）津液的生成

相关脏腑：脾、胃、小肠、大肠。

津液来源于饮食水谷，由胃受纳腐熟，吸收部分精微，而后至小肠泌别清浊，将水谷精微和水液大量吸收后并将残渣下送大肠。大肠主津，吸收残渣中的水液，促使糟粕成形为粪便，最后胃、小肠、大肠所吸收的水谷精微及水液均上输于脾，通过脾气的转输作用布散到全身。

可见，若脾气的运化及胃肠的吸收功能降低或失调，则会影响津液的生成，导致出现津液不足的病变。

（二）津液的输布

相关脏腑：脾、肺、肾、肝、三焦。

津液在体内的输布主要依赖于肾气的蒸化和调控、脾气的运化、肺气的宣降、肝气的疏泄和三焦的通利。

1. 脾

（1）"脾气散精"：脾将津液上输于肺，肺通过宣发肃降，将津液布散全身。

（2）"以灌四傍"：脾将津液直接向四周布散至全身各脏腑。

病理上：若脾失健运，津液输布代谢障碍，水液停聚，或为

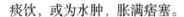

痰饮，或为水肿，胀满痞塞。

2. 肺

"肺为水之上源"且"肺主行水"。

（1）肺接受脾转输来的津液，通过宣发，将津液向身体外周体表和上部布散。

（2）肺通过肃降，将津液向身体下部和内部脏腑输布，并将脏腑代谢后产生的浊液向肾和膀胱输送。

病理上：若肺气宣发肃降失常，则水液输布道路不畅，津液运行障碍，水停气道，发为痰饮，甚则水泛为肿。

3. 肾

肾为水脏，对津液输布代谢起着主宰作用。

（1）人体整个水液输布代谢过程（胃肠吸收、脾气运化、肺气宣降、肝气疏利、三焦决渎、津液排泄）都离不开肾阳的温煦蒸腾的激发作用与肾阴的凉润制热的调控作用。

（2）肾脏本身也参与津液输布。由脏腑代谢产生的浊液，通过肺气的肃降向下输送肾和膀胱，经过肾气的蒸化，将其中的清者重新吸收，参与水液代谢，浊者化为尿液排泄。

病理上：如果肾气虚亏，对津液输布的推动与调控作用出现异常，势必影响津液的正常输布，甚至引起津液输布代谢停止的恶果。

4. 肝

肝主疏泄，调畅气机，气行则水行，保持了水道的畅通，促进了津液的正常输布。

病理上：若肝失疏泄，气机郁结，影响津液输布，水液停滞，产生痰饮、水肿及痰气互结的梅核气、瘿瘤、臌胀等病症。

5. 三焦

三焦的通利保证了诸多脏腑输布津液的道路通畅。

病理上：若三焦水道不利，会导致水液停聚。

（三）津液的排泄

主要途径：尿液（最主要）、汗液、呼气、粪便。

相关脏腑：肾（最重要）、肺、脾。

津液的排泄主要通过排出尿液和汗液来完成。呼气和粪便也会带走一些水分。因此，津液的排泄主要与肾、肺、脾的生理功能有关。但由于尿液是津液排泄的最主要途径，因此肾脏的生理功能在津液排泄中的地位最为重要。

1. 肾

（1）肾为水脏，肾气的蒸化作用将脏腑代谢产生的下输到肾或膀胱的浊液分清泌浊，清者重新吸收布散至全身，浊者则成为尿液；尿液的产生依赖于肾气的蒸化功能。

（2）尿液贮存于膀胱不漏出，有赖于肾气的固摄作用；当尿液达到一定量时，则在肾气的推动激发作用下排出体外。

因此，尿液的生成和排泄均依靠于肾气的蒸化等作用，肾在维持人体津液代谢平衡中起着至为关键作用。

病理上：若肾气的蒸化作用失常，则可引起尿少、尿闭、水肿等津液排泄障碍的病变。

2. 肺

（1）肺气宣发，将津液外输于体表皮毛，津液在气的蒸腾激发作用下形成汗液，由汗孔排出体外。汗液的排出也是津液排泄的另一重要途径。中医学把汗孔称作"气门"，说明肺气宣发功能在津液排泄中的重要作用。

（2）肺在呼气时也会随之带走一些水液，也是津液排泄至体外的一个途径。

病理上：若肺气生理功能失常，宣发失司，则会出现汗液排泄的异常。

3. 脾、胃、肠

大肠排出粪便时，糟粕带走一些残余的水分，但是量很少。

病理上：若脾胃运化及肠道吸收失常，水谷中的精微与糟粕俱下，则粪便稀薄，引起体内津液的损耗，发生伤津或脱液的病变。

三、津液的功能

（一）滋润濡养

津质地较清稀，有较强的滋润作用；液质地较浓稠，有濡养作用。津液是液态物质，有滋润作用。津液含丰富的营养物质，具有濡养作用。

生理上：①布散于体表的津液能滋润皮毛、肌肉；②渗入体内的津液能濡养脏腑；③输注于孔窍的津液能滋润鼻、目、口、耳等官窍；④渗注骨、脊、脑的津液能充养骨髓、脊髓、脑髓；⑤流入关节的津液能滋润骨节。

病理上：若津液不足，失去滋润与濡润作用，会影响皮毛、肌肉、孔窍、关节、脏腑以及骨髓、脊髓、脑髓的生理活动，也可能破坏脏腑组织的生理结构。

（二）充养血脉

1. 化生血液

津液在营气的作用下，化生为血液，循环全身，发挥滋润、濡养作用。

2. 滑利血脉

津液能调节血液浓度。当血液浓度增高，津液则渗入脉中，稀释血液，补充血量；当津液亏少，血中之津液可渗出脉外，补充津液。

"津血同源"：津液和血液都是由水谷精微所化生，二者之间又可以互相渗透转化，故称"津血同源"。

另外，津液的代谢对调节机体内外环境的阴阳相对平衡起着十分重要的作用。气候炎热或体内发热，津液化为汗液，外排以散热；天气寒冷或体温低下，腠理闭塞，津液不外泄，维持体温相对恒定。

第五节　神

神，既是中医学中的概念，也是中国古代哲学中的概念。古代哲学范畴的神，是有关宇宙万物发生发展变化的认识。而中医学的神，是有关人体生命的认识，与古代哲学的"神"概念有着严格的区别。研究人体之神的概念、生成、作用及其与脏腑、精气血相互关系的理论，即是中医学的神学说。

一、神的基本概念

广义：神是人体生命活动的主宰及其外在总体表现的统称，即一切生理活动、心理活动的主宰，以及生命活动外在的体现。

狭义：精神、意识、思维活动。

二、神的生成

精气血津液是化神养神的基本物质。神的产生，与这些精微物质的充盛、相关脏腑的功能，以及脏腑精气对外界刺激的反应密切相关。

（一）精气血津液为化神之源

脏腑、形体、官窍中充满了精气血津液等物质，在脏腑之气的推动和调控作用下，通过这些精微物质的新陈代谢产生了生命活动，可以从形色、眼神、言谈、表情、应答、举止、精神、情志、声息、脉象等方面体现出来，而这些生命活动外在体现的总称即是神。

"五神脏"：神、魂、魄、意、志，即"心藏神，肺藏魄，肝藏魂，脾藏意，肾藏志。"（《素问·宣明五气》）

产生的基础是五脏所藏的精气。生理上，五脏精气充盛，则五神安藏守舍；病理上，五脏精气亏虚，则失于化生及涵养致五神病变。

（二）脏腑精气对外界环境的应答

1. 在自然环境与社会环境的刺激下，人体内部脏腑做出反应，尤以心的生理功能最为重要，"心为五脏六腑之大主"（《灵枢·邪客》）。

（1）保持正常的心理活动状态，所谓"精神内守"，并以此主宰和协调机体内部的生理活动。

（2）机体与外部环境也取得了协调统一，体现了神的存在。

2. 脏腑精气对外界反应的基础：精、气、血、津液。

3.脏腑精气对外界环境刺激而进行应答反应的结果，表现为精神、意识和思维活动。"所以任物者谓之心，心有所忆谓之意，意之所存谓之志，因志而存变谓之思，因思而远慕谓之虑，因虑而处物谓之智。"（《灵枢·本神》）

4.脏腑精气对外界刺激的应答，还可产生不同的情志活动，如"怒、喜、忧、思、悲、恐、惊"。

三、神的作用

精、气、血、津液的充盈与运行有序，物质转化与能量转化的代谢平衡，脏腑功能的发挥及相互协调，情志活动的产生与调畅，都离不开神的统帅和调节。神是人体生命存在的根本标志。

（一）调节精气血津液的代谢

神既由精、气、血、津液等作为物质基础而产生，又能反作用于这些物质。神具有统领、调控这些物质在体内进行正常代谢的作用。

（二）调节脏腑的生理功能

以五脏精气为基础物质产生的精神情志活动，在正常情况下对脏腑之气的运行起到调控作用，使之升降出入运行协调有序。某种有针对性的精神活动还能调整脏腑生理功能的紊乱，达到治病、康复的目的。

（三）主宰人体的生命活动

神的盛衰是生命力盛衰的综合体现，因此神的存在是人体生理活动和心理活动的主宰。

第六节 精、气、血、津液、神之间的关系

人体是一个有机的整体，精、气、血、津液、神之间有着相互依存、相互制约的关系。人体生命来自于精，生命活动的维持依赖于气，生命活动的体现及主宰即是神。精、气、神三者可分而不可离，精为身之本，气为神之主，形为神之宅。

一、气与血的关系

气与血的区别和联系：两者都由人体之精所化，且互根互用。气主动，属阳，主煦之；血主静，属阴，主濡之。

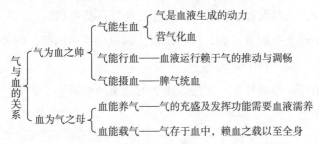

（一）气为血之帅（即气对于血的统率作用）

包含气能生血、气能行血、气能摄血三个方面。

1. 气能生血

（1）血液的化生离不开气作为动力：血液的化生以营气、津液和肾精作为物质基础，在这些物质本身的生成以及转化为血液的过程中，每一个环节都离不开相应脏腑之气的推动和激发作用。

（2）营气在血液生成中的作用：营气与津液入脉化血，使血量充足。

病理上：气亏虚则化生血液的功能减弱，可致血虚。

治疗：予补气药和补血药。

2. 气能行血

血液的运行有赖于心气、肺气的推动及肝气的疏泄调畅，因此气充盛，气机调畅，气行则血行。

病理上：气亏虚则无力推动血行，或气机郁滞不能推动血行则血瘀；气运行逆乱，升降出入失常则血液妄行。

治疗：予补气、行气、降气、升提的药物。

3. 气能摄血

脾能统血，脾气充足，发挥统摄作用，使血行脉中而不致逸出脉外，从而保证了血液的正常运行及发挥濡养功能。

病理上：脾气虚弱，失于统摄，则发生出血病变，称为"气不摄血"或"脾不统血"。

治疗：健脾补气。发生大出血的危重证候时，予大剂补气药物以摄血。

（二）血为气之母

即血对于气的基础作用，包含血能养气和血能载气两个方面。

1. 血能养气

气的充盛及其功能发挥离不开血液的濡养。在人体各个部位，血不断地为气的生成和功能活动提供营养，故血足则气旺。

病理上：血虚则气虚衰少，或气的功能丧失，因此血虚的患者常兼有气虚。

2.血能载气

气存于血中，依附于血而不致散失，赖血之运载而运行全身。

病理上：血液虚少则气虚。大失血可导致气随血脱。

治疗：应补血补气。

二、气与津液的关系

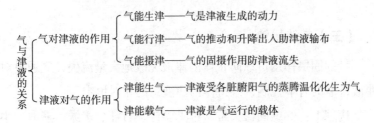

（一）气能生津

气是津液生成的动力，津液的生成依赖于气的推动作用，其中脾胃之气起了至关重要的作用。脾胃运化饮食水谷，经过小肠分清别浊、大肠主津等脏腑生理活动后，精微的液体部分被吸收，化生津液以输布全身。

病理上：脾胃等脏腑之气亏虚则化生津液力量减弱，导致津液不足。

治疗：补气生津。

（二）气能行津

气是津液在体内正常输布运行的动力。津液由脾胃化生之后，经过脾、肺、肾及三焦之气的升降出入运动，推动津液输布到全身各处，发挥生理作用。此后代谢的废液和人体多余的水分转化为汗、尿或水汽排出体外的一系列过程都是通过气化来完成的。即所谓的"气行则水行"。

病理上：气虚，推动作用减弱，则气化无力，为"气不行水"；或气机郁滞不畅，则气化受阻，为"气不化水"，均可导致水、湿、痰、饮。

治疗：利水湿、化痰饮与补气、行气配合，"治痰先治气""治湿兼理脾"。

（三）气能摄津

气的固摄作用可以防止体内津液无故地大量流失，气通过对津液排泄的有节控制，维持体内津液量的相对恒定。

病理上：气虚固摄失常，可见多汗、自汗、多尿、遗尿、小便失禁等。

治疗：补气。

（四）津能生气

由饮食水谷化生的津液，由脾脏升清散精，上输于肺，再经肺之宣降，下输肾和膀胱。津液在输布过程中受到各脏腑阳气的蒸腾温化，化生为气。

病理上：津液亏耗导致气虚。

治疗：应补津生气。

（五）津能载气

津液是气运行的载体之一。在血脉之外，气的运行必须依附于津液，否则会使气漂浮失散而无所归。津液输布代谢正常，气机调畅，津行则气行。

病理上：津液的丢失，必定导致气的损耗。大汗、大吐、大泻等津液大量丢失则为"气随津脱"；津液输布受阻，气机郁滞不畅，致津停则气滞。

治疗：利水药配合行气药。

三、精血津液之间的关系

精、血、津液都是液态物质，性质均归属于阴。在生理上，三者之间互相化生、互相补充；病理上也互相影响。体现于"精血同源"和"津血同源"。

（一）精血同源

"精血同源"（"肝肾同源""乙癸同源"）：肾藏精，肝藏血，精能生血，血可化精，这种精血之间相互滋生、相互转化的关系既可称为"精血同源"，也可称为"肝肾同源"。

先、后天之精分藏于脏腑，为脏腑之精。脏腑之精融入血液中，化为血。如肝精化为肝血，心精化为心血；脾精即脾运化吸收的水谷之精，其中的精粹部分化为营气，清稀部分化为津液，营气与津液入脉化血；肾精在肝肾之气的推动作用下，入肝而化为血。

另外，后天水谷精微一方面是血液生成的主要来源，另一方面充养肾精。精能生血，血可化精，并且精可以不断补充和滋养肾之所藏，使肾精充实。

病理上：血液虚少则精亏。如肾精亏耗则血虚，可见头发枯槁、脱落。

（二）津血同源

"津血同源"：血和津液都由饮食水谷精微所化生，都具有滋润濡养作用，二者之间可以相互资生、相互转化，这种关系称为"津血同源"。

1. 水谷化生津液

中焦水谷化生的津液，在心肺作用下进入脉中，与营气相合，变化为血。其次，布散于肌肉、腠理等处的津液，也可不断地渗入孙络，化生和补充血液。

病理上：各种原因造成的血液亏耗，脉中血少，不能化为津液，而脉外的津液会进入脉中，因而导致津液不足。此时不能使用发汗的方法，以防津液与血液进一步耗竭。

2. 血行脉中，渗出脉外，化为津液

血液行于脉中，可以渗出脉外而化为津液，以濡润脏腑组织和官窍，也可弥补脉外津液的不足，有利于津液的输布代谢。其中，津液可化为汗液排泄于外，故又有"血汗同源"之说。

病理上：当各种原因造成脉外津液不足时，津液不仅不能进入脉内化生血液，脉内的津液成分反而渗出脉外，以补充津液的亏耗，因此导致血液的亏少。此时不可再用放血或破血疗法，以防血液和津液进一步耗伤。

四、精、气、神之间的关系

人身"三宝"：精、气、神。

（一）气能生精摄精

1. 气能生精

气的运行不息能促进精的化生。全身脏腑之气充足，功能正常，才可以运化吸收饮食水谷之精微，使五脏六腑之精充盈，流注于肾而充养先天。

2. 气能摄精

气能使精聚而充盈，不致无故耗损外泄。若气虚，则精的化生不足，或精不固聚，致精亏、失精。治疗应补气生精、补气固精。

（二）精能化气

各脏之精化生各脏之气，肾中的先天之精为元气，水谷之精为谷气。若精亏，可致气衰或气虚。

（三）精气化神

精与气都是神得以化生的物质基础，神必须得到精和气的滋养才能正常发挥作用。精盈则神明，精亏则神疲；气充则神明，气虚则神衰。精为"神之母"。

（四）神驭精气

神以精气为物质基础，但神又能驭气统精。人体脏腑、形体、官窍的功能活动及精、气、血等物质的新陈代谢，都必须受神的调控和主宰。即"得神者昌，失神者亡"（《素问·移精变气论》）。

总之，精、气与神的辩证关系是对立统一关系。中医学的形神统一观是养生防病、延年益寿，以及诊断治疗、推测病势的重要理论依据。

第三章

藏 象

第一节 概 论

藏象学说，是研究藏象的概念内涵，各脏腑的形态结构、生理功能、病理变化及其与精气血津液神之间的相互关系，以及脏腑之间、脏腑与形体官窍及自然社会环境之间的相互关系的学说。中医学既通过解剖分析的直接观察方法认识脏腑的形态和功能，又运用哲学思维，以整体观察的方法认识脏腑的生命活动规律，并以脏腑精气的贮藏、运动和代谢来阐述脏腑功能。因此，中医学的脏腑，不仅仅是形态学结构的脏器，而是在其形态学结构的基础上，赋予了某些特殊功能的生理病理学系统。

一、藏象的基本概念

藏，是指藏于体内的脏腑组织器官；象，是指表现于外的生理、病理现象。所谓藏象，即指藏于体内的脏器及其表现于外的生理、病理现象。

二、藏象与藏象系统

藏象，包括藏于体内的脏器及其表现于外的生理、病理现象。藏象系统则指以五脏为中心组成的五大系统。藏象概念中的五脏，分别代表着五个子系统，即心系统、肺系统、脾系统、肝系统、肾系统，五个子系统之间相互联系、相互制约，而每个子系统又与六腑、五官、九窍、五华、五体、五液、五志等有着系统的联系。同时五脏还与自然界的阴阳五行相通应。

藏象学说表现在以下几方面。

（一）以五脏为中心的人体自身的整体性

1. 藏象学说是以五脏为中心，将六腑、五体、五官、九窍、四肢等脏腑、形体、官窍联结成有机整体

五脏之中，又是以心为主导，心为五脏六腑之大主。明代之后，命门学说兴盛，对肾精、肾气及肾阴、肾阳的功能有了较深刻的认识，又有了"肾为各脏阴阳之本"之说。

2. 五脏的生理活动与精神情志密切相关

中医藏象学说认为，人的精神活动属人体整体生命功能的体现，与五脏的生理功能正常与否密切相关。人的精神活动由五脏精气化生和充养，如《灵枢·本神》说："肝藏血，血舍魂……脾藏营，营舍意……心藏脉，脉舍神……肺藏气，气舍魄……肾藏精，精舍志。"

《素问·宣明五气》将精神意识思维活动分属于五脏藏寓："心藏神，肺藏魄，肝藏魂，脾藏意，肾藏志。"

情志活动本由五脏精气化生，《素问·阴阳应象大论》说："人有五脏化五气，以生喜怒悲忧恐。"故情志活动分别由五脏所

司，如"心在志为喜""肝在志为怒""脾在志为思""肺在志为忧""肾在志为恐"。而情志过激，又反伤五脏精气，如"怒伤肝"、"喜伤心"、"思伤脾"、"忧伤肺"、"恐伤肾"（《素问·阴阳应象大论》）。

（二）五脏与自然环境的统一性

藏象学说应用五行学说，将自然界的五时、五方、五气、五化等与人体五大功能系统密切联系，构成了人体内外环境相应的统一体。五脏与五时之气是相互通应的，如心通于夏气、肺通于秋气、肾通于冬气、肝通于春气、脾通于土气（《素问·六节藏象论》）。故有"应春温之气以养肝，应夏热之气以养心，应长夏之气以养脾，应秋凉之气以养肺，应冬藏之气以养肾"的养生原则。

五脏之气的虚实强弱与四时气候变化有密切关系。例如，春季肝气旺，冬季肾气旺，故春季多发肝病，冬季多发肾病。另一方面，根据五行学说，五脏之间存在着生克制化关系。例如，相对而言，肺气在春季较旺，夏季较弱，长夏转强，冬季也较旺，故病情预后转归也不同。如《素问·脏气法时论》说："病在肺，愈在冬，冬不愈，甚于夏，夏不死，持于长夏。"

脏腑五行属性归类简表

五行	五脏	五腑	五官	形体	情志	五季	五味	五色
木	肝	胆	目	筋	怒	春	酸	青
火	心	小肠	舌	脉	喜	夏	苦	赤
土	脾	胃	口	肉	思	长夏	甘	黄
金	肺	大肠	鼻	皮	悲（忧）	秋	辛	白
水	肾	膀胱	耳	骨	恐	冬	咸	黑

三、五脏六腑与奇恒之腑的生理特点

五脏六腑及奇恒之腑对比简表

	五脏	六腑	奇恒之腑
形态	实质性	中空	中空器官，近似六腑
生理特点	化生和贮藏精气，藏精气而不泻也，故满而不能实	受盛和传化水谷，传化物而不藏，故实而不能满	贮藏人体阴精，藏而不泻，近似五脏
病理及治疗	"脏病多虚""五脏宜补"	"腑病多实""六腑宜泻"	

脏腑分为脏、腑和奇恒之腑三类。脏有五，即心、肺、脾、肝、肾，合称五脏（在经络学说中，心包亦作为脏，故又称"六脏"）。腑有六，即胆、胃、小肠、大肠、膀胱、三焦，合称六腑。奇恒之腑亦有六，即脑、髓、骨、脉、胆、女子胞。

（一）五脏六腑的生理特点

1. 五脏共同的生理特点是化生和贮藏精气，六腑共同的生理特点是受盛和传化水谷。如《素问·五脏别论》说："所谓五脏者，藏精气而不泻也，故满而不能实；六腑者，传化物而不藏，故实而不能满也。"

2. 在形态上，五脏多为实质性器官，故贮藏精气；六腑多为中空器官，故传化水谷。

3. 五脏六腑的生理特点，对临床辨证论治有重要指导意义。一般说来，病理上"脏病多虚""腑病多实"，治疗上遵循"五脏宜补""六腑宜泻"。

（二）奇恒之腑的生理特点

在形态学上，奇恒之腑多为中空器官，近似六腑；功能却为贮藏人体阴精，藏而不泻，近似五脏。

第二节　五　脏

五脏，即心、肝、脾、肺、肾的合称。在经络学说中，心包络也作为脏，故又称为六脏。五脏的共同生理特点是化生和贮藏精气，因神志活动也归属于五脏，故又称"神脏"。中医藏象学说是以五脏为中心，通过其在内联络六腑及其他组织器官，在外应自然界四时阴阳，构成人体内部以及人体与自然界的系统联系。

一、心

心为五脏之一，位于胸中，两肺之间，膈膜之上，外有心包卫护。其形圆而下尖，如未开的莲花。

心的主要生理功能是主血脉，主藏神。由于心的生理功能起着主宰人体整个生命活动的作用，故称心为"君主之官""生之本""五脏六腑之大主"。心的生理特性是为阳脏而主通明。

心在体合脉，其华在面，在窍为舌，在志为喜，在液为汗。手少阴心经与手太阳小肠经相互属络于心与小肠，互为表里。心在五行属火，为阳中之阳，与自然界夏气相通应。

（一）主要生理功能

1. 主血脉

心主血脉，即指心气推动和调控血液在脉管中运行，流注全身，发挥营养和滋润作用。心主血脉包括心主血和主脉两个方面。

（1）主血

①心主血的基本内涵是心气能推动血液运行，以输送营养物质于全身脏腑、形体、官窍。人体各脏腑器官、四肢百骸、肌肉皮毛以及心脉自身，皆有赖于血液的濡养，才能发挥其正常的生理功能，以维持生命活动。心脏的搏动，主要依赖于心气的推动和调控作用。

②心主血的另一内涵是心有生血的作用，即所谓"奉心化赤"。主要指饮食水谷经脾胃之气的运化，化为水谷之精，水谷之精再化为营气和津液，营气和津液入脉，经心火（即心阳）的作用，化为赤色血液。

（2）主脉

①心主脉，是指心气推动和调控心脏的搏动和脉管的舒缩，使脉道通利，血流通畅。心与脉直接相连，形成一个密闭循环的管道系统。心气充沛，心脏有规律的搏动，脉管有规律的舒缩，血液则被输送到各脏腑、形体、官窍，发挥濡养作用，以维持人体正常的生命活动。

②脉为血之府，是容纳和运输血液的通道。血液能正常运行，发挥其濡养作用，除心气充沛外，还有赖于血液的充盈和脉道的通利。

③心、脉、血三者密切相连，构成一个血液循环系统。血液在脉中正常运行，必须以心气充沛、血液充盈、脉管通利为基本条件。

2. 藏神

心藏神，又称主神明或主神志，是指心有统帅全身脏腑、经络、形体、官窍的生理活动和主司精神、意识、思维、情志等心理活动的功能。故《素问·灵兰秘典论》说："心者，君主之官也，神明出焉。"

人体之神，有广义与狭义之分。广义之神，是整个人体生命活动的主宰和总体现。狭义之神，是指人的精神、意识、思维、情感活动及性格倾向等。

心所藏之神，既是主宰人体生命活动的广义之神，又包括精神、意识、思维、情志等狭义之神。

心神正常，则人体各脏腑的功能互相协调，彼此合作，全身安泰。神能驭气控精，调节血液和津液的运行输布，而精藏于五脏之中而为五脏之精，五脏之精所化之气为五脏之气，五脏之气推动和调控五脏的功能。因此，心神通过驾驭协调各脏腑之气，以达到调控各脏腑功能之目的。由于心所藏之神有如此重要的作用，故称心为"五脏六腑之大主"（《灵枢·邪客》）。同时，心为神明之脏，主宰精神、意识、思维及情志活动，如《灵枢·本神》说："所以任物者为之心。"由于心为藏神之脏，君主之官，生之本，五脏六腑之大主，故情志所伤，首伤心神，其次伤及相应脏腑，导致脏腑气机紊乱。

心的主血脉与藏神功能是密切相关的。血是神志活动的物质基础之一，如《灵枢·营卫生会》说："血者，神气也。"

（二）生理特性

心的生理特性：为阳脏而主通明。

1. 心位于胸中，在五行属火，为阳中之阳，故称为阳脏，又称"火脏"。火性光明，烛照万物。心喻为阳脏、火脏，其意义在于说明心以阳气为用，心之阳气有推动心脏搏动、温通全身血脉、兴奋精神，以使生机不息的作用。

2.心主通明，是指心脉以通畅为本，心神以清明为要。心脉畅通，固需心阳的温煦和推动作用，但也须有心阴的凉润和宁静作用。心阳与心阴的作用协调，心脏搏动有力，节律一致，速率适中，脉管舒缩有度，心血才能循脉运行通畅。心神清明，固然需要心阳的鼓动和兴奋作用，但也须有心阴的宁静和抑制作用。

（三）与形、窍、志、液、时的关系

1.在体合脉，其华在面

心在体合脉，是指全身的血脉统属于心，由心主司。其华在面，是指心脏精气的盛衰，可从面部的色泽表现出来。

2.在窍为舌

心在窍为舌，又称心开窍于舌，是指心之精气盛衰及其功能常变可从舌的变化得以反映。因而观察舌的变化可以了解心的主血脉及藏神功能是否正常。

心的主血、藏神功能正常，则舌体红活荣润，柔软灵活，味觉灵敏，语言流利。若心有病变，亦可从舌上反映出来。如心血不足，则舌淡瘦薄；心火上炎，则舌红生疮；心血瘀阻，则舌质紫暗，或有瘀斑。若心主神志功能失常，则可见舌强、语謇，甚或失语等。

3.在志为喜

心在志为喜，是指心的生理功能与喜志有关。喜乐愉悦有益于心主血脉的功能，所以《素问·举痛论》说："喜则气和志达，营卫通利。"但喜乐过度则可使心神受伤。从心主神志的功能状

况来分析，又有太过与不及的变化。精神亢奋可使人喜笑不休，精神萎靡可使人易于悲哀。

另外，心为神明之主，不仅喜能伤心，而且五志过极均能损伤心神。

4. 在液为汗

汗是五液之一，是津液通过阳气的蒸化后，经汗孔排于体表的液体，如《素问·阴阳别论》说："阳加于阴谓之汗。"心在液为汗，是指心精、心血为汗液化生之源，《素问·宣明五气》有"五脏化液：心为汗"之说。

汗液的生成、排泄与心血、心神的关系十分密切。心主血脉，血液与津液同源互化，血液中的水液渗出脉外则为津液，津液是汗液化生之源。心血充盈，津液充足，汗化有源，既可滋润皮肤，又可排出体内代谢后的废弃物。汗出过多，津液大伤，必然耗及心精、心血，可见心慌、心悸之症，故又有"血汗同源""汗为心之液"之说。心又藏神，汗液的生成与排泄又受心神的主宰与调节。

心以其主血脉和藏神功能为基础，主司汗液的生成与排泄，从而维持了人体内外环境的协调平衡。又，汗是阳气蒸化津液所致，汗多又可耗散心气或心阳，大汗可致心气、心阳暴脱而出现气脱或亡阳的危候。

5. 与夏气相通应

五脏和自然界的四时阴阳相通应，心主夏。心与夏气相通应，是因为自然界在夏季以炎热为主，在人体则心为火脏而阳气最盛，同气相求，故夏季与心相应。

一般说来，心脏疾患，特别是心阳虚衰的患者，其病情往往在夏季缓解，其自觉症状也有所减轻。而阴虚阳盛之体的心脏病和情志病，在夏季又往往加重。即《素问·阴阳应象大论》所说的"阳胜则身热……能冬不能夏"。

从治疗角度看，中医学提出了"冬病夏治"的理论。如阳虚性心脏病在"水旺"的冬季易于发作，而"王气"是不易治疗的，故待到夏季心火之用事，内外阳气隆盛之时给以适当调理，藉内外阳气之盛，可收到事半功倍之效。

附：心包络

心包络，简称心包，亦称"膻中"，是心脏外面的包膜，有保护心脏的作用，在经络学说中，手厥阴心包经与手少阳三焦经相为表里，故心包络属于脏。

古代医家认为，心为人身之君主，不得受邪，所以若外邪侵心，则心包络当先受病，故心包有"代心受邪"之功用。同时，心与其他脏腑一样，亦可受邪气侵袭。

二、肺

肺位于胸腔，左右各一，覆盖于心之上。肺有分叶，左二右三，共五叶。肺经肺系（指气管、支气管等）与喉、鼻相连，故称喉为肺之门户，鼻为肺之外窍。

肺的主要生理功能是主气、司呼吸，主行水，朝百脉，主治节。肺气以宣发肃降为基本运行形式。肺在五脏六腑中位置最高，覆盖诸脏，故有"华盖"之称。肺叶娇嫩，不耐寒热燥湿诸邪之侵；肺又上通鼻窍，外合皮毛，与自然界息息相通，易受外邪侵袭，故有"娇脏"之称。

肺在体合皮，其华在毛，在窍为鼻，在志为悲（忧），在液为涕。手太阴肺经与手阳明大肠经相互属络于肺与大肠，相为表里。肺在五行中属金，为阳中之阴，与自然界秋气相通应。

（一）主要生理功能

1. 主气、司呼吸

肺主气，首见于《内经》。《素问·五脏生成》说："诸气者，皆属于肺。"肺主气包括主呼吸之气和主一身之气两个方面。

（1）主呼吸之气：肺主呼吸之气，意指肺是气体交换的场所。肺主呼吸的功能，实际上是肺气的宣发与肃降作用在气体交换过程中的具体表现。肺气宣发，浊气得以呼出；肺气肃降，清气得以吸入。肺气的宣发与肃降作用协调有序，则呼吸均匀通畅。

若是因外感引动内饮，阻塞气道，肺气失宣，多为胸闷气急或发为哮喘；若是因肝火上炎，耗伤肺阴，肺失肃降，多致喘咳气逆。

（2）主一身之气：肺主一身之气，是指肺有主司一身之气的生成和运行的作用。肺主一身之气的生成，体现于宗气的生成。一身之气主要由先天之气和后天之气构成。宗气属后天之气，由肺吸入的自然界清气与脾胃运化的水谷之精所化生的谷气相结合而生成。宗气是一身之气的重要组成部分，宗气的生成关系着一身之气的盛衰，因而肺的呼吸功能健全与否，不仅影响着宗气的生成，也影响着一身之气的盛衰。

2. 主行水

肺主行水，是指肺气的宣发肃降作用推动和调节全身水液的输布和排泄。肺主行水的内涵主要有两个方面：一是通过肺气的宣发作用，将脾气转输至肺的水液和水谷之精中的较轻清部分，向上向外布散，上至头面诸窍，外达全身皮毛肌腠以濡润之；输送到皮毛肌腠的水液在卫气的推动作用下化为汗液，并在卫气的调节作用下有节制地排出体外。二是通过肺气的肃降作用，将脾气转输至肺的水液和水谷精微中的较稠厚部分，向内向下输送到其他脏腑以濡润之，并将脏腑代谢所产生的浊液（废弃排泄物）下输至肾（或膀胱），成为尿液生成之源。

肺以其气的宣发与肃降作用输布水液，故说"肺主行水"。又因为肺为华盖，在五脏六腑中位置最高，参与调节全身的水液代谢，故清·汪昂在《医方集解》中称"肺为水之上源"。

由于水液输布障碍主要是因外邪侵袭而致肺气的宣发作用失常，故临床上多用宣肺利水法来治疗，即《内经》所谓"开鬼门"之法，古人喻之为"提壶揭盖"，清·徐大椿的《医学源流论》则称之为"开上源以利下流"。

3. 朝百脉，主治节

肺朝百脉，是指全身的血液都通过百脉流经于肺，经肺的呼吸，进行体内外清浊之气的交换，然后再通过肺气的宣降作用，将富有清气的血液通过百脉输送到全身。全身的血脉均统属于心，心气是血液循环运行的基本动力。而血液的运行又赖于肺气的推动和调节，即肺气具有助心行血的作用。

肺主治节，是指肺气具有治理调节肺之呼吸及全身之气、血、水的作用。肺主治节的生理作用主要表现在四个方面。

一是治理调节呼吸运动：肺气的宣发与肃降作用协调，维持通畅均匀的呼吸，使体内外气体得以正常交换。

二是治理调节全身气机：通过呼吸运动，调节一身之气的升降出入，保持全身气机调畅。

三是治理调节血液的运行：通过肺朝百脉和气的升降出入运动，辅佐心脏以推动和调节血液的运行。

四是治理调节津液代谢：通过肺气的宣发与肃降，治理和调节全身水液的输布与排泄。

（二）生理特性

1. 肺为华盖

肺位于胸腔，覆盖五脏六腑之上，位置最高，因而有"华盖"之称。肺居高位，又能行水，故称之为"水之上源"。

2. 肺为娇脏

肺为娇脏，是对肺的生理病理特征的概括。生理上，肺脏清虚而娇嫩，吸之则满，呼之则虚，为脏腑之华盖，百脉之所朝会；病理上，外感六淫之邪从皮毛或口鼻而入，常易犯肺而为病；其他脏腑病变，亦常累及于肺。若娇嫩之肺脏一旦被邪侵犯，治疗当以"治上焦如羽，非轻不举"为法则，用药以轻清、宣散为贵，过寒、过热、过润、过燥之剂皆所不宜。

3. 主宣发与肃降

肺主宣发是指肺气具有向上升宣和向外周布散的作用；肺主肃降是指肺气具有向内向下清肃通降的作用。肺的宣发与肃降功能，是由肺气的升降运动来实现的，故称"肺气宣发"和"肺气肃降"。

肺气的宣发作用，能向上向外布散气与津液，主要体现在以下三个方面：一是呼出体内浊气；二是将脾所转输来的津液和部分水谷精微上输头面诸窍，外达于全身皮毛肌腠；三是宣发卫气于皮毛肌腠，以温分肉、充皮肤、肥腠理、司开阖，将代谢后的津液化为汗液，并控制和调节其排泄。

肺气的肃降作用，能向内向下布散气和津液，主要体现在以下三个方面：一是吸入自然界之清气，并将吸入之清气与谷气相融合而成的宗气向下布散至脐下，以资元气；二是将脾转输至肺的津液及部分水谷精微向下向内布散于其他脏腑以濡润之；三是将脏腑代谢后产生的浊液下输于肾或膀胱，成为尿液生成之源。

肺气的宣发和肃降，是相互制约、相互为用的两个方面。宣发与肃降协调，则呼吸均匀通畅，水液得以正常的输布代谢，所谓"水精四布，五经并行"。

（三）与形、窍、志、液、时的关系

1. 在体合皮，其华在毛

皮毛，包括皮肤、汗腺、毫毛等组织，是一身之表。它们依赖于卫气和津液的温养和润泽，具有防御外邪、调节津液代谢、调节体温和辅助呼吸的作用。肺与皮毛相合，是指肺与皮毛的相互为用的关系。

2. 在窍为鼻

鼻为呼吸之气出入的通道，与肺直接相连，所以称鼻为肺之窍。鼻为呼吸道之最上端，通过肺系（喉咙、气管等）与肺相联，具有主通气和主嗅觉的功能。鼻的通气和嗅觉功能，都必须依赖肺气的宣发作用。肺气宣畅，则鼻窍通利，呼吸平稳，嗅觉灵敏；肺失宣发，则鼻塞不通，呼吸不利，嗅觉亦差。

3. 在志为忧（悲）

关于肺之志，《内经》有二说：一说肺之志为悲，一说肺之志为忧。但在论及五志相胜时则说"悲胜怒"。悲和忧虽然略有不同，但其对人体生理活动的影响是大致相同的，因而忧和悲同属肺志。悲忧皆为人体正常的情绪变化或情感反应，由肺精、肺气所化生，是肺精、肺气生理功能的表现形式。

4. 在液为涕

涕，即鼻涕，为鼻黏膜的分泌液，有润泽鼻窍的作用。鼻涕

由肺精所化，由肺气的宣发作用布散于鼻窍，故《素问·宣明五气》说："五脏化液……肺为涕。"肺精、肺气的作用是否正常，亦能从涕的变化中得以反映。

5. 与秋气相通应

五脏与自然界四时阴阳相通应，肺主秋。肺与秋同属于五行之金。时令至秋，暑去而凉生，草木皆凋。人体肺脏主清肃下行，为阳中之阴，同气相求，故与秋气相应。

治疗肺病时，秋季不可过分发散肺气，而应顺其敛降之性。此外，秋季气候多清凉干燥，而肺为清虚之脏，喜润恶燥，故秋季易见肺燥之证，临床常见干咳、无痰、口鼻干燥、皮肤干裂等症。

三、脾

脾位于中焦，在膈之下，胃的左方，与胃相表里。《素问·太阴阳明论》说："脾与胃以膜相连。"脾的主要生理功能是主运化，统摄血液。脾胃同居中焦，是人体对饮食物进行消化、吸收并输布其精微的主要脏器。人出生之后，生命活动的继续和精气血津液的化生和充实，均赖于脾胃运化的水谷精微，故称脾胃为"后天之本"。脾气的运动特点是主升举。脾为太阴湿土，又主运化水液，故喜燥恶湿。脾在体合肌肉而主四肢，在窍为口，其华在唇，在志为思，在液为涎，外应于腹。足太阴脾经与足阳明胃经相互属络于脾与胃，相为表里。脾在五行属土，为阴中之至阴，与长夏之气相通应，旺于四时。

（一）主要生理功能

1. 主运化

"运"即运输、转输；"化"，指变化，包括对饮食的消化，使之变成精微物质，以及将这些精微物质逐渐地转化为人体的气、血、津液。脾主运化，包括运化水谷和运化水液两个方面。

（1）运化水谷：指脾对饮食物的消化、吸收、布散、转化等作用，即对饮食物的消化吸收、精微物质的转运输布及其转化为气、血、津液等一系列生命过程。人体必须依赖于脾的运化，才能把饮食水谷转化成可以被人体利用的精微物质。同样，亦要靠脾的转输，才能将这些精微物质输送到各脏腑组织器官，使其发挥正常的生理功能。

（2）运化水液：指脾对水液的吸收、转输和布散功能，是脾主运化的重要组成部分。脾运化水液的功能包括两个方面：一是摄入到人体内的水液，需经过脾的运化转输，气化成津液，通过心肺而到达周身脏腑组织器官，发挥其濡养、滋润作用。二是代谢后的水液及某些废物，亦要经过脾转输而至肺、肾，通过肺、肾的气化作用，化为汗、尿等排出体外，以维持人体水液代谢的协调平衡。由于脾位于人体中焦，故在水液代谢中起着重要的枢纽作用。因此，只有脾气强健，运化水液的功能才能正常发挥，方能防止水液在体内不正常的停滞，即避免湿、痰、饮等病理产物的产生。

运化食物和运化水液，是脾主运化的两个方面，二者是同时进行的。饮食物是人类出生后所需营养的主要来源，是生成精、气、血、津液的主要物质基础，而饮食物的消化及其精微的吸收、转输都由脾所主。在日常生活中注意保护脾胃，使脾气充实，运化功能健全，则正气充足，不易受到邪气的侵袭，即所谓"四季脾旺不受邪"。

2. 主统血

脾主统血，是指脾气有统摄、控制血液在脉中正常运行而不逸出脉外的功能。清·沈明宗在《张仲景金匮要略》中提出："五脏六腑之血，全赖脾气统摄。"

脾气统摄血液的功能，实际上是气的固摄作用的体现。脾气是一身之气分布到脾脏的一部分，一身之气充足，脾气必然充盛；而脾气健运，一身之气自然充足。气足则能摄血，故脾统血与气摄血是统一的。脾气健旺，运化正常，气生有源，气足而固摄作用健全，血液则循脉运行而不逸出脉外。若脾气虚弱，运化无力，气生无源，气衰而固摄功能减退，血液失去统摄而导致出血。

（二）生理特性

1. 脾气主升

（1）升清："清"是指水谷精微等营养物质。脾主升清，是指脾气的升动转输作用，将胃肠道吸收的水谷精微和水液上输于心、肺等脏，通过心、肺的作用化生气血，以营养濡润全身。

脾主升清与胃主降浊相对而言，二者相互为用，相辅相成。脾胃升降协调，共同完成饮食水谷的消化和水谷精微的吸收、转输。若脾气虚弱而不能升清，浊气亦不得下降，则上不得精气之滋养而见头目眩晕、精神疲惫，中有浊气停滞而见腹胀满闷，下有精气下流而见便溏、泄泻。

（2）升举内脏：脾主升举内脏，是指脾气上升能起到维持内脏位置的相对稳定，防止其下垂的作用。若脾气虚弱，无力升举，反而下陷，可导致某些内脏下垂，如胃下垂、肾下垂、子宫脱垂（阴挺）、脱肛（直肠脱垂）等。

"中气"是脾胃二气的合称，是升降协调的冲和之气，其气下陷主要责之脾气不升，故中气下陷也称为脾气下陷。

2. 喜燥恶湿

脾胃在五行中属土，但按阴阳学说来分类，脾为阴土，胃为阳土，脾为太阴湿土之脏，胃为阳明燥土之腑，脾喜燥恶湿，胃喜润恶燥。脾主运化水湿，以调节体内水液代谢的平衡。脾虚不运则最易生湿，而湿邪过多又易困脾。如《临证指南医案》说："湿喜归脾者，与其同气相感故也。"故称脾"喜燥恶湿"。燥代表着脾主运化水液功能正常，人体内没有多余水液停积的生理状态；而湿则反映脾运化水液功能失常，水湿停聚于内的病理状态。

（1）脾生湿：若脾气虚衰，运化水液的功能障碍，痰饮水湿内生，即所谓"脾生湿"。

（2）湿困脾：水湿产生之后，又反过来困遏脾气，致使脾气不升，脾阳不振，称为"湿困脾"。外在湿邪侵入人体，困遏脾气，致脾气不得上升，也称为"湿困脾"。

（三）与形、窍、志、液、时的关系

1. 在体合肉，主四肢

脾在体合肉，是指脾气的运化功能与肌肉的壮实及其功能发挥之间有着密切的联系，如《素问·痿论》说："脾主身之肌肉。"全身的肌肉都有赖于脾胃运化的水谷精微及津液的营养滋润才能壮实丰满，并发挥其收缩运动的功能。脾胃的运化功能失常，水谷精微及津液的生成和转输障碍，肌肉得不到水谷精微及津液的营养和滋润，必致瘦削，软弱无力，甚至痿废不用。

四肢与躯干相对而言，是人体之末，故又称"四末"。人体的四肢，同样需要脾胃运化的水谷精微及津液的营养和滋润，以维持其正常的生理活动，故称"脾主四肢"。脾气健运，则四肢的营养充足，活动强劲有力；若脾失健运，转输无力，则四肢的营养缺乏，可见倦怠无力，甚或痿废不用。

2. 在窍为口，其华在唇

脾开窍于口，是指人的食欲、口味与脾的运化功能密切相关。口腔在消化道的最上端，主接纳和咀嚼食物。食物经咀嚼后，便于胃的受纳和腐熟。脾的经脉"连舌本，散舌下"，舌又主司味觉，所以，食欲和口味都可反映脾的运化功能是否正常。脾气健旺，则食欲旺盛，口味正常，如《灵枢·脉度》说："脾气通于口，脾和则口能知五谷矣。"若脾失健运，湿浊内生，则见食欲不振，口味异常，如口淡乏味、口腻、口甜等。

脾之华在唇，是指口唇的色泽可以反映脾气功能的盛衰。如《灵枢·五阅五使》说："口唇者，脾之官也。"脾气健旺，气血充足，则口唇红润光泽；脾失健运，则气血衰少，口唇淡白不泽。

3. 在志为思

脾在志为思，是指脾的生理功能与思志相关。思即思虑，属人体情志活动或心理活动的一种形式。正常限度内的思虑，是人人皆有的情志活动，对机体并无不良影响。但思虑过度，或所思不遂，则会影响机体正常的生理活动，并且主要影响气的运动，导致气滞或气结。从影响脏腑的生理功能来说，思虑太过，最易妨碍脾气的运化功能，致使脾胃之气结滞，脾气不能升清，胃气不能降浊，因而出现不思饮食、脘腹胀闷、头目眩晕等症。

4. 在液为涎

涎为津，是口腔中分泌的唾液中较清稀的部分，有保护口腔黏膜、润泽口腔的作用，在进食时分泌较多，有助于食物的吞咽和帮助消化的生理功能。《素问·宣明五气》说："五脏化液……

脾为涎。"在正常情况下，脾精、脾气充足，涎液化生适量，上行于口而不溢于口外。若脾胃不和，或脾气不摄，则导致涎液化生异常增多，可见口涎自出；若脾精不足，津液不充，或脾气失却推动激发之能，则见涎液分泌量少，口干舌燥。

涎、唾对比简表

	涎	唾
来源	脾精所化	肾精所生
出口	两颊	舌下
质地	清稀，可从口角流出	较稠厚，多从口中唾出
病理表现及治疗	口角流涎多从脾治	唾多频出多从肾治

5. 与长夏之气相通应

长夏，即农历六月，相当于"夏三月"的最后一个月。中医学认为，五脏与自然界四时阴阳相通应。脾为太阴湿土之脏，而长夏之气以湿为主，为土气所化，与人体脾土之气相通，故脾气应于长夏。长夏之季，太阳下迫，地气上蒸，湿为热蒸，则酝酿生化。故春生夏长，秋收冬藏，皆以长夏之化为中心。四时若无长夏之化，则草木虽繁茂而果实不成，秋既无收，冬亦无藏。人体若无脾土生化之功，则虽饮食日进而气血不化，四脏皆失滋养。但长夏之湿虽主生化，而湿之太过，反困其脾，导致运化失常。故至夏秋之交，脾弱者易为湿伤，诸多湿病亦由此而起，长夏季节用药，往往可加入佩兰等芳香醒脾燥湿之品。

此外，又有"脾主四时"之说。如《素问·太阴阳明论》说："脾者土也，治中央，常以四时长四脏，各十八日寄治，不得独主于时也。"提出脾主四季之末的各十八日，表明四时之中皆有土气，而脾不独主一时。人体生命活动的维持，依赖脾胃所化生的水谷精微和津液的充养；心、肺、肝、肾的生理功能，皆赖脾气及其化生的精微物质的支撑。脾气的运化功能正常，则四脏得养，功能正常发挥，人体康健，不易得病，有病也易于康复。这即是脾主四时的意义所在。

四、肝

肝位于腹腔，横膈之下，右胁之内。肝的主要生理功能是主疏泄和主藏血。《临证指南医案·肝风》有肝"体阴而用阳"之说。肝的生理特性是主升主动，喜条达而恶抑郁，故称之为"刚脏"。《素问·灵兰秘典论》说："肝者，将军之官，谋虑出焉。"肝在体合筋，其华在爪，在窍为目，在志为怒，在液为泪。胆附于肝，足厥阴肝经与足少阳胆经相互属络于肝与胆，相为表里。肝在五行属木，为阴中之阳，与自然界春气相通应。

（一）主要生理功能

1.主疏泄

疏，即疏通；泄，即发泄、升发。所谓肝主疏泄，泛指肝脏疏通、宣泄、条达升发的生理功能。元代医家朱丹溪在其所著的《格致余论·阳有余阴不足论》中明确讲："司疏泄者，肝也；主闭藏者，肾也。"历代医家采用类比的方法，用木性升发、柔和来阐述肝脏的升发、条达、疏通、宣泄的生理功能。肝主疏泄，是指肝脏对全身阴阳气血的重要调节作用。肝气的疏泄功能正常发挥，则气机调畅，气血和调，经络通利，脏腑、形体、官窍等的功能活动也稳定有序。肝气的疏泄功能失常，称为肝失疏泄。

（1）肝气郁结：肝气的疏泄功能不及，常因抑郁伤肝，导致肝气不舒，疏泄失职，气机不得畅达，形成气机郁结的病理变化，称为"肝气郁结"，临床表现多见闷闷不乐，悲忧欲哭，胸胁、两乳或少腹等部位胀痛不舒等。

（2）肝气上逆：肝气的疏泄功能太过，常因暴怒伤肝，或气郁日久化火，导致肝气亢逆，升发太过，称为"肝气上逆"，多表现为急躁易怒，失眠头痛，面红目赤，胸胁乳房常走窜胀痛，或使血随气逆而吐血、咯血，甚则猝然昏厥。

肝气疏泄调畅气机的作用，主要表现在以下几个方面。

（1）促进血液与津液的运行输布：血液的运行和津液的输布代谢，有赖于气机的调畅。肝的疏泄功能能调畅气机，使全身脏腑经络之气的运行畅达有序。气能运血，气行则血行，故说肝气的疏泄作用能促进血液的运行，使之畅达而无瘀滞。若气机郁结，则血行不畅，血液瘀滞形成瘀血，女子可出现经迟、痛经、经闭等。若肝气上逆，则血随气涌，血不循经，出现呕血、咯血等出血等。气能行津，气行则津布，故说肝的疏泄作用能促进津液的输布代谢，使之无聚湿成水、痰饮之患。若肝气疏泄功能失常，气机郁结，亦会导致津液的输布代谢障碍，形成水、湿、痰饮等病理产物，出现水肿、痰核等病症。

（2）促进脾胃的运化功能和胆汁分泌排泄：摄入的饮食物，经过胃的腐熟和通降作用下降到小肠，分别清浊，进一步消化吸收。所获得的水谷精微则要经过脾的运化升清，才能上输于心肺，随气血运行周身。而脾升胃降的气机运动，则受到肝气疏泄功能的调节。只有肝主疏泄功能正常，人体气机调畅，脾胃才能升清降浊有序，饮食物方能得以正常消化吸收及输布。如肝气疏泄异常，影响到脾的运化与升清功能，在上可见头晕目眩、两胁胀闷，在下可见腹胀、腹泻等，即"肝脾不和"。

胆附于肝，胆汁为肝之余气积聚而成。贮存胆中的胆汁，在进食时排入肠腔，以助饮食物的腐熟消化。但胆汁的分泌与排泄，实际上也是肝主疏泄功能的一个方面。只有肝主疏泄功能正常，胆汁才得以正常分泌和排泄，才能有助于脾胃的运化功能，促进饮食物的消化与吸收。如果肝气郁结，疏泄功能失常，则胆汁生成排泄障碍，出现胁肋胀满疼痛、口苦、纳食不化等症。若胆汁逆流入于血脉，外溢于皮肤，则可见黄疸等病证。

（3）调畅情志：情志，属心理活动，是人对外界客观事物刺激所产生的喜、怒、忧、思、悲、恐、惊等情感变化，与肝的疏泄功能密切相关。人的情志活动，以气血为物质基础。而肝主疏泄，调畅气机，促进气血的运行，故能调畅情志。肝气的疏泄功能正常，则气机调畅，气血和调，心情舒畅，情志活动正常；若肝气的疏泄功能不及，肝气郁结，可见心情抑郁不乐、悲忧善虑；若肝气郁而化火，或大怒伤肝，肝气上逆，常见烦躁易怒、亢奋激动。

（4）调节排精行经：肝主疏泄还可影响到人的生殖功能，主要表现为以下两点。其一是女子月经的排泄和胎儿的孕育。因为女子胞的功能以气血为物质基础，而肝主疏泄，调畅气机，促进气血的运行。同时，肝又主藏血，调节血量，为女子胞输送气血，以维持其正常的生理功能。正是因为肝与女子胞的功能极其密切，故又称"女子以肝为先天"（《临证指南医案》）。肝主疏泄功能失常，则可导致女子胞功能障碍。如肝失疏泄，气血不畅，影响到女子胞功能，则可见月经不调，如周期紊乱、痛经等。其二是可影响到男子的生殖功能。男子精气排泄也依赖肝主疏泄功能的调节，如肝的疏泄功能太过，扰动精室，则可见遗精、早泄等。

注：女子胞：为奇恒之腑之一，主持月经和孕育胎儿。从现代生理学来看，它应包括妇女整个内生理器官。

2. 主藏血

肝藏血，是指肝脏具有贮藏血液、调节血量和防止出血的功能。肝藏血的生理意义有以下五个方面。

（1）涵养肝气：肝贮藏充足的血液，化生和涵养肝气，使之冲和畅达，发挥其正常的疏泄功能，防止疏泄太过而亢逆。

（2）调节血量：肝贮藏充足的血液，可根据生理需要调节人体各部分血量的分配。在正常情况下，人体各部分的血量是相对恒定的。但是随着机体活动量的增减、情绪的变化、外界气候的变化等因素，人体各部分的血量也随之有所变化。这种变化是通过肝的藏血和疏泄功能实现的。当机体活动剧烈或情绪激动时，肝脏就通过肝气的疏泄作用将所贮藏的血液向外周输布，以供机体的需要。当人体处于安静或情绪稳定时，机体外周对血液的需求量相对减少，部分血液便又归藏于肝。《素问·五脏生成》说："人卧血归于肝。"王冰注解说："肝藏血，心行之，人动则血运于诸经，人静则血归于肝脏。何者？肝主血海故也。"

（3）濡养肝及筋目：肝贮藏充足的血液，可濡养肝脏及其形体官窍，使其发挥正常的生理功能。如《素问·五脏生成》说："肝受血而能视，足受血而能步，掌受血而能握，指受血而能摄。"如果肝脏有病，贮藏血液减少，可出现肝血虚亏、濡养功能减退的病变。如肝血不足，不能濡养目，则两目干涩昏花，或为夜盲；若不能濡养筋，则筋脉拘急，肢体麻木，屈伸不利。

（4）为经血之源：肝贮藏充足的血液，为女子月经来潮的重要保证。女子以血为本，肝藏血充足，冲脉血液充盛，是其月经按时来潮的重要保证。肝血不足时，可见月经量少，甚则闭经。

（5）防止出血：气有固摄血液之能，肝气充足，则能固摄肝血而不致出血；又因阴气主凝，肝阴充足，肝阳被涵，阴阳协调，则能发挥凝血功能而防止出血。故明·章潢《图书编》说："肝者，凝血之本。"

肝主疏泄，其用属阳，又主藏血，其体属阴，故有"肝体阴而用阳"之说。疏泄与藏血之间有着密切的关系，如《血证论·脏腑病机论》说："肝属木，木气冲和条达，不致郁遏，则血脉得畅。"肝的疏泄功能和藏血功能是相辅相成、相互为用的。肝主疏泄，关系到人体气机的调畅；肝主藏血，关系到血液的贮藏和调节。故二者密切的关系就体现为气与血的和调。

（二）生理特性

1.肝为刚脏

肝为刚脏，是指肝气主升主动，具有刚强躁急的生理特性而言。肝在五行属木，木性曲直，肝气具有木的冲和条达、伸展舒畅之能；肝有主疏泄的生理功能，肝气性喜条达而恶抑郁；肝内寄相火，主升主动，皆反映了肝为刚脏的生理特性。肝病常表现为肝气升动太过的病理变化，如肝气上逆、肝火上炎、肝阳上亢和肝风内动等，临床多出现眩晕、面赤、烦躁易怒、筋脉拘挛，甚则抽搐、角弓反张等症状，也印证了肝气的刚强躁急特性。

2.肝主升发

肝主升发，是指肝具有升生阳气以启迪诸脏、升发阳气以调畅气机的作用。肝在五行属木，通于春气。类比春天树木的生长伸展和生机勃发之性，肝气具有条达疏畅、升发生长和生机盎然的特性。《素问·四气调神大论》说："春三月，此谓发陈，天地俱生，万物以荣。"人体气血阴阳的运行，法于自然阴阳升降消长之道。其气机的升降出入运动，具体体现在脏腑经络的各种功能活动中。其中肝气对气机的影响主要表现为升举、疏通之作用。肝气主升发之特性，决定了肝之病变以升泄太过为多见，临床多表现肝阳上亢、肝气上逆的病理变化，故前人有"肝气肝阳常有余"之说。

（三）与形、窍、志、液、时的关系

1. 在体合筋，其华在爪

筋，附着于骨而聚于关节，具有连接关节、肌肉，主司关节运动的功能。《素问·五脏生成》说："诸筋者，皆属于节。"筋依赖肝血和肝气的濡养。肝精、肝血充足，筋得其养，才能运动灵活而有力。如果肝精、肝血亏虚，筋脉得不到很好的濡养，则筋的运动能力就会减退。老年人动作迟缓，运动不灵活，动则容易疲劳，就是由于肝精、肝血衰少，不能养筋之故。如《素问·上古天真论》说："丈夫……七八肝气衰，筋不能动。"肝精、肝血不足，筋不得濡养，还可出现手足震颤、肢体麻木、屈伸不利等征象。

肝精、肝血充足，则筋力强健，运动灵活，能耐受疲劳，并能较快地解除疲劳，故称肝为"罢极之本"。

爪，即爪甲，包括指甲和趾甲，乃筋之延续，所以有"爪为筋之余"之说。《素问·六节藏象论》云："肝者，罢极之本……其华在爪。"指出肝与爪有着密切的联系。爪甲亦赖肝精、肝血以濡养，因而肝之精血的盛衰，可以影响到爪的荣枯，而观察爪甲的荣枯，又可以测知肝脏功能正常与否。肝精、肝血充足，则爪甲坚韧，红润光泽；若肝精、肝血不足，则爪甲萎软而薄，枯而色夭，甚则变形、脆裂。

2. 在窍为目

目为视觉器官，具有视物功能，故又称"精明"。目之所以

具有视物功能，依赖肝精、肝血之濡养和肝气之疏泄。肝的经脉上连目系，肝之精血气循此经脉上注于目，使其发挥视觉作用。肝之精血充足，肝气调和，目才能正常发挥其视物辨色的功能。若肝精、肝血不足，则会导致两目干涩、视物不清、目眩、目眶疼痛等症。

目的视觉功能的发挥，还依赖于五脏六腑之精的濡养。五脏六腑之精气上注于眼窍部位，分别滋养眼的各个组织。《灵枢·大惑论》说："五脏六腑之精气，皆上注于目而为之精，精之窠为眼，骨之精为瞳子，筋之精为黑眼，血之精为络，其窠气之精为白眼，肌肉之精为约束；裹撷筋骨血气之精而与脉并为系，上属于脑，后出于项中。"后世在此基础上发展了"五轮"学说，为眼科疾病的辨证论治奠定了理论基础。

3. 在志为怒

肝在志为怒，怒是人们受到外界刺激时的一种强烈的情绪反应，是一种不良的情志刺激。大怒可以伤肝，导致疏泄失常，肝气亢奋，血随气涌，可见面红目赤，心烦易怒，甚则可见吐血、衄血、猝然昏倒、不省人事。另一方面，肝失疏泄，也可致情志失常，表现为情绪不稳，心烦易怒。故《素问·举痛论》说："怒则气逆，甚则呕血，飧泄，故气上矣。"《素问·脏气法时论》亦说："肝病者……令人善怒。"所以说，肝"在志为怒"。

4. 在液为泪

《素问·宣明五气》说："肝为泪。"泪从目出，由肝精、肝血经肝气疏泄于目而化生，有濡润眼球、保护眼睛的功能。正常情况下，泪液分泌适量，既能濡润眼球，又不至外溢。但当异物入眼时，泪液即可大量分泌，起到排除异物和清洁眼球的作用。极度悲哀时，泪液也可大量分泌。肝脏功能失调常可导致泪液的分泌、排泄异常。如肝血不足，可见两目干涩；肝经风热或肝经湿热，则见目眵增多、迎风流泪等。

5. 与春气相通应

五脏与自然界四时阴阳相通应，其中肝主春。肝与春气相通应，是因为春季为一年之始，阳气始生，自然界生机勃发，呈现一派欣欣向荣的景象。而在人体之肝则主疏泄，恶抑郁而喜条达，为"阴中之少阳"，故肝与春气相通应。因此春季养生，应顺应春气的生发和肝气的畅达之性。春季天气转暖而风气偏胜，人体之肝气应之而旺，故素体肝气偏旺、肝阳偏亢或脾胃虚弱之人在春季易发病，可见眩晕、烦躁易怒、中风昏厥，或情志抑郁、焦虑，或两胁肋部疼痛、胃脘痞闷、嗳气泛恶、腹痛腹泻等症状。

五、肾

肾在脏腑系统中是一个极为重要的脏腑，被称为"先天之本"，也是诸脏腑阴阳之根本。肾位于人体腹腔腰部，脊柱两旁，左右各一。故《素问·脉要精微论》说："腰者，肾之府。"肾在阴阳属性中被称为"阴中之阴"，在五行中属水。肾与六腑中的膀胱相为表里。其在体为骨，在窍为耳及二阴，其华在发，与自然界冬气相互通应。

（一）主要生理功能

1. 藏精，主生长发育生殖与脏腑气化

（1）藏精：藏精，是肾的主要生理功能，即是说肾对于精气具有贮存、封藏的作用。如《素问·六节藏象论》说："肾者主蛰，封藏之本，精之处也。"

①精的概念、组成及功能：中医学中的精，即是指构成人体和维持人体生长发育及各种功能活动的基本物质。肾所藏的精，包括"先天之精"和"后天之精"两部分组成。

②先天之精：先天之精来源于父母，是禀受于父母的生殖之精，与生俱来，是生命的构成本原。

③后天之精：后天之精来源于脾胃，是胎儿出生以后，通过脾胃的运化功能从饮食物摄取来的精微物质。

"先天之精"与"后天之精"虽然来源与功能有异，但均同归于肾，二者之间存在着相互依存、相互为用的关系。"先天之精"的存在以及所产生的激发、推动作用，为"后天之精"的摄取提供了物质基础和前提条件，而"后天之精"又不断地充养"先天之精"，使之经常保持充盛而不枯竭，保持长久的活力。它们之间的这种关系，用一句话来概括，即是"先天生后天，后天养先天"。

（2）主生长发育和生殖

①肾主生长发育：人的整个生长、发育过程，均和肾中精气的盛衰存在着极为密切的内在联系。人从幼年开始，肾中精气逐渐充盛，生长发育迅速，出现了齿更发长的生理变化。到了青壮年，肾中精气更加强盛，不仅具备了生殖能力，而且肌肉满壮，筋骨劲强，处于人生中身体最强壮的时期。进入老年，肾中精气开始衰减，人的形体逐渐衰老，不仅生殖功能丧失，而且发鬓斑白，耳聋目花，形体皆极。

人的整个生命活动的生、长、壮、老、已的过程，均是肾中精气由弱到强、由盛转衰，直到消亡的过程。

②肾主生殖：生殖与肾的关系极为密切，肾的精气是构成胚胎发育的原始物质，又是促进生殖功能成熟的物质基础。人从幼

年开始，肾的精气就逐渐充盛，至男子"二八"、女子"二七"，肾的精气进一步充盛，体内产生了一种叫"天癸"的物质，这标志着人体生殖器官发育成熟，男子出现排精，女子月经来潮，从而具备了生殖能力并维持到一定的年龄。从中年进入老年，肾中精气逐渐衰少，"天癸"也逐渐消失，生殖能力即逐渐丧失。

所谓"天癸"，是指肾中精气充盛到一定程度所产生的一种具有促进人体生殖功能成熟并维持人体生殖功能的精微物质。

2. 推动和调控脏腑气化

脏腑气化，是指由脏腑之气的升降出入运动推动和调控着各脏腑形体官窍的生理功能，进而推动和调控机体新陈代谢和能量转化的过程。肾精、肾气及其分化的肾阴、肾阳在推动和调控脏腑气化的过程中起着极其重要的作用。

肾阳为一身阳气之本，推动和激发脏腑经络的各种功能，温煦全身脏腑、形体、官窍，加速机体的新陈代谢，并激发精、血、津液化生为气或能量，即促进"有形化无形"的气化过程。肾阳充盛，脏腑、形体、官窍得以温煦，机体代谢旺盛，产热增加，精神振奋。若肾阳虚衰，温煦、推动等功能减退，则脏腑功能减退，机体的新陈代谢减缓，产热不足，精神不振，发为虚寒性病证。

肾阴为一身阴气之源，能抑制和调控脏腑的各种功能，凉润全身脏腑、形体、官窍，进而抑制机体的新陈代谢，减缓精、血、津液的化生及运行输布，所谓"无形化有形"。肾阴充足，脏腑、形体、官窍得以濡润，机体代谢减缓，产热减少，精神宁静内守。若肾阴不足，抑制、宁静、凉润等功能减退，则脏腑功能虚性亢奋，新陈代谢相对加快，产热相对增多，精神虚性躁动，发为虚热性病证。

肾阴、肾阳又称为"五脏阴阳之本"。在病理变化过程中，肾之精、气、阴、阳与其他脏腑之精、气、阴、阳之间可互相影响。尤其是各脏腑之精、气、阴、阳不足的病变，最终必然会累及到肾之精、气、阴、阳，故有"久病及肾"之说。

肾阴、肾阳对比简表

	肾阳	肾阴
生理功能	推动和激发脏腑经络生理功能 温煦全身脏腑、形体、官窍	抑制和调控脏腑经络生理功能 濡润全身脏腑、形体、官窍
对代谢的影响	加速新陈代谢 "有形化无形" 产热增加，精神亢奋	减缓新陈代谢 "有形化无形" 产热减少，精神宁静内守
虚损时的病理表现	脏腑功能减退 机体新陈代谢减缓 产热不足，精神不振—— "虚寒性病证"	脏腑功能虚性亢奋 机体新陈代谢相对加快 产热相对增多，精神虚性躁动——"虚热性病证"

3. 主水

肾主水，是指肾气具有主司和调节全身水液代谢的功能，主要体现在以下两方面。

（1）肾的气化作用调节并参与全身水液代谢：肾气及肾阴、肾阳对水液代谢过程中各脏腑之气的功能，尤其是脾肺之气的运化和输布水液的功能，具有促进和调节作用。水液代谢过程中，胃、小肠、大肠中的水液，经脾气的运化转输，吸收并运送至肺，再经肺的宣发肃降作用输布周身，以发挥滋润濡养作用，并将输布至皮毛肌腠的水液转化为汗液排泄；脏腑、形体、官窍代谢后所产生的浊液，由肺气的肃降运动输送到肾或膀胱，再经肾气的蒸化作用，吸收可再利用者，将剩余者化为尿液排泄。可见，机体水液的输布与排泄，是在肺、脾、肾、胃、大肠、小肠、三焦、膀胱等脏腑的共同参与下完成的。

（2）肾气调节尿液的生成和排泄：水液代谢过程中，各脏腑、形体、官窍代谢后产生的浊液，通过三焦水道下输于肾或膀胱，在肾气的蒸化作用下，分清泌浊。清者由脾气的转输作用通过三焦水道上腾于肺，重新参与水液代谢；浊者则化为尿液，在肾与膀胱之气的推动作用下排出体外。

肾气的蒸化作用及其肾阴与肾阳的推动和调控作用的协调，对于维持体内水液代谢的平衡是非常重要的。

4. 主纳气

肾主纳气，是指肾气有摄纳肺所吸入的自然界清气，保持呼吸的深度，防止呼吸表浅的作用。

若肾精亏虚，肾气衰减，摄纳无力，肺吸入之清气不能下纳于肾，则会出现呼吸表浅，或呼多吸少、动则气喘等病理表现，称为"肾不纳气"。

（二）生理特性

肾的生理特性是主蛰守位。主蛰喻指肾有潜藏、封藏、闭藏之生理特性；守位是指肾中相火（肾阳）涵于肾中，潜藏不露，以发挥其温煦、推动的作用。相火与君火相对而言。

1. 君火

即心之阳气，心之生理之火，又称心火。

2. 相火

相对于心火，其他脏腑之火皆称为相火。生理状态下是各脏腑的阳气，称为"少火"；病理状态下是各脏腑的亢盛之火，称为"壮火"。

3.君火与相火的关系

"君火以明,相火以位"(《素问·天元纪大论》)。

4.病理表现

肾的封藏、固摄功能失常,则可出现相应的病理变化,表现在生殖方面,可见男子遗精,女子带下过多、滑胎等;表现在尿液排泄方面,可见尿频、小便清长、遗尿等;表现于粪便的排泄方面,可见大便滑脱不禁等;而表现在呼吸方面,则可见呼多吸少、动则喘甚等。

(三)与形、窍、志、液、时的关系

1.在体合骨,生髓,其华在发

肾在体合骨,又称"肾主骨",是指骨的生长发育与肾精关系密切,即骨的生长状况可以反映肾精充盛与否。肾主骨,是因为肾藏精,精能生髓。髓又分为骨髓、脊髓和脑髓等,其中骨髓可充养骨骼,脑髓则充养大脑。由于肾精与髓的密切关系,所以中医学又有"肾主骨生髓"之说。

肾精充密,骨髓生化有源,骨髓充足,骨骼得养,则骨能坚劲有力,耐久立而强劳作,牙齿也坚固不易脱落。若肾精不足,骨髓空虚,骨骼失养,可出现小儿生长发育迟缓,骨软无力,及"五迟""五软"的病理表现。

齿与骨同出一源,亦由肾精所充养,故称"齿为骨之余"。肾中精气充沛,则牙齿坚固而不易脱落;肾中精气不足,则牙齿易于松动,甚则早期脱落。

由于肾精可以生髓,而脑为髓汇聚之处,称"脑为髓之海",所以脑髓依赖于肾精的充养。肾精充足,髓海满盈,则思维敏捷,耳聪目明,精神饱满;肾精亏虚则髓海不足,脑失所养,可见小儿智力低下甚则痴呆，以及成人思维缓慢、记忆衰减、耳聋目花。

中医学称"发为血之余"。肾，其华在发，是指肾精能生血，血能生发。《素问·五脏生成》说："肾之合骨也，其荣发也。"故肾的精气不足，可导致发的病变，在幼年时可见发迟，成人时期则可见头发早白、早落。

2. 在窍为耳及二阴

中医认为，耳的听觉功能与肾的精气盛衰有密切关系。只有肾精充足，耳有所养，才能维持正常的听力；如果肾之精气不足，髓海空虚，不能充养于耳，则可见耳鸣、听力减退，甚或耳聋等。

二阴，即前阴和后阴。前阴包括尿道和外生殖器，男性睾丸又有"外肾"之称，司排尿和生殖；后阴肛门主排泄粪便。尿液的生成与排泄虽由膀胱所主，但要依赖于肾的气化功能才能完成。肾的气化功能失常，则可见排尿困难、癃闭；而肾若封藏不固，则可见尿频、遗尿、尿失禁。肾藏精，主人体的生长发育与生殖。肾的功能失常，可导致生殖功能障碍，男子可见精少、遗精、阳痿；女子可见月事不调、不孕等。后阴，即肛门，其功能是排泄糟粕。粪便的排泄，本为大肠传导功能，但亦与肾的功能相关。

3. 在志为恐

《素问·举痛论》说："恐则气下。""恐则气下"，是指人在恐惧状态下，上焦的气机闭塞不畅，迫于下焦，则下焦产生胀满，甚则遗尿。

4. 在液为唾

唾为口腔中分泌的一种液体，有润泽口腔、滋润食物及滋养肾精的功能。《难经·三十四难》说："肾液为唾。"唾为肾精所化，咽而不吐，有滋养肾中精气的作用。若唾多或久唾，则易耗伤肾中精气。

5. 与冬气相通应

冬季气候寒冷，水气当旺。若素体阳虚，或久病阳虚，多在阴盛之冬季发病，即所谓"能夏不能冬"。

第三节　六　腑

六腑，是胆、胃、小肠、大肠、膀胱、三焦的总称。它们的生理功能是"传化物"，生理特点是"泻而不藏""实而不能满"。饮食物入口，通过食道入胃，经胃的腐熟，下传于小肠，经小肠的分清泌浊，其清者（精微、津液）由脾吸收，转输于四脏，布散于全身；其浊者（糟粕）下传于大肠，经大肠的传导，形成粪便排出体外；脏腑代谢产生的浊液，则经三焦注入肾和膀胱，在肾气的蒸化作用下生成尿液，排出体外。饮食物在其消化吸收和排泄过程中，须通过消化道的七道门户，《难经》称为"七冲门"。如《难经·四十四难》说："唇为飞（扉）门，齿为户门，会厌为吸门，胃为贲门，太仓下口为幽门，大肠、小肠会为阑门，下极为魄门，故曰七冲门也。"

六腑的共同生理特点是受盛和传化水谷，因而其气具有通降下行的特性，如《素问·五脏别论》说："六腑者，传化物而不藏，故实而不能满也。所以然者，水谷入口，则胃实而肠虚。食下，则肠实而胃虚。"每一腑都必须适时排空其内容物，才能保持六腑通畅，功能协调，故有"六腑以通为用，以降为顺"之说。

一、胆

胆居六腑之首，位于右胁下，附于肝之短叶间。胆与肝由足少阳经和足厥阴经相互属络，构成表里关系。其生理功能主要是贮藏排泄胆汁和主决断。

1. 贮藏和排泄胆汁

胆汁来源于肝，由肝精、肝血化生，或由肝之余气凝聚而成。胆汁生成后进入胆腑，由胆腑浓缩并贮藏。贮藏于胆腑的胆汁，在肝气的疏泄作用下排泄而注入小肠中，以促进饮食水谷的消化和吸收。

2. 主决断

胆主决断，是指胆在精神意识思维活动中，具有判断事物、作出决定的作用。《素问·灵兰秘典论》称之为"中正之官，决断出焉"。胆气豪壮之人，剧烈的精神刺激对其所造成的影响较小，恢复也较快；胆气虚怯之人，在受到不良精神刺激的影响时，则易于患病，出现胆怯易惊、善恐、失眠、多梦等精神情志异常的病变。

胆又为奇恒之腑：胆是中空的囊状器官，内盛胆汁，又称"精汁"，故胆有"中精之府""清净之府"或"中清之府"之称。胆的形态结构与其他五腑相同，皆属中空有腔的管状或囊状器官，故为六腑之一；但因其内盛精汁，与五脏"藏精气"的功能特点相似，且与饮食水谷不直接接触，只是排泄胆汁入肠道以促进饮食物的消化和吸收，故又为奇恒之腑之一。

二、胃

胃是机体对饮食物进行消化吸收的重要脏器，主受纳、腐熟水谷，有"太仓""水谷之海"之称。胃与脾同居中焦，"以膜相连"，由足阳明胃经与足太阴脾经相互属络，构成表里关系。胃与脾在五行中皆属土：胃为阳明燥土，属阳；脾为太阴湿土，属阴。

胃位于腹腔上部，上连食道，下通小肠。胃腔称为胃脘，分为上、中、下三部。胃的上部为上脘，包括贲门；胃的下部为下脘，包括幽门；上下脘之间的部分称为中脘。贲门上连食道，幽门下通小肠，是饮食物出入胃腑的通道。胃的主要生理功能是主受纳和腐熟水谷，生理特性是主通降、喜润恶燥。

胃气的受纳、腐熟水谷功能，必须与脾气的运化功能相互配合，纳运协调才能将水谷化为精微，进而化生精、气、血、津液，供养全身。脾宜升则健，胃宜降则和。

（一）主要生理功能

1. 主受纳水谷

胃主受纳水谷，是指胃气具有接受和容纳饮食水谷的作用。饮食入口，经过食管（咽）进入胃中，在胃气的通降作用下，由胃接受和容纳，暂存于其中，故胃有"太仓""水谷之海"之称。机体精、气、血、津液的化生，都依赖于饮食物中的营养物质，故胃又有"水谷气血之海"之称。因此，胃主受纳功能的强弱，可从食欲和饮食多少反映出来。

2. 主腐熟水谷

胃主腐熟水谷，是指胃气将饮食物初步消化，并形成食糜的作用。容纳于胃中的饮食物，经过胃气的磨化和腐熟作用后，精微物质被吸收，并由脾气转输而营养全身，未被消化的食糜则下传于小肠作进一步消化。

胃气的受纳、腐熟水谷功能，必须与脾气的运化功能相互配合，唯有纳运协调，才能将水谷化为精微，进而化生精气血津液，供养全身。故脾胃合称为后天之本，气血生化之源。饮食营养和脾胃的消化功能，对人体生命和健康至关重要。

（二）生理特性

1. 主通降

胃主通降，是指胃气宜保持通畅下降的运动趋势。胃气的通降作用，主要体现于饮食物的消化和糟粕的排泄过程中。①饮食物入胃，胃容纳而不拒之；②经胃气的腐熟作用而形成的食糜，下传小肠作进一步消化；③食物残渣下移大肠，燥化后形成粪便；④粪便有节制地排出体外。藏象学说以脾胃之气的升降运动来概括整个消化系统的生理功能。脾宜升则健，胃宜降则和，脾升胃降协调，共同促进饮食物的消化吸收。

胃主通降是降浊，降浊是受纳的前提条件。所以，胃失通降，则出现纳呆脘闷、胃脘胀满或疼痛、大便秘结等胃失和降之症。若胃气不降反而上逆，则出现恶心、呕吐、呃逆、嗳气等胃气上逆之候。胃失和降，不仅影响六腑的通降，还会影响全身气机的升降，从而出现各种病理变化。《素问·逆调论》即有"胃不和则卧不安"之论。

2. 喜润恶燥

胃喜润恶燥，是指胃当保持充足的津液，以利饮食物的受纳和腐熟。胃中津液充足，则能维持其受纳腐熟的功能和通降下行的特性。胃为阳土，喜润而恶燥，故其病易成燥热之害，胃中津液每多受损。所以在治疗胃病时，要注意保护胃中津液。即使必用苦寒泻下之剂，也应中病即止，以祛除实热燥结为度，不可妄施，以免化燥伤阴。

三、小肠

小肠是机体对饮食物进行消化，吸收其精微、下传其糟粕的重要脏器。手太阳小肠经与手少阴心经相互属络而构成表里关系。

小肠位于腹中，其上口与胃在幽门相接，下口与大肠在阑门相连，是一个比较长的、呈迂曲回环迭积之状的管状器官。小肠的主要生理功能是主受盛化物和泌别清浊。

1. 主受盛化物

小肠的受盛化物功能表现于以下两个方面。一是指小肠接受由胃腑下传的食糜而盛纳之，即受盛作用；二是指食糜在小肠内必须停留一定的时间，由脾气与小肠的共同作用对其进一步消化，化为精微和糟粕两部分，即化物作用。小肠受盛化物功能失调，表现为腹胀、腹泻、便溏等。

2. 主泌别清浊

泌别清浊，是指小肠中的食糜在作进一步消化的过程中，随之分为清浊两部分。清者，即水谷精微和津液，由小肠吸收，经脾气的转输作用输布全身，即所谓"中央土以灌四傍"；浊者，即食物残渣和部分水液，经胃和小肠之气的作用通过阑门传送到大肠，水液经三焦下渗膀胱而形成尿液。小肠泌别清浊的功能正常，则精微与糟粕各走其道而二便正常。若小肠泌别清浊的功能失常，清浊不分，就会出现尿少而便溏泄泻等症。临床上，以"利小便所以实大便"的方法治疗泄泻，就是"小肠主泌别清浊"理论的具体应用。

3. 小肠主液

小肠在吸收水谷精微的同时，还吸收了大量的水液，与水谷精微融合为液态物质，由脾气转输至全身脏腑、形体、官窍，即所谓"脾主为胃行其津液"，部分水液经三焦下渗膀胱，生成尿液。故有"小肠主液"之说。《医贯·噎膈论》说："小肠主液……小肠热结则液燥。"小肠实热，可出现小便短赤涩灼痛等症状，甚则热盛灼伤阳络，可见尿血。

四、大肠

大肠是对食物残渣中的水液进行吸收，形成粪便并有序排出的脏器。手阳明大肠经与手太阴肺经的相互属络而构成表里关系。

大肠居腹中，其上口在阑门处接小肠，其下端连肛门。大肠是一个管腔性器官，呈回环迭积之状，主要有传化糟粕与主津的生理功能。

1. 主传化糟粕

大肠接受由小肠下传的食物残渣，吸收其中多余的水液，形成粪便。大肠之气的运动，将粪便传送至大肠末端，并经肛门有节制地排出体外，故大肠有"传导之官"之称。如大肠传导糟粕功能失常，则出现排便异常，常见的有大便秘结或泄泻。若湿热蕴结大肠，大肠传导功能失常，还会出现腹痛、里急后重、下痢脓血等。

2. 大肠主津

大肠接受由小肠下传的含有大量水液的食物残渣，将其中的水液吸收，参与体内的水液代谢，故说"大肠主津"。大肠主津功能失常，则大肠中的水液不得吸收，水与糟粕俱下，可出现肠鸣、腹痛、泄泻等症；若大肠实热消烁津液，或大肠津亏，肠道失润，又会导致大便秘结不通。

五、膀胱

膀胱又称"脬"，是贮存和排泄尿液的器官。足太阳膀胱经与足少阴肾经相互属络而构成表里关系。

膀胱位于下腹部，居肾之下，大肠之前，是一个中空的囊状器官。其上有输尿管与肾相连，其下有尿道，开口于前阴。膀胱的生理功能是贮存和排泄尿液。

1. 贮存尿液

人体的津液通过肺、脾、肾等脏的作用，布散全身，发挥其滋养濡润机体的作用。其代谢后的浊液则下归于肾，经肾气的蒸化作用，升清降浊。清者回流体内，重新参与水液代谢；浊者下输于膀胱，变成尿液，由膀胱贮存。

2. 排泄尿液

膀胱中尿液的按时排泄，由肾气及膀胱之气的激发和固摄作用共同调节。肾气与膀胱之气的作用协调，则膀胱开合有度，尿液可及时从溺窍排出体外。

六、三焦

三焦是上焦、中焦、下焦的合称。三焦作为六腑之一，必有其特定的形态结构和生理功能，有名有形；三焦作为人体上、中、下三个部位的划分，"有名而无形"（《难经·二十五难》），但具有各自的生理功能和生理特点。

（一）六腑之三焦

三焦作为六腑之一，位于腹腔中，与胆、胃、小肠、大肠、膀胱等五腑相同，是有具休形态结构和生理功能的脏器，并有自身的经脉，即手少阳三焦经。明·张介宾等医家将其附会为分布于胸腹腔的包容五脏六腑的一个"大府"，并因其大而称之为"孤府"。三焦与心包由手少阳三焦经和手厥阴心包经的相互属络而构成表里关系。作为六腑之一的三焦，其功能是运行津液和通行诸气。

1. 运行津液

《素问·灵兰秘典论》说："三焦者，决渎之官，水道出焉。"三焦是全身津液上下输布运行的通道。全身津液的输布和排泄，是由肺、脾、肾等脏的协同作用而完成的，但必须以三焦为通道，才能升降出入运行。如果三焦水道不通利，则肺、脾、肾等脏的输布调节津液代谢的功能将难以实现，所以又把津液代谢的协调平衡作用，称作"三焦气化"。正如《类经·藏象类》所说："上焦不治则水泛高原，中焦不治则水留中脘，下焦不治则水乱二便。三焦气治，则脉络通而水道利。"

2. 通行元气

《难经·六十六难》说："三焦者，原气之别使也。"《难经·三十八难》指出三焦"有原气之别焉，主持诸气。"三焦是一身之气上下运行的通道。肾精化生的元气，通过三焦输布到五脏，充沛于全身，以激发、推动各个脏腑组织的功能活动；胸中气海的宗气，自上而下达于脐下，以资先天元气。诸气的运行输布，皆以三焦为通道。因此，三焦通行元气的功能，关系到整个人体的气化作用。

三焦运行津液和通行元气的功能相互关联，实际上是一个功能的两个方面：津液的运行赖于气的推动（气能行津），而气又依附于津液而存在（津能载气）。故《难经·三十一难》所谓

"三焦者，水谷之道路，气之所终始也"。

（二）部位之三焦

三焦作为人体上、中、下部位的划分，源于《灵枢·营卫生会》中的"上焦如雾，中焦如沤，下焦如渎"之论，与《难经·二十五难》所谓"有名而无形"的三焦相通。

1. 上焦

一般将膈以上的胸部，包括心、肺两脏，以及头面部，称作上焦。也有人将上肢归属于上焦。上焦的生理特点是主气的宣发和升散，即宣发卫气，布散水谷精微和津液以营养滋润全身。如《灵枢·决气》说："上焦开发，宣五谷味，熏肤、充身、泽毛，若雾露之溉，是谓气。"上焦主气的宣发和升散，但它不是有升无降，而是"升已而降"，故说"若雾露之溉"。《灵枢·营卫生会》将上焦的生理特点概括为"如雾"，喻指心肺输布营养至全身的作用。

2. 中焦

中焦是指膈以下、脐以上的上腹部，包括脾胃、小肠和肝胆等脏腑。中焦具有消化、吸收并输布水谷精微和化生血液的功能。如《灵枢·营卫生会》说："中焦……此所受气者，泌糟粕，蒸津液，化其精微，上注于肺脉，乃化而为血，以奉生身，莫贵于此。"《灵枢·决气》说："中焦受气取汁，变化而赤，是谓血。"《灵枢·营卫生会》将中焦的生理特点概括为"如沤"，生动地表述了脾、胃、肝、胆等脏腑消化饮食物的生理过程。

就解剖位置而言，肝胆属中焦。《内经》的脉法和晋·王叔和的《脉经》中，均以肝应左关而属于中焦。但明清时期，温病学以"三焦"作为辨证纲领，将外感热病后期出现的一系列精血亏虚和动风病证，归于"下焦"的范围，因"诸风掉眩，皆属于肝"，又肝肾同源、精血互生，故肝又属下焦。

3. 下焦

一般以脐以下的部位为下焦，包括大肠、肾、膀胱、女子胞、精室等脏腑以及两下肢。下焦的功能主要是排泄糟粕和尿液，即是指大肠、肾和膀胱的功能而言。《灵枢·营卫生会》将下焦的生理特点概括为"如渎"，喻指肾、膀胱、大肠等脏腑排泄二便的功能。

（三）辨证之三焦

另外，三焦还作为温病的辨证纲领，称为辨证之三焦。三焦辨证的三焦，既不是六腑之一，也不是人体上中下部位的划分，而是温病发生发展过程中由浅及深的三个不同病变阶段。

五脏六腑总结简表

脏/腑	主要生理功能	生理特性	形	窍	志	液	时
心	①主血脉 ②藏神	为阳脏而主通明	体：脉 华：面	舌	喜	汗	夏
小肠	①主受盛化物 ②主泌别清浊	—	—	—	—	—	—
肺	①主气司呼吸 ②主行水 ③朝百脉，主治节	①肺为华盖 ②肺为娇脏 ③主宣发与肃降	体：皮 华：毛	鼻	悲 （忧）	涕	秋

脏/腑	主要生理功能	生理特性	形	窍	志	液	时
大肠	①主传化糟粕 ②大肠主津	—	—	—	—	—	—
脾	①主运化 ②主统血	①脾气主升 ②喜燥恶湿	肉 主四肢	口 华：唇	思	涎	长夏
胃	①主受纳水谷 ②主腐熟水谷	①主通降 ②喜润恶燥	—	—	—	—	—
肝	①主疏泄 ②主藏血	①肝为刚脏 ②肝主升发	体：筋 华：爪	目	怒	泪	春
胆	①贮藏和排泄胆汁 ②主决断	胆为奇恒之腑	—	—	—	—	—
肾	①藏精 ②生长发育和生殖 ③推动和调控脏腑气化 ④主水 ⑤主纳气	主蛰守位	体：骨 生髓 华：发	耳 二阴	恐	唾	冬
膀胱	①贮存尿液 ②排泄尿液	—	—	—	—	—	—
三　焦							
六腑 三焦	通行诸气 运行津液						
部位 三焦	—	上焦如雾 中焦如沤 下焦如渎	划分	上焦	膈以上	心、肺及头面部	
				中焦	膈以下 脐以上	脾、胃、小肠、肝胆	
				下焦	脐以下	大肠、肾、膀胱、女子胞、精室等脏腑以及两下肢	

第四节 奇恒之腑

奇恒之腑，是脑、髓、骨、脉、胆、女子胞的总称。它们都是贮藏精气的脏器，似脏非脏，似腑非腑，故称奇恒之腑。《素问·五脏别论》说："脑、髓、骨、脉、胆、女子胞，此六者，地气之所生也，皆藏于阴而象于地，故藏而不泻，名曰奇恒之腑。"奇恒之腑的形态似腑，多为中空的管腔或囊性器官，而功能似脏，主藏精气而不泻。其中除胆为六腑之外，余者皆无表里配合，也无五行配属，但与奇经八脉有关。

本节重点介绍脑及女子胞，其他如脉、骨、髓、胆已在"五脏"与"六腑"节中述及。

一、脑

脑，又名髓海，深藏于头部，居颅腔之中，其外为头面，内为脑髓，是精髓和神明汇集发出之处，又称为元神之府。《素问·五脏生成》说："诸髓者，皆属于脑。"《灵枢·海论》说："脑为髓之海。"

头居人身之高巅，外为颅骨，内涵脑髓，为人神之所居，清窍之所在，如清·喻昌《寓意草·卷一》说："头为一身之元首……其所主之脏，则以头之外壳包藏脑髓。"脑的主要生理功能包括主宰生命活动、主精神意识和主感觉运动。

（一）主要生理功能

1. 主宰生命活动

"脑为元神之府"（《本草纲目》），是生命的枢机，主宰人体的生命活动。元神来自先天，由先天之精化生，先天元气充养，称为先天之神。人在出生之前，随形具而生之神，即为元神。元神藏于脑中，为生命之主宰。元神存则生命在，元神败则生命逝。得神则生，失神则死。

2. 主精神意识

人的精神活动，包括思维意识和情志活动等，都是客观外界事物反映于脑的结果。思维意识是精神活动的高级形式，是"任物"的结果。《灵枢·本神》说："所以任物者谓之心。"心是思维的主要器官。脑为髓海，也主人的思维意识和记忆。如《类证治裁·卷三》说："脑为元神之府，精髓之海，实记忆所凭也。"人的思维意识，是在元神的调控下，于后天获得的思维意识活动，属"识神"的范畴。识神，是思维认知之神，属后天之神。情志活动是人对外界刺激的情绪反应，与人的情感、欲望等心身需求有关，故属"欲神"范畴。因此，脑为精神意识、思维活动的枢纽。脑主精神意识的功能正常，则精神饱满，意识清楚，思维灵敏，记忆力强，语言清晰，情志正常。反之，则出现精神思维及情志方面的异常。

3. 主感觉运动

眼、耳、口、鼻、舌等五脏外窍皆位于头面，与脑相通。人的视、听、言、动等，皆与脑有密切关系。脑主元神，神能驭气，散动觉之气于筋而达百节，令之运动，故脑能统领肢体运动。髓海充盈，主感觉、运动功能正常，则视物精明，听力正常，嗅觉灵敏，感觉无碍，运动如常，轻劲多力；若髓海不足，主感觉、运动功能失常，不论虚实，都会出现听觉失聪，视物不明，嗅觉不灵，感觉障碍，运动不能，懈怠安卧等症。

总之，脑髓充则神全，神全则气行，气行则有生机、感觉和运动。

（二）与脏腑精气的关系

脑由精髓汇集而成，与脊髓相通，而髓由精化，精由肾藏，故脑与肾的关系密切。但肾精主要是先天之精，需要后天之精的充养才能充盛，故脑髓的充盈不但与肾精密切相关，而且与五脏六腑之精有关。五脏六腑精气充盛，充养肾精，则肾精充盈。肾精充盈则脑髓充满，故脑能正常发挥其各种功能。

另外，精神活动虽由脑与心主司，但尚有"五神脏"之说，即精神活动分由五脏主司。如《素问·宣明五气》说："心藏神，肺藏魄，肝藏魂，脾藏意，肾藏志。"即精神思维由心主司，运动主要由肺主司，知觉主要由肝主司，意念智慧的产生主要由脾主司，意志坚定和记忆主要由肾主司。而精神之所以由五脏分主，是由于五脏皆藏精之故，如《灵枢·本神》说："肝藏血，血舍魂……脾藏营，营舍意……心藏脉，脉舍神……肺藏气，气舍魄……肾藏精，精舍志。"

神虽分藏于五脏，但总由脑所主的"元神"和心所主的"识神"调节和控制。

二、女子胞

女子胞，又称胞宫、子宫、子脏、胞脏、子处、血脏，位于小腹部，在膀胱之后，直肠之前，下口（即胞门，又称子门）与阴道相连，呈倒置的梨形。女子胞，是女性的内生殖器官，有主持月经和孕育胎儿的作用。

（一）主要生理功能

1. 主持月经

月经，又称月信、月事、月水，是女子生殖细胞发育成熟后周期性子宫出血的生理现象。健康女子约到 14 岁左右天癸至，生殖器官发育成熟，子宫发生周期性变化，约 1 个月（28 天）左右周期性排血一次，即月经开始来潮。到 49 岁左右，天癸竭绝，月经闭止。月经的产生，是脏腑经脉气血及天癸作用于胞宫的结果。胞宫的功能正常与否直接影响月经的来潮，所以胞宫有主持月经的作用。

2. 孕育胎儿

胞宫是女性孕育胎儿的器官。女子在发育成熟后，月经应时来潮，经后便要排卵，因而有受孕生殖的能力。此时，两性交媾，两精相合，就构成了胎孕。《类经·藏象类》说："阴阳交媾，胎孕乃凝，所藏之处，名曰子宫。"受孕之后，月经停止来潮，脏腑经络血气皆下注于冲任，到达胞宫以养胎，培育胎儿以至成熟而分娩。清·唐宗海《中西汇通医经精义·下卷》说："女子之胞，一名子宫，乃孕子之处。"

（二）与脏腑经脉的关系

女子胞的生理功能与脏腑、天癸、经脉、气血有着密切的关系。女子胞主持月经和孕育胎儿，是脏腑、天癸、经脉、气血作用于胞宫的正常生理现象。

1. 与脏腑及天癸的关系

女子以血为本，经水为血液所化，而血液来源于脏腑。脏腑之中，心主血，肝藏血，脾统血，脾与胃同为气血生化之源，肾藏精，精化血，肺主气，朝百脉而输精微，它们分司血的生化、统摄、调节等重要作用。故脏腑安和，血脉流畅，血海充盈，则经候如期，胎孕乃成。在五脏之中，女子胞与肝、心、脾、肾的关系尤为密切。

天癸，是肾精、肾气充盈到一定程度时体内出现的一种精微物质，有促进生殖器官发育成熟、女子月经来潮及排卵、男子精气溢泻的功能，因而具备生殖能力的作用。女子胞的发育成熟、月经按时来潮及定时排卵，与天癸的来至和其对胞宫的作用有极其密切的关系。如《素问·上古天真论》说："二七而天癸至，任脉通，太冲脉盛，月事以时下，故有子……七七，任脉虚，太冲脉衰少，天癸竭，地道不通，故形坏而无子也。"

2. 与经脉的关系

女子胞与冲、任、督、带及十二经脉均有密切关系，其中以冲、任、督、带脉为最。

冲脉上渗诸阳，下灌三阴，与十二经脉相通，为"十二经脉之海"。冲脉又为"五脏六腑之海"。脏腑经络之气血皆下注冲脉，故称冲为"血海"。因为冲脉为血海，蓄溢十二经之血，胞宫才能溢泄经血、孕育胎儿，完成其生理功能。故《景岳全书·妇人规》说："经本阴血也，何脏无之，唯脏腑之血皆归冲脉，而冲为五脏六腑之血海，故经言太冲脉盛则月事以时下，此可见冲脉为月经之本也。"

任脉为"阴脉之海"，蓄积阴血，为妇人妊养之本。任脉通畅，月经如常，方能孕育胎儿。因一身之阴血经任脉聚于胞宫，妊养胎儿，故称"任主胞胎"。任脉气血通盛是女子胞主持月经、孕育胎儿的生理基础。冲为血海，任主胞胎，二者相资，方能有子。所以，胞宫的作用与冲任二脉的关系更加密切。

督脉为"阳脉之海"，督脉与任脉同起于胞中，一行于身后，一行于身前，交会于龈交，其经气循环往复，沟通阴阳，调摄气血，并与肾相通，运行肾气，从而维持胞宫正常的经、孕、产的生理活动。

"带脉下系于胞宫，中束人身，居身之中央"（《血证论·崩带》）。带脉既可约束、统摄冲、任、督三经的气血，又可固摄胞胎。

十二经脉的气血通过冲脉、任脉、督脉灌注于胞宫之中，而为经血之源，胎孕之本。女子胞直接或间接与十二经脉相通，禀受脏腑之气血，泄而为经血，藏而育胞胎，从而完成其生理功能。

第五节　脏腑之间的关系

人体以五脏为中心，与六腑相配合，以精气血津液为物质基础，通过经络的联络作用，使脏与脏、脏与腑、腑与腑、脏与奇恒之腑之间密切联系，将人体构成一个有机整体。脏腑之间的密切联系，除在形态结构上得到一定体现外，主要是在生理上存在着相互制约、相互依存和相互协同、相互为用的关系。这种关系，突出表现在五脏的系统分属关系、五脏的生克制化关系、五脏的精气阴阳关系等方面。脏腑之间的关系主要包括脏与脏之间的关系、脏与腑之间的关系、腑与腑之间的关系、脏与奇恒之腑之间的关系。

一、脏与脏的关系

（一）心

1. 心与肺

心肺同居上焦，心主血而肺主气，心主行血而肺主呼吸。心与肺的关系，主要表现在血液运行与呼吸吐纳之间的协同调节关系。

心主一身之血，肺主一身之气，两者相互协调，保证气血的正常运行，维持机体各脏腑组织的新陈代谢。血液的正常运行必须依赖于心气的推动，亦有赖于肺气的辅助。肺朝百脉，助心行血，是血液正常运行的必要条件。正常的血液循环又能维持肺主气功能的正常进行。由于宗气具有贯心脉而行呼吸的生理功能，从而加强了血液运行与呼吸吐纳之间的协调平衡。因此，积于胸中的宗气是联系心之搏动和肺之呼吸的中心环节。在病理上，若肺气虚弱，行血无力，或肺失宣肃，肺气壅塞，可影响心的行血功能，易致心血瘀阻；若心气不足，心阳不振，血行不畅，也可影响肺的呼吸功能，导致出现胸闷、咳喘等症。

2. 心与脾

心主血而脾生血，心主行血而脾主统血。心与脾的关系，主要表现在血液生成方面的相互为用及血液运行方面的相互协同。

血液生成方面：心主一身之血，心血供养于脾，以维持其正常的运化功能。水谷精微通过脾的转输升清作用上输于心肺，贯注于心脉而化赤为血。脾主运化而为气血生化之源。脾气健旺，血液化生有源，以保证心血充盈。病理上，若脾虚失于健运，化源不足，或统血无权，慢性失血，均可导致血虚而心失所养。而劳神思虑过度，既耗心血，又损脾气，亦可形成心脾两虚之证。

临床常见眩晕、心悸、失眠、多梦、腹胀、食少、体倦无力、精神萎靡、面色无华等症，治之以补养心脾的归脾汤之类。

血液运行方面：血液在脉中正常运行，既有赖于心气的推动以维持通畅而不迟缓，又依靠脾气的统摄以使血行脉中而不逸出。血液能正常运行而不致脱陷妄行，全赖心主行血与脾主统血的协调。若心气不足，行血无力，或脾气虚损，统摄无权，均可导致血行失常的病理状态，或见气虚血瘀，或见气虚失摄的出血。

3. 心与肝

心主行血而肝主藏血，心藏神而肝主疏泄、调畅情志。因此，心与肝的关系，主要表现在行血与藏血以及调节精神情志两个方面。

（1）血液运行方面：心主行血，心为一身血液运行的枢纽；肝藏血，肝是贮藏血液、调节血量的重要脏器。两者相互配合，共同维持血液的正常运行。所以王冰注《素问·五脏生成》说："肝藏血，心行之。"心血充盈，心气旺盛，则血行正常，肝有所藏；肝藏血充足，疏泄有度，随人体生理需求进行血量调节，也有利于心行血功能的正常进行。心血，是指心所主的运行于心及血脉中的血液，包括运行于心脉中的血液；肝血，是指贮藏于肝脏内的血液。因此，心血与肝血，基本上概括了全身之血液，而全身血液的亏虚，也主要表现为心血和肝血两虚的心肝血虚证。此外，心血瘀阻可累及肝，肝血瘀阻可累及心，最终导致心肝血瘀的病理变化。

（2）精神情志方面：心藏神，主宰精神、意识、思维及情志活动。肝主疏泄，调畅气机，维护精神情志的舒畅。心肝两脏相互为用，共同维持正常的精神情志活动。心血充盈，心神健旺，有助于肝气疏泄，情志调畅；肝气疏泄有度，情志畅快，亦有利于心神内守。病理上，心神不安与肝气郁结，心火亢盛与肝火亢逆，可两者并存或相互引动。前者可出现以精神恍惚、情绪抑郁为主症的心肝气郁证，后者则出现以心烦失眠、急躁易怒为主症的心肝火旺的病理变化。

4. 心与肾

心与肾在生理上的联系，主要表现为"心肾相交"。心肾相交的机制，主要从水火既济、精神互用、君相安位来阐发。

（1）水火既济：心居上焦属阳，在五行中属火；肾居下焦属阴，在五行中属水。就阴阳水火的升降理论而言，在上者宜降，在下者宜升，升已而降，降已而升。心位居上，故心火（阳）必须下降于肾，使肾水不寒；肾位居下，故肾水（阴）必须上济于心，使心火不亢。肾无心火之温煦则水寒，心无肾阴之滋润则火炽。心与肾之间的水火升降互济，维持了两脏之间生理功能的协调平衡。根据阴阳交感和互藏的机制，肾气分为肾阴与肾阳，肾阴上济依赖肾阳的鼓动；心气分为心阴与心阳，心火的下降需要心阴的凉润。肾阴在肾阳的鼓动作用下化为肾气以上升济心，心火在心阴的凉润作用下化为心气以下行助肾。如明·周子干《慎斋遗书》说："心肾相交，全凭升降。而心气之降，由于肾气之升；肾气之升，又因心气之降。"清·孙庆增在《吴医汇讲》中说："水不升为病者，调肾之阳，阳气足，水气随之而升；火不降为病者，滋心之阴，阴气足，火气随之而降。则知水本阳，火本阴，坎中阳能升，离中阴能降故也。"

（2）精神互用：心藏神，肾藏精。精能化气生神，为气、神之源；神能控精驭气，为精、气之主。故积精可以全神，神清可以控精。如《类证治裁·内景综要》说："神生于气，气生于精，精化气，气化神。"《类经·摄生类》说："虽神由精气而生，然所以统驭精气而为运用之主者，则又在吾心之神。"

（3）君相安位：心为君火，肾为相火（命火）。君火在上，如日照当空，为一身之主宰；相火在下，系阳气之根，为神明之基础。命火秘藏，则心阳充足；心阳充盛，则相火亦旺。君火相火，各安其位，则心肾上下交济。所以心与肾的关系也表现为心阳与肾阳的关系。

心与肾之间的水火、阴阳、精神的动态平衡失调，称为心肾不交。主要表现为水不济火，肾阴虚于下而心火亢于上的阴虚火旺，或肾阳虚与心阳虚互为因果的心肾阳虚、水湿泛滥，或肾精与心神失调的精亏神逸的病理变化。

心与各脏关系简表

心	肺		①心主一身之血，肺主一身之气
			②肺朝百脉，助心行血，是血液正常运行的必要条件
			③宗气是连结心之搏动和肺之呼吸的中心环节
	脾	血液生成方面	①心主一身之血，心血供养于脾以维持其正常的运化功能
			②脾主运化而为气血生化之源。脾气健旺，血液化生有源，以保证心血充盈
		血液运行方面	血液在脉中正常运行，既有赖于心气的推动以维持通畅而不迟缓，又依靠脾气的统摄以使血行脉中而不逸出
	肝	血液运行方面	心主行血，心为一身血液运行的枢纽；肝藏血，肝是贮藏血液、调节血量的重要脏器（肝藏血，心行之）
		精神情志方面	心血充盈，心神健旺，有助于肝气疏泄，情志调畅；肝气疏泄有度，情志畅快，亦有利于心神内守
	肾	水火既济	心位居上，故心火（阳）必须下降于肾，使肾水不寒；肾位居下，故肾水（阴）必须上济于心，使心火不亢
		精神互用	心藏神，肾藏精
		君相安位	心为君火，肾为相火（命火）。君火相火，各安其位，则心肾上下交济；心肾不交：主要表现为水不济火，肾阴虚于下而心火亢于上的阴虚火旺，或肾阳虚与心阳虚互为因果的心肾阳虚、水湿泛滥，或肾精与心神失调的精亏神逸的病理变化

（二）肺

1. 肺与脾

肺司呼吸而摄纳清气，脾主运化而化生谷气；肺主行水，脾主运化水液。肺与脾的关系，主要表现在气的生成与津液代谢两个方面。

（1）气的生成：肺主呼吸，吸入自然界的清气；脾主运化，化生水谷之精并进而化为谷气。清气与谷气汇为宗气，宗气与元气再合为一身之气。因元气由先天之精化生，而先天之精的量一般固定不变，故后天之气的盛衰，主要取决于宗气的生成。脾化生的谷精、谷气和津液，有赖于肺气的宣降运动以输布全身。而肺维持其生理活动所需要的谷精、谷气与津液，又依靠脾气运化水谷的作用以生成。故有"肺为主气之枢，脾为生气之源"之说。只有在肺脾两脏的协同作用下，才能保证宗气及一身之气的生成。在病理上，肺气虚累及脾（子病犯母），脾气虚影响肺（母病及子），终致肺脾两虚之候。

（2）津液代谢：津液代谢涉及多个脏腑的生理功能。就肺脾而言，肺气宣降以行水，使津液正常地输布与排泄；脾气运化，散精于肺，使津液正常地生成与输布。人体的津液由脾气上输于肺，通过肺的宣发肃降而布散周身、下输肾或膀胱。肺脾两脏协调配合，相互为用，是保证津液正常输布与排泄的重要环节。若脾失健运，水液不化，聚湿生痰，为饮为肿，影响及肺，则失其宣降而痰嗽喘咳。是病其标在肺，而其本在脾，故有"脾为生痰之源，肺为贮痰之器"之说。

2. 肺与肝

肝主升发，肺主肃降。肺与肝的生理联系，主要体现在调节人体气机升降方面。"肝生于左，肺藏于右。"(《素问·刺禁论》)肝气从左升发，肺气由右肃降。肝气以升发为宜，肺气以肃降为顺。此为肝肺气机升降的特点所在。肝升肺降，升降协调，对全身气机的调畅、气血的调和起着重要的调节作用，古人称为"龙虎回环"。肺气充足，肃降正常，有利于肝气的升发；肝气疏泄，升发条达，有利于肺气的肃降。可见肝升与肺降，既相互制约，又相互为用。

病理状态下，肝肺病变可相互影响。如肝郁化火，或肝气上逆，肝火上炎，可耗伤肺阴，使肺气不得肃降，而出现咳嗽、胸痛、咯血等肝火犯肺证，阴阳学说称为"左升太过，右降不及"，五行学说称为"木火刑金"或"木旺侮金"。另一方面，肺失清肃，燥热内盛，也可伤及肝阴，致肝阳亢逆，而出现头痛、易怒、胁肋胀痛等肺病及肝之候。

3. 肺与肾

肺为水之上源，肾为主水之脏；肺主呼吸，肾主纳气；肺属金，肾属水，金水相生。肺与肾的关系，主要表现在津液代谢、呼吸运动及阴阳互资三个方面。

(1) 津液代谢：肺主行水，为水之上源；肾主津液代谢，为主水之脏。肺气宣发肃降而行水的功能，有赖于肾气及肾阴、肾阳的促进；肾气所蒸化及升降的水液，有赖于肺气的肃降作用，使之下归于肾或膀胱。肺肾之气的协同作用，保证了体内津液正常输布与排泄。病理上，因肺肾功能失调而致津液代谢障碍出现水肿者，"其本在肾，其末在肺，皆积水也"(《素问·水热穴论》)。

(2) 呼吸运动：肺主气而司呼吸，肾藏精而主纳气。人体的呼吸运动，虽由肺所主，但亦需肾的纳气功能协助。只有肾精及肾气充盛，封藏功能正常，肺吸入的清气才能经过其肃降而下纳于肾，以维持呼吸的深度。可见，在人体呼吸运动中，肺气肃降，有利于肾的纳气；肾精肾气充足，纳摄有权，也有利于肺气之肃降。故云"肺为气之主，肾为气之根"（《景岳全书·杂证谟》）。病理上，肺气久虚，肃降失司，与肾气不足，摄纳无权，往往互为影响，以致出现气短喘促、呼吸表浅、呼多吸少等肾不纳气的病理变化。

（3）阴阳互资：肺肾阴阳，相互资生。金为水之母，肺阴充足，下输于肾，使肾阴充盈；肾阴为诸阴之本，肾阴充盛，上滋于肺，使肺阴充足。肺阴不足与肾阴不足，既可同时并见，亦可互为因果，最终导致肺肾阴虚内热之候。肾阳为诸阳之根，能资助肺阳，共同温暖肺阴及肺津，推动津液输布，则痰饮不生，咳喘不作。老年久病痰饮喘咳，多属肺肾阳虚。

肺与脾、肝、肾关系简表

脾	气的生成	肺为主气之枢，脾为生气之源		
		病理	肺气虚累及脾（子病犯母）	
			脾气虚影响肺（母病及子）	
	津液代谢	脾气上输于肺，通过肺的宣发肃降而布散周身及下输肾或膀胱		
		病理	脾为生痰之源，肺为贮痰之器	
肺	肝	肝生于左，肺藏于右（龙虎回环）		
		肝气以升发为宜，肺气以肃降为顺		
		木火刑金/木旺侮金：肝郁化火，或肝气上逆，肝火上炎，可耗伤肺阴，使肺气不得肃降，而出现咳嗽、胸痛、咯血等肝火犯肺证		
	肾	津液代谢	肺主行水，为水之上源 肾主津液代谢，为主水之脏	
		呼吸运动	肺为气之主，肾为气之根	
			肾不纳气：肺气久虚，肃降失司，与肾气不足，摄纳无权，往往互为影响，以致出现气短喘促、呼吸表浅、呼多吸少等病理变化	
		阴阳互资	金为水之母，肺阴充足，下输于肾，使肾阴充盈；肾阴为诸阴之本，肾阴充盛，上滋于肺，使肺阴充足	

（三）肝

1. 肝与脾

肝主疏泄，脾主运化；肝主藏血，脾主生血、统血。肝与脾的生理联系，主要表现在疏泄与运化的相互为用、藏血与统血的相互协调关系。

（1）疏泄与运化互用：肝主疏泄，调畅气机，协调脾胃升降，并疏利胆汁，输于肠道，促进脾胃对饮食物的消化及对精微的吸收和转输功能；脾气健旺，运化正常，水谷精微充足，气血生化有源，肝体得以濡养而使肝气冲和条达，有利于疏泄功能的发挥。病理上肝脾病变相互影响。若肝失疏泄，气机郁滞，易致脾失健运，形成精神抑郁、胸闷太息、纳呆腹胀、肠鸣泄泻等肝脾不调之候。脾失健运，也可影响肝失疏泄，导致"土壅木郁"之证。

（2）藏血与统血协调：血的正常运行，虽由心所主持，但与肝、脾也有密切的关系。肝主藏血，调节血量；脾主生血，统摄血液。脾气健旺，生血有源，统血有权，使肝有所藏；肝血充足，藏泻有度，血量得以正常调节，气血才能运行无阻。肝脾相互协作，共同维持血液的正常运行。病理状态下，脾气虚弱，则血液生化无源而血虚，或统摄无权而出血，均可导致肝血不足。此外，肝不藏血也与脾不统血同时并见，临床称为"藏统失司"，可见各种虚性出血。

2. 肝与肾

肝肾之间的关系，有"肝肾同源"即"乙癸同源"（以天干配五行，肝属乙木，肾属癸水，故称）之称。肝主藏血而肾主藏精，肝主疏泄而肾主封藏，肝为水之子而肾为木之母。故肝肾之间的关系，主要表现在精血同源、藏泄互用以及阴阳互滋互制等方面。

（1）精血同源：肝藏血，肾藏精，精血皆由水谷之精化生和充养，且能相互资生，故曰"精血同源""同源互化"。清·张璐《张氏医通》说："气不耗，归精于肾而为精；精不泄，归精于肝而化清血。"且肾受五脏六腑之精而藏之，封藏于肾之精，也需依赖于肝血的滋养而维持充足。肾精、肝血，一荣俱荣，一损俱损，休戚相关。病理上肝血不足与肾精亏损多可相互影响，以致出现头昏目眩、耳聋耳鸣、腰膝酸软等肝肾精血两亏之证。

（2）藏泄互用：肝主疏泄，肾主封藏，二者之间存在着相互为用、相互制约的关系。肝气疏泄可促使肾气开合有度，肾气闭藏可防肝气疏泄太过。疏泄与封藏，相反而相成，从而调节女子的月经来潮、排卵和男子的排精功能。若肝肾藏泄失调，女子可见月经周期失常，经量过多或闭经，以及排卵障碍；男子可见阳痿、遗精、滑泄或阳强不泄等症。

（3）阴阳互滋互制：肝气由肝精、肝血所化所养，可分为肝阴与肝阳；肾气由肾精化生，可分为肾阴与肾阳。不仅肝血与肾精之间存在着同源互化的关系，而且肝肾阴阳之间也存在着相互滋养和相互制约的联系。肾阴与肾阳为五脏阴阳之本，肾阴滋养肝阴，共同制约肝阳，则肝阳不偏亢；肾阳资助肝阳，共同温煦肝脉，可防肝脉寒滞。肝肾阴阳之间互制互用，维持了肝肾之间的协调平衡。病理上，肾阴不足可累及肝阴；肝肾阴虚，阴不制阳，水不涵木，又易致肝阳上亢，可见眩晕、中风等。肾阳虚衰可累及肝阳；肝肾阳虚，阳不制阴，阴寒内盛，导致下焦虚寒、肝脉寒滞，可见少腹冷痛、阳痿精冷、宫寒不孕等。

肝与脾、肾的关系简表

肝	脾	饮食物消化
		肝脾不调：肝失疏泄，气机郁滞，易致脾失健运，形成精神抑郁、胸闷太息、纳呆腹胀、肠鸣泄泻等候
		土壅木郁：脾失健运，影响肝失疏泄
		血液运行
		肝主藏血，调节血量；脾主生血，统摄血液
	肾	精血同源
		肝藏血，肾藏精，相互资生，同源互化
		藏泄互用
		肝主疏泄，肾主封藏，调节女子的月经来潮、排卵和男子的排精功能
		阴阳互滋互制
		水不涵木：肝肾阴虚，阴不制阳，又易致肝阳上亢，可见眩晕、中风等

3. 脾与肾

脾为后天之本，肾为先天之本，脾肾两者首先表现为先天与后天的互促互助关系；脾主运化津液，肾为主水之脏，脾肾的关系还表现在津液代谢方面。

（1）先天后天相互资生：脾主运化水谷精微，化生气血，为后天之本；肾藏先天之精，是生命之本原，为先天之本。脾的运化水谷，是脾气及脾阴、脾阳的协同作用，但有赖于肾气及肾阴、肾阳的资助和促进，始能健旺；肾所藏先天之精及其化生的元气，亦赖脾气运化的水谷之精及其化生的谷气不断充养和培育，方能充盛。后天与先天，相互资生，相互促进。先天温养激发后天，后天补充培育先天。病理上，肾精不足与脾精不充，脾气虚弱与肾气虚亏，脾阳虚损与命门火衰，脾阴（胃阴）匮乏与肾阴衰少，常可相互影响，互为因果。脾肾阳虚多出现畏寒腹痛、腰膝酸冷、五更泄泻、完谷不化等虚寒性病证；脾（胃）肾阴虚可出现五心烦热、口舌生疮、舌红少苔或无苔，或饥不欲食的虚热性病证。

（2）津液代谢：脾气运化津液功能的正常发挥，须赖肾气的蒸化及肾阳的温煦作用的支持。肾主津液输布代谢，又须赖脾气及脾阳的协助，即所谓"土能制水"。脾肾两脏相互协同，共同主司津液代谢的协调平衡。病理方面，脾虚失运，水湿内生，经久不愈，可发展至肾虚水泛；而肾虚蒸化失司，水湿内蕴，也可影响脾的运化功能，最终均可导致尿少浮肿、腹胀便溏、畏寒肢冷、腰膝酸软等脾肾两虚、水湿内停之证。

脾与肾关系简表

脾　肾	先天后天相互资生	肾精与脾精，脾气与胃气，脾阳与命门火，脾阴与胃阴相互影响，互为因果	
	津液代谢	脾失健运，水湿内生，致胃虚水冷	
		肾虚蒸化失司，水湿内蕴，影响脾之运化	

二、腑与腑之间的关系

胆、胃、大肠、小肠、三焦、膀胱六腑的生理功能虽然各不相同，但它们都是传化水谷、输布津液的器官，所谓"六腑者，所以化水谷而行津液者也"（《灵枢·本脏》）。

饮食进入胃，经过腐熟，成为食糜，下降于小肠，小肠承接胃的食糜，再进一步消化，并将清者的水谷精微来养全身，其中的水液经三焦渗入膀胱，将浊者如食物残渣等下传大肠。渗入膀胱的水液，经蒸化作用排泄于外而为尿。进入大肠的食物残渣，通过传导变成糟粕，通过肛门排出体外，是为粪便。饮食物的消化、吸收与排泄过程中，还有赖于胆汁的排泄以助消化，以及三焦的疏通水道以渗水液的作用。由于六腑传化水谷，需要不断地受纳排空、虚实更替，说明了"六腑以通为用""六腑以通为顺"

的特点。

六腑在病理上相互影响，如胆火炽盛，每可犯胃，出现呕吐苦水等胃失和降之证；而脾胃湿热，郁蒸肝胆，胆汁外溢，则见口苦、黄疸等症。

六腑病变，多表现为传化不通，故在治疗上又有"六腑以通为补"的方法。这里所谓"补"，不是用补益药物补脏腑之虚，而是指用通泄药物使六腑以通为顺。

三、脏与腑之间的关系

脏与腑的关系，是脏腑阴阳表里配合关系。脏属阴而腑属阳，阴主里而阳主表，一脏一腑，一阴一阳，一表一里，相互配合，组成心与小肠、肺与大肠、脾与胃、肝与胆、肾与膀胱等脏腑表里关系（心包与三焦从略），体现了阴阳、表里相输相应的"脏腑相合"关系。

一脏一腑的表里配合关系，其依据主要有：①经脉络属。即属脏的经脉络于所合之腑，属腑的经脉络于所合之脏。②生理配合。六腑传化水谷的功能，受五脏之气的支持和调节才能完成，五脏的功能也有赖于六腑的配合。③病机相关。脏病可影响到其相合的腑，腑病也可影响其相合的脏。④脏腑兼治。在治疗上，相应地就有脏病治腑、腑病治脏、脏腑同治诸法。可见脏腑相合理论，对指导临床有重要意义。

（一）心与小肠

1. 经脉络属

手少阴经属心、络小肠，手太阳经属小肠、络心。心与小肠通过经脉相互络属构成表里关系。

2. 生理病理

心与小肠

生理：
小肠化物，泌别清浊，清者经脾上输心肺，化赤为血，以养心脉。

病理：
心经实火，可移热于小肠，引起尿少、尿赤涩刺痛、尿血等小肠实热的症状。小肠有热，可循经脉上熏于心，可见心烦、舌赤糜烂等症状。

（二）肺与大肠

1. 经脉络属

手太阴经属肺、络大肠，手阳明经属大肠、络肺。通过经脉的相互络属，肺与大肠构成表里关系。

2. 生理病理

肺与大肠

生理：
主要体现在肺气肃降与大肠传导功能之间的相互为用关系。
肺气清肃下降，气机调畅，布散津液，能促进大肠的传导，有利于糟粕的排出。大肠传导正常，糟粕下行，亦有利于肺气的肃降。

病理：
肺气壅塞，失于肃降，气不下行，津不下达，可引起腑气不通，肠燥便秘。大肠实热，传导不畅，腑气阻滞，可影响到肺的宣降，出现胸满咳喘。

（三）脾与胃

1. 经脉络属

脾与胃同居中焦，以膜相连，足太阴经属脾、络胃，足阳明经属胃、络脾，两者构成表里配合关系。

2. 生理病理

脾
与
胃

水谷纳
运协调

> 生理：
> 胃主受纳、腐熟水谷，为脾主运化提供前提。脾主运化、消化食物，转输精微，为胃的继续摄食提供条件及能量。
>
> 病变：脾失健运，可导致胃纳不振。
>
> 胃气失和，可导致脾运失常→脾胃运纳失调（纳少脘痞、腹胀泄泻）。

气机升
降相因

> 生理：
> 脾胃居中，脾气主升而胃气主降，相反而相成。
>
> 脾胃为脏腑气机上下升降的枢纽。脾气上升，将运化吸收的水谷精微和津液向上输布，有助于胃之通降。胃气通降，将受纳之水谷、初步消化之食糜及食物残渣通降下行，助于脾气之升运。
>
> 病理：
> 脾虚气陷，可导致胃失和降而上逆
> 胃失和降，影响脾气升运功能。

> 脘腹坠胀、头晕目眩、泄泻不止、呕吐呃逆或内脏下垂等脾胃升降失常之候。

阴阳燥
湿相济

> 生理：
> 脾为阴脏，以阳气温煦推动，脾阳健则能运化升清，故性喜燥而恶湿。胃为阳腑，以阴气凉润通降，胃阴足则能受纳腐熟，故性喜润而恶燥。太阴湿土，得阳始运，阳明燥土，得阴自安。以脾喜刚燥，胃喜柔润故也。
>
> 病理：
> 湿困脾运，可导致胃纳不振。胃阴不足，亦可影响脾运功能。脾湿则其气不升，胃燥则其气不降，可见中满痞胀、排便异常等症。

（四）肝与胆

1. 经脉络属

肝胆同居右胁下，胆附于肝叶之间，足厥阴经属肝、络胆，足少阳经属胆、络肝，两者构成表里相合关系。

2. 生理病理

肝
与
胆

同司疏泄

> 生理：
> 肝主疏泄，分泌胆汁；胆附于肝，藏泄胆汁。两者协调合作，使胆汁疏利于肠道，以帮助脾胃消化食物。
>
> 病理：
> 肝气郁滞，可影响胆汁疏利；胆腑湿热，影响肝气疏泄。最终均可导致肝胆气滞、肝胆湿热或郁而化火、肝胆火旺之证。

共主勇怯

> 生理：
> 肝者，将军之官，谋虑出焉。
> 胆者，中正之官，决断出焉。
> 肝胆共主勇怯是以两者同司疏泄为生理学基础的。
>
> 病理：
> 肝胆气滞或胆郁痰扰，均可导致情志抑郁或惊恐胆怯等病症。

（五）肾与膀胱

1.经脉络属

肾为水脏，膀胱为水腑，足少阴经属肾、络膀胱，足太阳经属膀胱、络肾。两者构成表里相合关系。

2.生理病理

肾与膀胱

生理：
主要表现在共主小便方面。肾为主水之脏，开窍于二阴；膀胱贮尿、排尿，是为水腑。膀胱的贮尿、排尿功能，取决于肾气的盛衰。

病理：
肾气虚弱，蒸化无力，或固摄无权，可影响膀胱的贮尿、排尿，而见尿少、癃闭或尿失禁。
膀胱湿热，或膀胱失约，可影响到肾气的蒸化和固摄，以致出现小便色质或排出的异常。

四、五脏与奇恒之腑之间的关系

五脏与奇恒之腑的关系简表

	女子胞	脑	脉	骨、髓
肝	①女子胞的主要生理作用在于血的藏与泄；肝主藏血，称为"血海"，为妇女经血之源 ②肝的疏泄和藏血功能正常，可使气血和调，心情舒畅，月事以时下，卵子适时排 ③女子以肝为先天	①肝主疏泄，调畅气机，又主藏血；气机调畅，血气和调，则脑清神聪，魂化而主司运动及内在思维 ②若肝气抑郁或亢逆，则见精神失常，情志失调，或清窍闭塞，或为中风昏厥 ③若肝失藏血，神失所养，则见运动障碍或梦呓夜游等	①肝主疏泄，调畅气机，气机畅达则心脏搏动有序，脉管舒缩有度 ②肝主疏泄，调畅情志，使人心情舒畅，既无抑郁，又无亢奋，则维持心脏搏动稳定及脉管舒缩有度	

	女子胞	脑	脉	骨、髓
心	①女子胞发生月经和孕育胎儿的功能受心神的调节②心血充盛以养心脉，心气充沛以行血通畅，对女子胞的发生月经和孕育胎儿功能，具有重要的资助和促进作用	①心藏神，脑为元神之府②心主血，上供于脑，血足则脑髓充盈③心与脑相通，临床上脑病可从心论治	①心主血脉，心脏与脉管连接为一个密闭的血液循环系统②心气及心阴和心阳，推动和调控着脉管的舒缩③心藏神，神驭气，对心脏的搏动、血管的舒缩及血液的运行具有一定的调节作用	
脾	①女子胞与脾的关系，主要表现在经血的化生、经血的固摄两个方面②脾气健旺，化源充足，统摄有权，则经血藏与泄正常	①脾为后天之本，气血生化之源。脾胃健旺，则清阳出上窍而上达于脑②从脾胃入手，益气升阳是治疗脑病的主要方法之一	①脾主统血，脾气健运，固摄和控制血液在脉中运行而不逸出脉外②脾为血液生化之源，与血液生成的数量和质量皆有密切关系，因而与脉的柔韧和舒缩有关	
肺		肺之功能正常，则气充血足，魄生而主司感觉，故脑与肺有着密切关系	①肺主气，朝百脉，辅助心脏推动和调节血液的运行②呼吸正常，气体得到充分交换，血液中的清气含量丰富，对心脏、脉管及心脉则有较好的濡养作用	
肾	①肾与女子胞的关系主要体现在天癸的至、竭和月经、孕育方面②青春期女子肾精肾气充盈，天癸来至，胞宫发育成熟，应时行经和排卵，有了生育能力③女子进入老年，肾精肾气衰少，天癸由少而至衰竭，月经闭止，生育能力丧失	①肾藏精，精生髓，髓充脑，脑为髓海②肾精充盛则脑髓充盈，肾精亏虚则髓海不足③补肾填精益髓为治疗脑病的重要方法	①肾阳资助心阳，促进心脏的搏动和脉管的收缩，促进血脉流畅②肾阴资助心阴，滋养血脉	①肾藏精，精化髓，髓充骨，精足则髓满骨充，骨骼发育健全，身体强壮②肾藏精，精化髓，肾精充足则脊髓得以充养

第四章

经　络

　　经络，是经脉和络脉的总称，是人体运行气血、联络脏腑、沟通上下内外、感应传导信息的通路，是人体结构的重要组成部分。

　　经络学说，是研究人体经络系统的概念、构成、循行分布、生理功能、病机变化及其与脏腑、形体官窍、气血之间相互联系的基础理论，是中医学理论体系的重要组成部分。

第一节　经络学说概述

一、经络的基本概念

　　经络，分为经脉和络脉两大类。"经"，有路径、途径之意，为直行的主干。"络"，有联络、网络之意，经脉是经络系统中的主干，即主要通路。络脉为经脉所分出的支脉。经脉和络脉虽有区别，但两者紧密相连，共同构成人体的经络系统，担负着运行气血、联络沟通等作用，将体内五脏六腑、四肢百骸、五官九窍、皮肉筋脉等联结成一个有机的整体。

二、经络学说的形成

从《内经》论述经络的系统性和以针刺为主的治疗方法，可以看出经络学说来源于《内经》以前医疗实践经验的积累总结。我国长沙马王堆汉墓出土的帛书《阴阳十一脉灸经》和《足臂十一脉灸经》(下简称"帛书")，其成书年代早于《内经》，书中均记载了十一条脉的具体名称、循行走向、所主疾病及灸法，还指出了"脉"具有既可生病又可治病的两面性。虽然帛书的原文中只出现"脉"字，而无"经脉"之称，脉与脉之间也没有联系，更没有经络系统气血循环的完整概念，但经络系统的雏形已可初步辨识。因此，现在一般认为《内经》成书前的漫长岁月，是经络学说形成的萌芽和雏形阶段。而《内经》的成书，则奠定了经络学说和整个中医学理论体系的基础。《内经》总结归纳了以前关于"脉"的初步知识，并进一步向纵深发展，构筑了经络体系的整体框架，完善了经络理论，是中医学经络学说形成的标志。经络学说自《内经》以后，代有发挥，日趋成熟。新中国成立以后，编撰了大量经络针灸的著作及教材，同时应用现代科学知识和方法，从经络现象入手，对经络学说进行深入研究，尤其对经络的实质研究，取得了一定成绩，使中医经络学说有了新的发展。

经络理论不同发展阶段的主要代表著作简表

时期	代表著作	作者	主要贡献
春秋战国之前	《足臂十一脉灸经》《阴阳十一脉灸经》		现存最早的经脉学专著，是经络学说形成的萌芽和雏形阶段
春秋战国	《黄帝内经》	黄帝、岐伯	标志着针灸理论体系的基本形成
汉代	《难经》	秦越人	首次提出奇经八脉和八会穴
西汉	《伤寒杂病论》	张仲景	创立伤寒病的六经辨证纲领
魏晋	《针灸甲乙经》	皇甫谧	第一部针灸学专著

续表

时期	代表著作	作者	主要贡献
西晋	《脉经》	王叔和	补充了奇经八脉病候
唐代	《明堂三人图》	孙思邈	历史上最早的彩色经络腧穴图
宋代	《铜人腧穴针灸图经》	王惟一	最早的国家级经络穴位标准化模型
元代	《十四经发挥》	滑寿	首次将任、督二脉和十二经并称十四经
明代	《针灸大成》	杨继洲	针灸学第三次大总结
清代	《针灸逢源》	李学川	发现整理361穴

三、经络系统的组成

人体的经络系统由经脉、络脉及其连属部分组成。

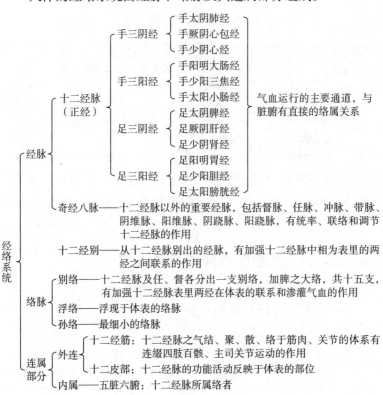

第二节　十二经脉

十二经脉包括手三阴经、足三阴经、手三阳经、足三阳经。是经络系统的核心组成部分。

一、十二经脉的名称

十二经脉中每一经脉的名称，都是根据其分布于手足内外、所属脏腑的名称和阴阳属性而命名的。

十二经脉名称、分布表

	阴经（属脏）	阳经（属腑）	循行部位 （阴经行内侧、阳经行外侧）	
手	太阴肺经	阳明大肠经	上肢	前缘
	厥阴心包经	少阳三焦经		中线
	少阴心经	太阳小肠经		后缘
足	太阴脾经 *	阳明胃经	下肢	前缘
	厥阴肝经 *	少阳胆经		中线
	少阴肾经	太阳膀胱经		后缘

* 在小腿下半部和足背部，肝经在前缘，脾经在中线；在内踝尖上八寸处交叉后，脾经在前缘，肝经在中线。

二、十二经脉的走向和交接规律

（一）十二经脉的走向规律

三种交接方式
- 手三阴经：从胸中循上肢内侧走向手指端，与手三阳经交会
- 手三阳经：从手指循上肢外侧走向头面部，与足三阳经相交会
- 足三阳经：从头面部经躯干循下肢外侧走向足趾端，与足三阴经交会
- 足三阴经：从足趾经下肢内侧走向腹部、胸部，与手三阴经交会

（二）十二经脉的交接规律

相为表里的阴经与阳经在四肢末端交接	相为表里的手三阴经与手三阳经交接在上肢末端（手指），相为表里的足三阳经和足三阴经交接在下肢末端（足趾）
同名手足阳经在头面部交接	同名的手、足阳经有3对，都在头面部交接。如手阳明大肠经与足阳明胃经交接于鼻翼旁
足、手阴经在胸部交接	足、手阴经，交接部位皆在胸部内脏。如足太阴脾经与手少阴心经交接于心中

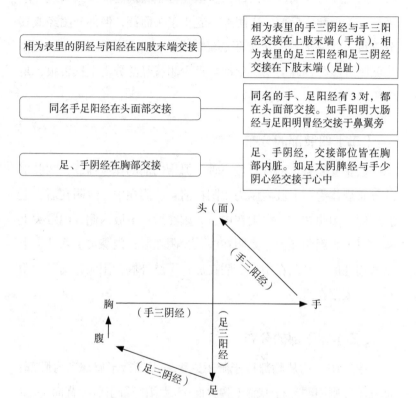

十二经脉走向交接规律示意图

三、十二经脉的分布规律

手经主要行于上肢，足经主要行于下肢。

（一）头面部的分布

手三阳经止于头，足三阳经起于头。手足六条阳经交会于头面部，故称"头为诸阳之会"（《类经·藏象类》）。

167

诸阳经分布特点可概括为：阳明在前，少阳在侧，太阳在后。阳明经行于面部、额部；少阳经行于头两侧部；太阳经行于面颊、头顶和头后部。诸阴经不起止于头面部，但部分阴经或其分支可上达头面部，手少阴心经的分支、足厥阴肝经上达目系，足厥阴肝经与督脉会于头顶部，足少阴肾经的分支上抵舌根，足太阴脾经连舌本、散舌下等。

（二）四肢部的分布

按正立姿势，两臂自然下垂、拇指向前的体位描述，四肢部的分布规律为：上肢内侧为太阴在前、厥阴在中、少阴在后；上肢外侧为阳明在前、少阳在中、太阳在后；下肢内侧，内踝尖上八寸以下为厥阴在前、太阴在中、少阴在后；内踝尖上八寸以上则太阴在前、厥阴在中、少阴在后；下肢外侧为阳明在前、少阳在中、太阳在后。

（三）躯干部的分布

手三阴经均从胸部行于腋下，手三阳经行于肩部和肩胛部；足三阳经则阳明经行于前（胸腹面），太阳经行于后（背面），少阳经行于侧面；足三阴经均行于腹胸面，自内向外依次为足少阴肾经、足阳明胃经、足太阴脾经和足厥阴肝经。

四、十二经脉的表里关系

十二经脉表里关系表

表	手阳明大肠经	手少阳三焦经	手太阳小肠经	足阳明胃经	足少阳胆经	足太阳膀胱经
里	手太阴肺经	手厥阴心包经	手少阴心经	足太阴脾经	足厥阴肝经	足少阴肾经

五、十二经脉的流注次序

十二经脉气血的流注从起于中焦的手太阴肺经开始，依次流注各经，最后传至足厥阴肝经，再流注复达手太阴肺经，从而首尾相贯，如环无端，此为十二经脉气血大循环的主要规律。

十二经脉流注次序表

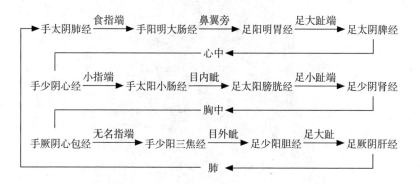

六、十二经脉的循行部位

（一）手太阴肺经

1. 手太阴经脉

由1条主脉和1条支脉构成。

主脉：起于中焦→大肠→胃口→肺→肺系→腋下→上肢内侧前缘→止于大指末端。支脉：从腕后别出→沿食指桡侧终止于食指末端→接手阳明大肠经。

2. 体表循行线

起于胸外上部（中府）→行于上肢内侧前缘→经手寸口部→沿大鱼际→止于大指桡侧末端（少商）。

3. 联系的脏腑组织器官

肺，大肠，胃；气管，喉咙。

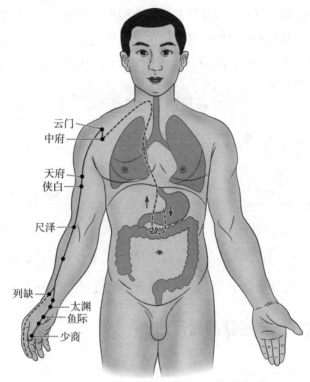

手太阴肺经经脉循行及穴位分布图

（二）手阳明大肠经

1. 手阳明经脉

由1条主脉和1条支脉构成。

主脉：起于食指桡侧端→虎口→腕上两筋间→上肢外侧前缘→肩→第七颈椎棘突下（大椎）→缺盆→肺→大肠。支脉：从缺盆部上行→颈→面颊→下齿→口旁→交会人中部（左右交叉）→止于对侧鼻旁（迎香）→接足阳明胃经。

2. 体表循行线

起于食指端（商阳）→经虎口→至腕上两筋间→行于上肢外侧前缘→肩部→沿颈部→面颊→止于对侧鼻孔旁（迎香）。

3. 联系的脏腑组织器官

肺，大肠；口，下齿，鼻。

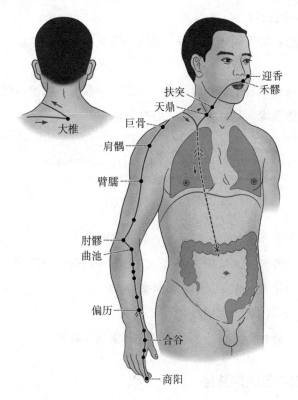

手阳明大肠经经脉循行及穴位分布图

（三）足阳明胃经

1. 足阳明经脉

由 2 条主脉和 4 条支脉构成。

主脉：

第1支：起于鼻翼旁（迎香）→鼻根→目内眦（睛明）→鼻柱外侧→上齿→口唇→下颌骨后下缘→耳前→上关穴→发际（头维）→额颅中部；

第2支：从缺盆→胸腹部第2侧线（乳中线→挟脐两旁旁开2寸）→腹股沟。

支脉：从下颌→喉结旁人迎穴→喉咙→大椎→缺盆→膈→胃→脾；

支脉：从胃下口→腹股沟→大腿外侧前缘→膝髌→髌骨外侧→胫外侧前缘→足背→足第二趾外侧端；

支脉：从膝下三寸→胫外侧前缘→足背→足中趾外侧；

支脉：从足背→足大趾内侧端→接足太阴脾经。

2. 体表循行线

分为2段。

起于鼻→鼻外侧→口唇→下颌→耳前→头角。

颈前外侧→胸腹第2侧线→腹股沟→股前区→膝髌→胫部外侧前缘→足背→止于足第二趾外侧端。

3. 联系的脏腑组织器官

胃、脾；鼻、目、上齿、口唇、喉咙、乳房。

（四）足太阴脾经

1. 足太阴经脉

由1条主脉和1条支脉构成。

主脉：起于足大趾内侧端→内踝前缘→（内踝上8寸以下）下肢内侧正中线→（内踝上8寸以上）大腿内侧前缘→脾→胃→膈→咽→舌下。

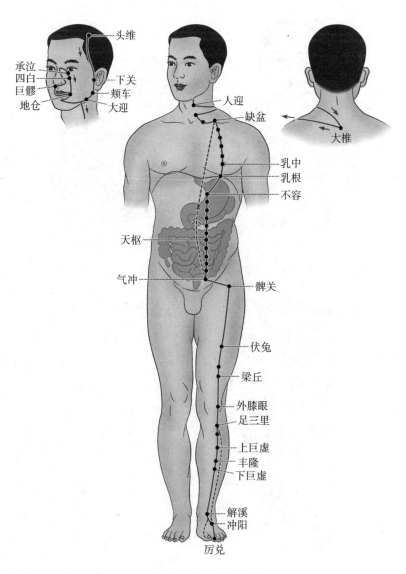

足阳明胃经经脉循行及穴位分布图

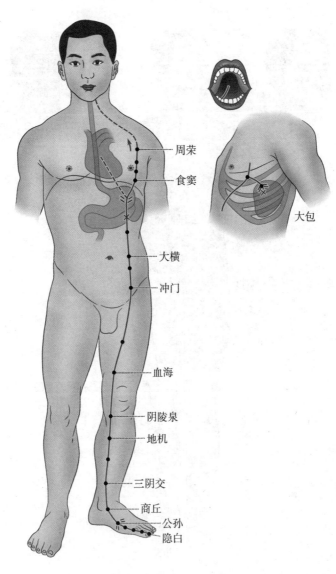

周荣

食窦

大包

大横

冲门

血海

阴陵泉

地机

三阴交

商丘

公孙

隐白

足太阴脾经经脉循行及穴位分布图

支脉：从胃别出→上膈→注心中，接手少阴心经。

2. 体表循行线

起于足大趾内侧端（隐白）→经内踝前缘→行下肢内侧正中线（内踝上8寸以下），大腿内侧前缘（内踝上8寸以上）→上腹→行于腹正中线旁开4寸、胸正中线旁开6寸→止于腋下第6肋间隙（大包）。

3. 联系的脏腑组织器官

脾、胃、心；食管、舌。

（五）手少阴心经

1. 手少阴经脉

由2条主脉和1条支脉构成。

主脉：第1支：起于心中→心系→膈→小肠；第2支：从心系→肺→腋下→上肢内侧后缘→肘中→掌中→小鱼际内侧→小指桡侧端→接手太阳小肠经。

支脉：从心系→食道→目系。

2. 体表循行线

起于腋窝部（极泉）→上肢内侧后缘→止于小指桡侧端（少冲）。

3. 联系的脏腑组织器官

心，小肠，肺；心系，食管，目系。

（六）手太阳小肠经

1. 手太阳经脉

由1条主脉和2条支脉构成。

主脉：起于手小指尺侧端→手背尺侧→腕→上肢外侧后缘→

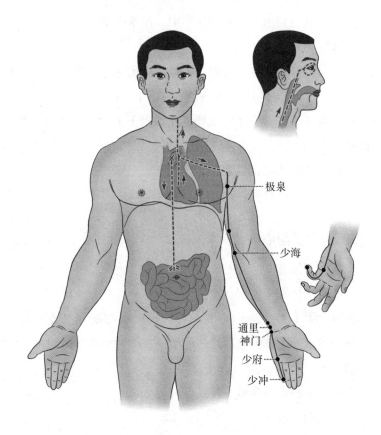

极泉

少海

通里
神门
少府
少冲

手少阴心经经脉循行及穴位分布图

肩部→绕肩胛骨→大椎→缺盆→络心→咽（食管）→膈→胃→属小肠。

支脉：从缺盆别出→颈→面颊→目外眦→入耳中。

支脉：从面颊别出→目眶下→目内眦→接足太阳膀胱经。

2.体表循行线

起于手小指尺侧端（少泽）→上肢外侧后缘→绕肩胛→颈→面颊→止于耳前（听宫）。

3. 联系的脏腑组织器官

小肠，心，胃；食管，膈，鼻，耳。

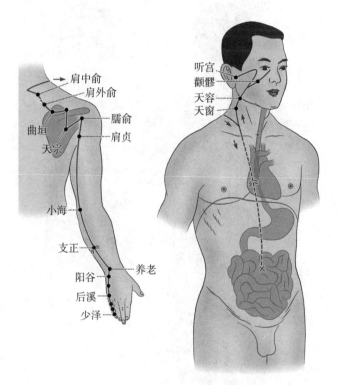

手太阳小肠经经脉循行及穴位分布图

（七）足太阳膀胱经

1. 足太阳经脉

由1条主脉和3条支脉构成。

主脉：起于目内眦→额→交头顶部→枕骨→络脑→下项→大椎→沿肩胛内侧背部第一侧线→腰中→肾→膀胱。

支脉：从巅别出→耳上角；

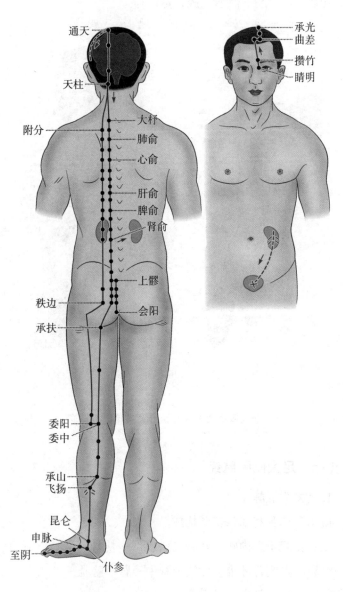

足太阳膀胱经经脉循行及穴位分布图

支脉：从腰别出→挟脊→沿肩胛内侧背部第一侧线→臀→沿大腿外侧后缘下行→腘窝；

支脉：从项部出→肩胛内侧背部第二侧线→髋关节→沿大腿后侧下行→与上一支脉会合于腘窝→沿小腿后正中线下行→外踝之后→沿小趾外侧止于小趾末端→接足少阴肾经。

2. 体表循行线

起于目内眦（睛明）→上行额部→经头顶→下项→项后→背部第一侧线（旁开后背正中线 1.5 寸）经背腰骶部 / 背部第二侧线（旁开后背正中线 3 寸）经背腰骶部→大腿后，合于腘窝→沿小腿外侧后缘下行→外踝后→沿足外侧止于小趾外侧端（至阴）。

3. 联系的脏腑组织器官

膀胱，肾；目，鼻，脑。

（八）足少阴肾经

1. 足少阴经脉

由 2 条主脉和 2 条支脉构成。

主脉：第 1 支：起于小趾之下→足心→舟骨粗隆之下→内踝之后→脚跟→小腿内侧后缘→腘窝内侧→大腿内侧后缘→贯脊→肾→膀胱；第 2 支：从肾→肝→膈→肺中→喉咙→舌根旁。

支脉：从肺别出→心→胸中→接手阴厥心包经；

支脉：从股内侧后缘大腿根出→耻骨联合上缘→腹中线两侧 0.5 寸→平脐 6 寸→斜上胸第五肋间→胸正中线 2 寸→锁骨下缘。

2. 体表循行线

起于足心（涌泉）→舟骨粗隆之下→内踝后→足跟→下肢内侧后缘→腹部前正中线旁开 0.5 寸→胸部前正中线旁开 2 寸→止于锁骨下缘（俞府）。

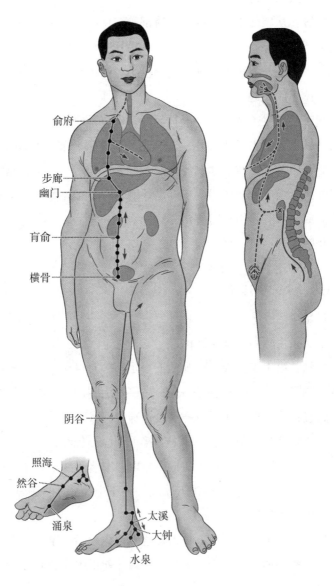

俞府

步廊
幽门

肓俞

横骨

阴谷

照海
然谷

涌泉

太溪
大钟

水泉

足少阴肾经经脉循行及穴位分布图

3.联系的脏腑组织器官

肾，膀胱，肝，肺，心；喉咙，舌根。

（九）手厥阴心包经

1.手厥阴经脉

由 1 条主脉和 2 条支脉构成。

主脉：起于胸中→心包→膈→三焦。

支脉：从胸别出→胁部→腋下 3 寸→腋窝下→上肢内侧中间→掌中→沿中指桡侧出于末端；

支脉：从掌中别出→沿无名指尺侧出于末端→接手少阳三焦经。

2.体表循行线

起于乳旁（天池）→上肢内侧中间、行于两筋之间→掌中→止于中指桡侧尖端（中冲）。

3.联系的脏腑组织器官

心包，三焦。

（十）手少阳三焦经

1.手少阳经脉

由 1 条主脉和 2 条支脉构成。

主脉：起于无名指尺侧端→前臂外侧尺桡之间→上臂外侧→肩后部→缺盆→膻中→心包→膈→三焦。

支脉：从膻中别出→出缺盆→肩部→大椎→上项→耳后→耳上角→面颊→目眶下；

支脉：从耳后别出→耳中→耳前→面颊→目外眦→接足少阳胆经。

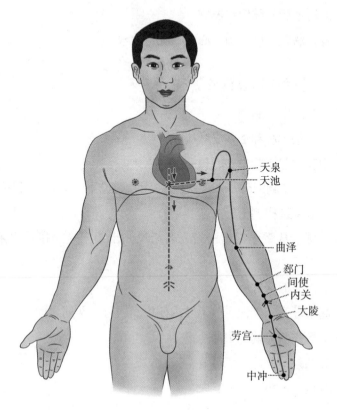

手厥阴心包经经脉循行及穴位分布图

2. 体表循行线

起于无名指尺侧末端（关冲）→沿手背第 4、5 掌骨之间→行于前臂外侧（尺骨与桡骨）中间→过肘尖→经上臂外侧中间→上达肩部→上颈→从耳后直上经耳上角→耳前→止于眉梢（丝竹空）

3. 联系的脏腑组织器官

三焦，心包；耳，目。

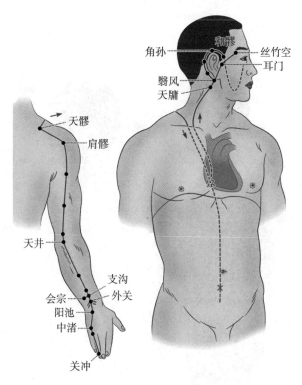

手少阳三焦经经脉循行及穴位分布图

（十一）足少阳胆经

1. 足少阳经脉

由 2 条主脉和 3 条支脉构成。

主脉：第 1 支：起于目外眦→额角→耳前→耳后→距头正中线 3 寸→额→眉上→枕骨下→颈侧面→肩→大椎→缺盆；第 2 支：缺盆→腋→侧胸→髋关节→大腿外侧→膝关节外缘→腓骨前→外踝前下方→足背外侧→足第 4 趾外侧端。

支脉：从耳后→耳中→耳前→目外眦后；

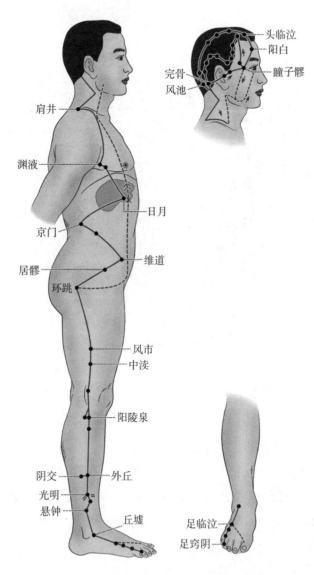

足少阳胆经经脉循行及穴位分布图

支脉：从目外眦→大迎→目眶下→颊车→颈→合于缺盆→膈→肝→胆→气街→髋关节环跳；

支脉：从足背上→足大趾外侧端→足大趾爪甲后→接足厥阴肝经。

2. 体表循行线

起于目外眦（瞳子髎）→从耳前→上至颞部→经耳后→颈项→下行胸腹侧面→至髋关节→下行下肢外侧中间→经外踝前下方→止于足第4趾外侧端（足窍阴）。

3. 联系的脏腑组织器官

胆，肝；目，耳。

（十二）足厥阴肝经

1. 足厥阴经脉

由2条主脉和2条支脉构成。

主脉：第1支：起于足大趾爪甲后方的丛毛处→足背第一、二跖骨间→内踝前1寸→小腿内侧中线→踝上8寸处交足太阴脾经之后→膝内侧→大腿内侧的中间→阴毛中→环绕阴器→少腹→挟胃→属肝→络胆→膈→胁肋→喉咙之后→鼻咽部→目系→额→头顶；第2支：阴器→髂前方→腹外侧→十一肋前→胸部→乳头直下第6肋间→散胁肋。

支脉：从目系→下颊里→环唇内；

支脉：从肝别出→膈→上注肺→接手太阴肺经。

2. 体表循行线

起于足大趾端（大敦）→足背→经内踝前→沿胫骨内侧面中央→膝内侧（曲泉）→经大腿内侧的中间→阴部→少腹→止于胁肋部（期门）。

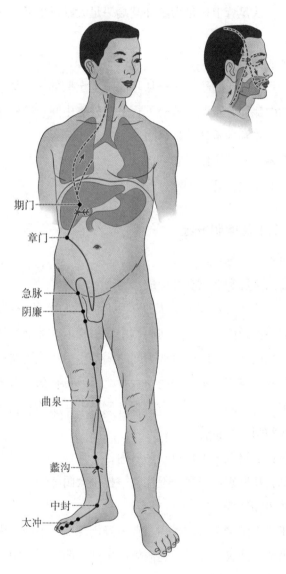

期门

章门

急脉

阴廉

曲泉

蠡沟

中封

太冲

足厥阴肝经经脉循行及穴位分布图

3. 联系的脏腑组织器官

肝，胆，胃，肺；阴器，膈，喉咙，目系。

第三节 奇经八脉

奇经八脉，即督脉、任脉、冲脉、带脉、阴跷脉、阳跷脉、阴维脉、阳维脉，有异于十二正经，故合称为"奇经八脉"。

一、奇经八脉的主要功能

（一）密切十二经脉的联系

不但与十二经脉交叉相接，加强十二经脉间的联系，补充十二经脉在循行分布上的不足，而且对十二经脉的联系还起到分类组合的作用，如督脉与手足六阳经交会于大椎而称"阳脉之海"。

（二）调节十二经脉的气血

奇经八脉具有涵蓄和调节十二经气血的功能。当十二经脉气血满溢时，就会流入奇经八脉，蓄以备用；当十二经脉气血不足时，奇经八脉中所涵蓄的气血则溢出给予补充。

（三）与某些脏腑关系密切

它在循行分布过程中与脑、髓、女子胞等奇恒之腑以及肾脏等有较为密切的联系。如督脉的"入颅络脑""行脊中"以及"属肾"；任、督、冲三脉，同起于胞中，相互交通等。

二、奇经八脉的循行部位和基本功能

（一）督脉循行与功能

1. 循行

起于胞中，下出会阴，沿脊柱里面上行，至项后风府穴处进入颅内，络脑，并由项沿头部正中线，经头顶、额部、鼻部、上唇，到上唇系带处。

分支：从脊柱里面分出，络肾。

分支：从小腹内分出，直上贯脐中央，上贯心，到喉部，向上到下颌部，环绕口唇，再向上到两眼下部的中央。

2. 基本功能

调节阳经气血，为"阳脉之海"；反映脑、髓和肾的功能。

（二）任脉循行与功能

1. 循行

起于胞中，下出会阴，经阴阜，上行至关元穴，沿腹部和胸部正中线上行，至咽喉，上行至下颌部，环绕口唇，沿面颊，分行至目眶下。

分支：由胞中别出，与冲脉相并，行于脊柱前。

2. 基本功能

调节阴经气血，为"阴脉之海"；任主胞胎，与女子月经来潮及妊养、生殖功能有关。

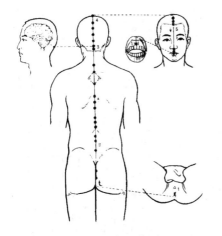

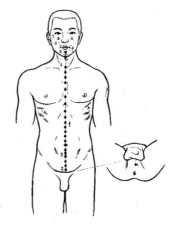

督脉循行示意图　　　　　　任脉循行示意图

（三）冲脉的循行与功能

1. 循行

起于胞中，下出会阴，从气街部起与足少阴经相并，挟脐上行。散布于胸中，再向上行，经喉，环绕口唇，到目眶下。

分支：从少腹输注于肾下，浅出气街，沿大腿内侧进入腘窝，再沿胫骨内缘，下行到足底。

分支：从内踝后分出，向前斜入足背，进入大趾。

分支：从胞中分出，向后与督脉相通，上行于脊柱内。

2. 基本功能

调节十二经气血，为"十二经脉之海"或"血海"；与女子月经及生殖功能有关。

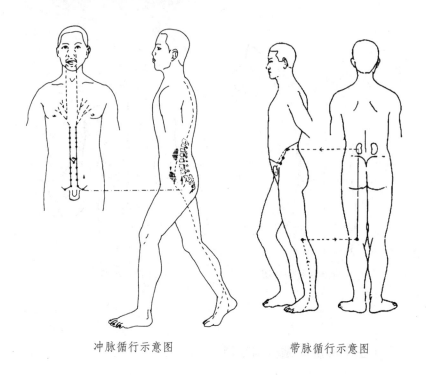

冲脉循行示意图　　　　　　带脉循行示意图

（四）带脉的循行与功能

1. 循行

起于季胁，斜向下行到带脉穴，绕身一周，环行于腰腹部。并于带脉穴处再向前下方，沿髂骨上缘斜行到少腹。

2. 基本功能

约束纵行诸经，主司妇女带下。

（五）阴跷脉的循行与功能

1. 循行

阴跷脉起于内踝下足少阴肾经的照海穴，沿内踝后直上小腿、大腿内侧，经前阴，沿腹、胸进入缺盆，出行于人迎穴之前，经鼻旁，到目内眦，与足太阳经、阳跷脉会合。

2. 基本功能

主司下肢运动，司眼睑开合。

（六）阳跷脉的循行与功能

1. 循行

阳跷脉起于外踝下足太阳膀胱经的申脉穴，沿外踝后上行，经小腿、大腿外侧，再向上经腹、胸侧面与肩部，由颈外侧上挟口角，到达目内眦，与手足太阳经、阴跷脉会合，再上行进入发际，向下到达耳后，与足少阳胆经会合于项后。

2. 基本功能

主司下肢运动，司眼睑开合。

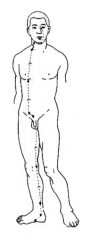
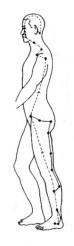

阴跷脉循行示意图　　　　　阳跷循行示意图

（七）阴维脉的循行与功能

1. 循行

阴维脉起于小腿内侧足三阴经交会之处，沿下肢内侧上行，至腹部与足太阴脾经同行，到胁部与足厥阴肝经相合，然后上行至咽喉，与任脉相会。

2. 基本功能

维系全身经脉，阴维有维系、联络全身阴经的作用。

（八）阳维脉的循行与功能

1. 循行

阳维脉起于外踝下，与足少阳胆经并行，沿下肢外侧向上，经躯干部后外侧，从腋后上肩，经颈部、耳后，前行到额部，分布于头侧及项后，与督脉会合。

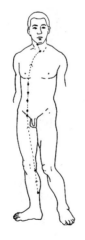 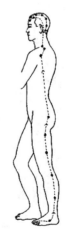

阴维脉循行示意图　　　　　阳维脉循行示意图

2. 基本功能

维系全身经脉，阳维有维系、联络全身阳经的作用。

第四节　经别、别络、经筋、皮部

一、经别

经别，即别行的正经。十二经别，是从十二经脉别行分出，深入躯体深部，循行于胸腹及头部的重要支脉。

循行分布特点 {
"离"：从四肢肘膝以上部位别出

"入"：走入体腔脏腑深部，呈向心性循行

"出"：浅出体表，而上头面

"合"：阴经的经别合于相表里的阳经经别，然后一并注入六条阳经
}

每一对相表里的经别组成一"合"，这样十二经别分手足三阴、三阳共组成六对，称为"六合"。

（一）生理功能

1. 加强十二经脉表里两经在体内的联系

十二经别进入体腔后，表里两经的经别是相并而行的；浅出体表时，阴经经别又都合入阳经经别，一起注入体表的阳经，加强了十二经脉表里经之间的关系。

2. 加强体表与体内、四肢与躯干的向心性联系

十二经别一般都是从十二经脉的四肢部分分出，进入体内后又都呈向心性运行，这对扩大经络的联系以及加强由外向内的信息传递，起到重要作用。

3. 加强了十二经脉和头面部的联系

六条阳经分布于头面部，而十二经别中不仅六条阳经的经别循行于头面部，六条阴经的经别亦上达头部。

4. 扩大十二经脉的主治范围

十二经别的循行，使十二经脉的分布和联系的部位更加广泛，从而也扩大了十二经脉的主治范围。如足太阳膀胱经并不到达肛门，但是其经别却"别入于肛"，故承山、承筋等，可治肛门疾病。

5. 加强足三阴、足三阳经脉与心脏的联系

足三阴、足三阳的经别上行经过腹、胸，除加强了腹腔内脏腑的表里联系外，又都与胸腔内的心脏相联系。因此，十二经别对于分析腹腔内脏与心的生理、病理联系，有重要的意义。

（二）循行部位

见"经筋"。

二、别络

络脉，是经脉的小分支，有别络、浮络、孙络之分。别络是络脉中较大者，有本经别走邻经之意，具有加强十二经脉相为表里的两经之间在体表的联系，并能通达某些正经所没有到达的部位，可补正经之不足，还有统领一身阴阳诸络的作用。一般认为别络有15支，即十二正经与任、督二脉各有1支别络，加上脾之大络，合称"十五别络"。但《内经》有"胃之大络，名曰虚里"之论，若加之则有16支别络。

孙络，是最细小的络脉，属络脉的再分支，分布全身，难以

计数。即《灵枢·脉度》所谓"络之别者为孙"。孙络在人体内有"溢奇邪""通荣卫"的作用。

浮络，是循行于人体浅表部位，"浮而常见"的络脉。其分布广泛，没有定位，起着沟通经脉，输达肌表的作用。

（一）生理功能

别络有一定的分布部位，因此也有别于其他经脉的功能特点。

1. 加强十二经脉表里两经在体表的联系

别络和经别都有加强表里两经联系的作用，但有一定的区别。

别络与经别的分布与功能

特点	别络	经别
分布特点	从四肢肘膝关节以下分出，大多分布于体表，虽然也有进入胸腹腔和内脏的，但都没有固定的属络关系	经别多从四肢肘膝关节以上分出，循行多深入体腔深部，尔后浅出体表
联系部位	着重沟通体表的阳经和阴经	既能密切表里经在体内的沟通连接，又能加强其脏腑属络关系
表里关系	阴经与阳经相互交通而联络	阴经经别会合于阳经经别，以阴经归并于阳经的方式进行联系，突出了阳经的统率作用
治疗特点	有络穴，并有所主病症，在针刺选穴上有特殊意义	没有所属穴位，也没有所主病症

2. 加强人体前、后、侧面统一联系，统率其他络脉

督脉的别络散布于背部，其脉气还散于头，别走太阳；任脉的别络散布于腹部；脾之大络散布于胸胁部。故别络可加强十二经脉及任、督二脉与躯体组织的联系，尤其是加强人体前、后、侧面的联系，并统率其他络脉以渗灌气血。

3. 渗灌气血以濡养全身

孙络、浮络等小络脉从别络等大的络脉分出后，愈分愈细，呈网状分布，其脉气也逐渐细小，密布全身，与全身各组织发生紧密联系。循行于经脉中的气血，通过别络的渗灌作用注入孙络、浮络，并逐渐扩散到全身而起濡养作用。

（二）循行部位

见"经筋"。

三、经筋

经筋，是十二经脉之气结、聚、散、络于筋肉、关节的体系，又称"十二经筋"，受十二经脉气血的濡养和调节。

（一）生理功能

经筋多附于骨和关节，具有约束骨骼、主司关节运动的功能。如《素问·痿论》说："宗筋主束骨而利机关也。"除附于骨骼外，经筋还满布于躯体和四肢的浅部，对周身各部分的脏器组织能起到一定的保护作用。

（二）循行部位

手太阴络脉、经别、经筋概要

名称	循行要点
手太阴络脉（列缺）	起于腕关节上方1寸半处，走向手阳明经脉，散布在大鱼际部
手太阴经别	别入于腋下，入体腔后走向肺脏，散于大肠，当扶突穴处合于手阳明经脉
手太阴经筋	起于大指之上，结于鱼际、肘中、肩峰前方、缺盆、胸部

手阳明络脉、经别、经筋概要

名称	循行要点
手阳明络脉（偏历）	起于腕关节后 3 寸处，走向手太阴经脉，其支脉向上沿着臂膊，过肩峰部，上行到下颌角部，布于牙齿根部；另一支脉进入耳中，与耳内所聚集的各条经脉（宗脉）会合
手阳明经别	在肩峰处别出，从第七颈椎处进入体腔，下行走向大肠，属于肺脏，向上沿喉咙，出于缺盆部，会合于手阳明经脉
手阳明经筋	起于食指端，结于腕背部、肘外侧、肩峰部；经肩胛部、面颊，结于鼻旁颧部；上左侧额角者，结络于头部向下至右侧下颌

足阳明络脉、经别、经筋概要

名称	循行要点
足阳明络脉（丰隆）	起于外踝上 8 寸处，走向足太阴经脉，联络头项、咽喉
足阳明经别	上行入腹腔，属胃，散于脾，上通于心，联络咽、口、目系，合于足阳明经
足阳明经筋	起于足中趾，结于足背、膝外侧、大腿、阴器、缺盆、挟口旁，结于鼻，并合足太阳经筋

足太阴络脉、经别、经筋概要

名称	循行要点
足太阴络脉（公孙）	起于第一跖趾关节后方 1 寸处，走向足阳明经，一支脉向上入腹，联络肠、胃
足太阴经别	别于大腿前，至气冲穴处与足阳明经别相合并行，联系脾、胃，结于咽喉，贯舌本
足太阴经筋	起于足大趾内侧端，结于踝、膝内辅骨、髀，聚阴器，结于脐、肋，散于胸部

手少阴络脉、经别、经筋概要

名称	循行要点
手少阴络脉（通里）	起于腕横纹上 1 寸处，分出上行，沿本经进入心中，向上联系舌根，归属目系，走向手太阳经脉
手少阴经别	别入于腋下两筋之间，属于心，走向喉咙，浅出面部，与手太阳经合于目内眦
手少阴经筋	起于手小指内侧，结于豌豆骨、肘内侧后缘、胸部

手太阳络脉、经别、经筋概要

名称	循行要点
手太阳络脉（支正）	起于腕关节上方5寸处，向内注入手少阴经脉，支脉上行经肘部，上络于肩髃穴部
手太阳经别	别于肩关节，下行入于腋窝，走向心脏，连系小肠
手太阳经筋	起于小指之上，结于腕、肘内锐骨之后、腋下。支者，绕肩胛，结于耳后完骨；分支入耳中；直行出于耳上，下结于颔，上连属目外眦

足太阳络脉、经别、经筋概要

名称	循行要点
足太阳络脉（飞扬）	起于外踝后，昆仑穴直上7寸处，走向足少阴经脉
足太阳经别	别入于腘中，一支在骶骨下5寸处分出，进入肛门，属于膀胱，散布联络肾脏，沿脊柱两旁的肌肉，到心脏部进入散布开；直行的一支，循脊部两旁的肌肉上行，进入项部，仍归属于足太阳经
足太阳经筋	起于足小趾，上结于外踝；斜上结于膝部；下方沿足外侧结于足跟，向上结于腘部；其分支结于小腿，上向腘内侧，与腘部一支并行上结臀部；向上夹脊，上后项；分支入结于舌根。直行者结于枕骨，上向头顶，颜面，结于鼻部。分支形成"目上纲"，下结于鼻旁。背部分支，从腋后外侧，结于肩髃部；一支进入腋下，上出缺盆，结于完骨；再有分支从缺盆出来，斜上结于鼻旁

足少阴经别、经筋概要

名称	循行要点
足少阴络脉（大钟）	从大钟穴分出，在足内踝后绕足跟，走向足太阳经；其支脉与足少阴肾经上行的经脉相并上行，走到心包下，再向外贯穿腰脊
足少阴经别	从足少阴经脉的腘窝部分出，与足太阳的经别相合并行，上至肾，在14椎（第2腰椎）处分出，归属带脉；直行的一条继续上行，系舌根，再浅出项部，脉气注入足太阳经经别
足少阴经筋	起于小趾下，同足太阴经筋并斜行内踝下方，结于足跟，与足太阳经筋会合，向上结于胫骨内踝下，同足太阴经筋一起向上，沿大腿内侧，结于阴部，循膂内挟脊，向上至项，结于枕骨，与足太阳经筋会合

手厥阴络脉、经别、经筋概要

名称	循行要点
手厥阴络脉（内关）	起于腕关节上方2寸处，出于两筋间，走向手少阳经脉，分支沿经脉向上联系心包，散布于心系
手厥阴经别	别入于腋下3寸，入体腔后分别联属三焦，向上经喉咙，出于耳后，约当天牖穴处与手少阳经别合于手少阳三焦经
手厥阴经筋	起于中指，与手太阴经筋并行，结于肘内侧，上经上臂内侧，结于腋下，向下散布于胁肋的前后；其分支进入腋内，散布于胸中，结于膈

手少阳络脉、经别、经筋概要

名称	循行要点
手少阳络脉（外关）	在腕关节后2寸处分出，绕行于臂膊的外侧，进入胸中，与手厥阴心包经会合
手少阳经别	从手少阳经脉的头顶部分出，向下进入锁骨上窝，经过上、中、下三焦，散布于胸中
手少阳经筋	起于无名指末端，结于腕背，向上沿前臂结于肘部，上绕上臂外侧缘上肩，走向颈部，合于手太阳经筋。其分支当下颌角处进入，联系舌根；另一支从下颌角上行，沿耳前，连属目外眦，上经额部，结于额角

足少阳络脉、经别、经筋概要

名称	循行要点
足少阳络脉（光明）	在外踝上5寸处，走向足厥阴经脉，向下联络足背
足少阳经别	从足少阳经脉在大腿外侧循行部位分出，绕过大腿前侧，进入毛际，同足厥阴的经别会合，上行进入季胁之间，沿胸腔里，归属于胆，散布而上达肝脏，通过心脏，挟食道上行，浅出下颌、口旁，散布在面部，系目系，当目外眦部，与足少阳经脉会合
足少阳经筋	起于第四趾，向上结于外踝，上行沿胫外侧缘，结于膝外侧；其分支另起于腓骨部，上走大腿外侧，前边结于"伏兔"，后边结于骶部。直行者，经季胁，上走腋前缘，系于胸侧和乳部，结于缺盆。直行者，上出腋部，通过缺盆，行于太阳经筋的前方，沿耳后，上额角，交会于头顶，向下走向下颌，上结于鼻旁；分支结于目外眦，成"外维"

足厥阴络脉、经别、经筋概要

名称	循行要点
足厥阴络脉（蠡沟）	在内踝上5寸处，走向足少阳经脉；其支脉，经过胫骨部，上行到睾丸，结聚在阴茎处
足厥阴经别	从足厥阴经脉的足背处分出，上行至毛际，与足少阳的经别会合并行
足厥阴经筋	起于大趾上边，向上结于内踝之前，沿胫内向上结于胫骨内踝之下，向上沿大腿内侧，结于阴部，联络各经筋

督脉别络概要

名称	循行要点
督脉络脉（长强）	挟脊柱两旁上行到项部，散布头上；下行的络脉，正当肩胛部开始，向左右分别走向足太阳经，深入脊柱两旁的肌肉（膂）

任脉别络概要

名称	循行要点
任脉络脉（鸠尾）	从鸠尾穴分出，自胸骨剑突下行，散布于腹部

脾之大络别络概要

名称	循行要点
脾之大络络脉（大包）	从大包穴分出，浅出于渊腋穴下3寸处，散布于胸胁部

四、皮部

皮部，是十二经脉之气在体表皮肤一定部位的反映区，故称"十二皮部"。皮部受十二经脉及其络脉气血的濡养滋润而维持正常功能。皮部位于人体最浅表部位，与外界直接接触，对外界变化具有调节作用，并依赖布散于体表的卫气，发挥其抗御外邪的作用。

第五节　经络的生理功能和应用

一、经络的生理功能

经络具有沟通联系、感应传导、运行气血及调节功能平衡等基本功能。

（一）沟通联系作用

人体全身内外、上下、前后、左右之间的相互联系，脏腑、形体、官窍各种功能的协调统一，主要是依赖经络的沟通联系作用实现的。经络的沟通联系作用主要表现为以下几个方面。

1. 脏腑与体表的联系

外周体表的筋肉、皮肤组织及肢节等，通过十二经脉的内属外连而与内在脏腑相互沟通。《灵枢·海论》说："夫十二经脉者，内属于腑脏，外络于肢节。"这种联系说明体表的一定部位和体内的不同脏腑之间的内外统一关系，以及周身体表肢节与体内脏腑的整体性联系。

2. 脏腑与官窍之间的联系

十二经脉内属于脏腑，在循行分布过程中，又经过口、眼、耳、鼻、舌及二阴等官窍。如《灵枢·邪气藏府病形》说："十二经脉，三百六十五络，其血气皆上于面而走空窍。"脏腑的生理功能和病理变化便可以通过经络反映于相应的官窍。

3. 脏腑之间的联系

十二经脉中，每一经都分别属络一脏和一腑，这是脏腑相合理论的主要结构基础，某些经脉除属络特定内脏外，还联系多个脏腑。

4. 经脉之间的联系

十二经脉有一定的衔接和流注规律，除了依次首尾相接如环无端外，还有许多交叉和交会。无论表里经、同名经和异名经之间，都存在着经脉相互贯通，内部气血相互交流的关系，尤以表里经更为突出。

（二）运行气血作用

经络运输渗灌气血的作用，体现为经脉作为运行气血的主要通道而具有运输气血的作用，以及络脉作为经脉的分支而具有布散和渗灌经脉气血到脏腑、形体、官窍及经络自身的作用。各脏腑、形体、官窍及经络自身，得到气血的充分濡养，则能发挥其各自的功能。

（三）感应传导作用

感应传导，是指经络系统具有感应及传导针灸或其他刺激等各种信息的作用。如对经穴刺激引起的感应及传导，通常称为"得气"，即局部有酸、麻、胀的感觉及沿经脉走向传导，就是经络感应传导作用的体现。经络的感应传导作用，是通过运行于经络之中的经气对信息的感受负载作用而实现的。

（四）调节功能平衡作用

经络系统通过其沟通联系、运输渗灌气血作用及其经气的感受和负载信息的作用，对各脏腑、形体、官窍的功能活动进行调节，使人体复杂的生理功能相互协调，维持阴阳动态平衡状态。《灵枢·经脉》说:"经脉者,所以能决死生,处百病,调虚实。"经络的调节作用,可促使人体功能活动恢复平衡协调。针刺有关经脉穴位,可以对脏腑功能产生调节作用,而且在患病情况下尤为明显。如针刺足阳明胃经的足三里穴,可调节胃的功能。当胃的功能低下时给予轻刺激,可增强胃气;当邪滞胃中,可泻其有余。可见,经络的调节作用是一种良性的双向调节作用。

二、经络学说的应用

经络学说不仅可以说明人体的生理功能,而且在阐释疾病病机变化,指导疾病诊断与治疗方面,也具有极为重要的价值。

(一)阐释病机变化

经络的功能正常,则联系调节、感应传导等功能正常,能运行气血、濡养脏腑组织,起着抗御外邪、保卫机体的作用。但在患病状态下,经络又是病邪传注的途径。

1. 外邪由表传里的途径

由于经络内属于脏腑,外布于肌表,因此当体表受到病邪侵袭时,可通过经络由表及里、由浅入深,逐次向里传变而波及脏腑。《素问·缪刺论》说:"夫邪之客于形也,必先舍于皮毛;留而不去,入舍于孙脉;留而不去,入舍于络脉;留而不去,入舍于经脉,内连五脏,散于肠胃。"指出经络是外邪从皮毛腠理内传于脏腑的途径。如外邪侵袭肌表,初见发热恶寒、头身疼痛等,因肺合皮毛,表邪不解,久之则内传于肺,出现咳嗽、胸闷、胸痛等症状。肺经和大肠经相互络属,故而又可伴有腹痛、腹泻或大便燥结等大肠病变。

2. 体内病变反映于外的途径

由于内在脏腑与外在形体、官窍之间通过经络密切相连，故脏腑病变可通过经络的传导反映于外。如《灵枢·九针十二原》说："五脏有疾也，应出十二原，而原各有所出。明知其原，睹其应，而知五脏之害矣。"临床上可用经络学说阐释五脏六腑病变所出现的体表特定部位或相应官窍的症状和体征，并可用"以表知里"的思维方法诊察疾病。如足厥阴肝经绕阴器，抵小腹，布胁肋，上连目系，故肝气郁结可见两胁及少腹痛，肝火上炎易见两目红赤，肝经湿热多见阴部湿疹瘙痒等。又如足阳明胃经入上齿中，手阳明大肠经入下齿中，故胃肠积热可见齿龈肿痛；足少阳胆经入耳中，故胆火上扰可致耳暴鸣或暴聋；手少阴心经之别络上达于舌，故心火上炎可见舌尖碎痛或口舌生疮；足少阴肾经别入跟中，故肾精亏虚可见足跟部绵绵作痛。

3. 脏腑病变相互传变的途径

脏腑病变的相互传变，亦可用经络理论来解释。由于脏腑之间有经脉相互联系，所以一脏腑的病变可以通过经络传到另一脏腑。如足厥阴肝经属肝、挟胃，故肝病可以影响到胃，又"注肺中"，所以肝火又可犯肺；足少阴肾经"入肺""络心"，所以肾水泛滥，可以"凌心""射肺"；足太阴脾经"注心中"，脾失健运则心血不充。再如手少阴心经和手太阳小肠经相互络属，故心火热盛可移于小肠而致小便黄赤，甚则尿血。足厥阴肝经和足少阳胆经相互络属，故肝气郁结或上逆，可致胆汁排泄障碍，逆于上而口苦，甚至溢于肌肤而为黄疸。

（二）指导疾病的诊断

经络循行起止有一定的部位，并属络相应脏腑，内脏的疾病可通过经络反映于相应的形体部位。根据经脉的循行部位和所属络脏腑的生理病理特点来分析各种临床表现，可推断疾病发生在何经、何脏、何腑，并且可根据症状的性质和先后次序来判断病情的轻重及发展趋势。

1. 循经诊断

循经诊断，即根据疾病表现的症状和体征，结合经络循行分布部位及其属络脏腑进行诊断。例如两胁疼痛，多为肝胆疾病；缺盆中痛，常为肺病表现；在胸前"虚里"处疼痛，痛连左手臂及小指，则应考虑真心痛等心脏疾病。有些脏腑经络的疾病反映在经络循行部位时并没有上述征象，需要医生切、按、触摸，甚至要借助多种仪器才能检测出其异常反应。如在临床实践中，发现一些患者在经络循行通路上，或经气聚结的某些穴位处，有明显的压痛，或有条索状、结节状反应物，或局部皮肤的色泽、形态、温度等等发生变化。根据这些病理反应，可辅助病证的诊断。如中府穴压痛或肺俞穴出现梭状或条索状结节，显示肺脏的疾病；阑尾穴明显压痛，多为肠痈。有的压痛还与疾病的证型有关。如阳明经头痛在阳白穴压痛，太阳经头痛在天柱穴压痛；高血压性头痛在期门穴压痛者多为肝火上炎，在京门穴压痛者多为肾阴亏损。此外，还有大量研究资料表明，足太阳膀胱经的背俞穴的阳性反应均与相应脏腑的病变呈对应关系。

2. 分经诊断

分经诊断，即根据病变所在部位，详细区分疾病所属经脉进行诊断。如头痛，痛在前额者，多与阳明经有关；痛在两侧者，则与少阳经有关；痛在后头及项部，多为太阳经病变；痛在巅顶，主要与厥阴经有关。又如牙痛，上牙痛，病在足阳明胃经；下牙痛，病在手阳明大肠经。此外，《伤寒论》的六经辨证，也是在经络学说的基础上发展起来的辨证体系。

经络学说在疾病诊断中还有多方面的应用，如观察小儿手指络脉，依据络脉的颜色、长短及结聚状态来进行判断，青色主寒主痛，赤色主热，络脉小短主气虚，络脉结聚主血瘀等。

（三）指导疾病的治疗

经络学说被广泛用于指导临床各科疾病的治疗，是针灸、推拿及药物疗法的理论基础。

1.指导针灸推拿治疗

针灸、推拿疗法，是以经络学说作为理论基础的常用治病及保健方法。经络能够通行气血，沟通上下内外，联络脏腑、形体、官窍，感应传导信息，协调阴阳，同时又是病邪入侵和疾病传变的通道。利用经络的这些特性，用针灸、推拿等多种方式刺激腧穴，以达到调理经络气血及脏腑功能，扶正祛邪的治疗目的。由于经络在人体分布上呈密切联系的网状结构，因而针灸推拿在治疗学中也呈整体性调节的特点，即刺激腧穴可在不同水平上同时对机体多个器官、系统的正常或异常功能产生影响。例如在针刺麻醉产生镇痛效应时，还对有关系统的功能实施多方面的调节，因而减少手术中的干扰，血压、脉搏维持稳定，同时术后切口疼痛程度轻，合并症少，恢复加快。因此，针灸的调节作用大多不是直接针对致病因子或病变组织，而主要是通过调节体内失衡的经络气血和脏腑功能而实现的，是一种既可纠正异常的功能状态，又较少干扰正常生理功能的治疗方式。

针灸处方中的配穴原则，是以经络学说为指导的。经络是按一定部位循行分布的，所以取穴的基本原则是"循经所过，主治所及"。又由于经络循行有交叉纵横、错综分布的现象，所以有变通的取穴原则。常用的循经取穴、十二经表里配穴、输募配穴、阴阳配穴以及某些特定的配穴法，都以经络的循行为依据。

此外，目前广泛应用于临床的针刺麻醉，以及电针、耳针、头针、穴位注射、穴位结扎、穴位埋线等治疗方法，同样是在经络学说指导下创立和发展起来的。这些疗法的发展和应用，又进一步充实和发展了经络学说。

2. 指导药物治疗

中药口服和外用治疗，是以经络为通道，以气血为载体，通过经络的传输，到达病所而发挥治疗作用的。

药物的四气五味理论，与经络学说的关系十分密切。经络的十二经脉病候，按经脉、脏腑、病证的寒热虚实进行总结归纳，对后世按脏腑经络辨证论治，应用药物的四气五味理论针对病证遣药等有很大的启发作用。

在临床中，不同的脏腑经络病证，对药物有特殊的要求和选择，这就产生了药物归经理论。北宋·寇宗奭在前人五味入五脏、五味走五体、五色补五脏等认识的基础上提出该理论，可把药物的特殊功效更加细微地反映出来，从而更准确地指导治疗临床上复杂多变的病证。同是泻火药，可以将其再细分，如黄连泻心火，黄芩泻肺火、大肠火，柴胡泻肝胆火、三焦火，白芍泻脾火，知母泻肾火，木通泻小肠火，石膏泻胃火。

归经理论的产生又进一步促使引经报使药的出现。金·张元素根据经络学说，在药物归经基础上倡导分经用药，并创立"引经报使"理论。引经，即某些药物能引导其他药物选择性地治疗某经、某脏的病，如《汤液本草·细辛》说："太阳则羌活，少阳则细辛，阳明则白芷，厥阴则川芎、吴茱萸，少阳则柴胡。"报使，则略同药引，因方剂不同而分别选用。如以酒为引者，取其活血引经；以姜为引者，取其走表祛寒；以大枣为引者，取其补血健脾；以莲子为引者，取其清心养胃和脾。归经理论使得药物运用更为灵活多变，反映了临床用药的一些特殊规律。

方剂是临床防治疾病所采用的中药组合，即是按照君、臣、佐、使组方原则，针对疾病证候性质配伍而成的中药处方。经络学说是指导方剂组成的主要理论之一。如交泰丸由黄连、肉桂组成，仅从药性分析，黄连苦寒，主要功效是泻火解毒、清热燥湿；肉桂性味辛甘、大热，主要功效是温肾壮阳、温中祛寒。但由于黄连入心、脾、胃经，能清心以泻上亢之火，肉桂入肾、肝、脾经，配之能温肾以蒸肾阴上济，如此则肾阴升而心火降，即所谓引火归原。故黄连、肉桂合用，能使水火升降交济，以治疗心肾不交的失眠等病证。再如，因肺、脾、肾三脏发生病变时均能产生水肿，根据水肿的病因病机，分别选用归脾经的白术、归肾经的猪苓和归肺经的通草等，体现了针对同一病证却不同病因病机的用药方法。

临床上，不论是药物配伍的变化，还是药物、药量的加减，都要按病情的需要来加减化裁，又须以经络理论为指导，才能变化得当，从而执简驭繁地治疗复杂病证。

第五章

体　质

第一节　体质学说概述

体质影响着人对自然、社会环境的适应能力和对疾病的抵抗能力，以及发病过程中对某些致病因素的易感性和病变过程中疾病发展的倾向性等，还影响着某些疾病的证候类型和对治疗措施的反应性，因而使人体的生、老、病、死等生命过程带有明显的个体特异性。重视对体质的研究，既有助于从整体上把握个体的生命特征，还有助于分析疾病的发生、发展和演变规律，对诊断、治疗、预防疾病及养生康复均有重要意义。

一、体质的概念

（一）体质的基本概念

体质是指在先天禀赋和后天获得的基础上形成的形态结构、生理功能、心理状态方面相对稳定的个体化特性。在生理上表现为功能、代谢以及对外界刺激反应等方面的个体差异；在病理上表现为对某些病因和疾病的易感性或易罹性，以及产生病变的类型与疾病传变转归中的某种倾向性。每个人都有自己的体质特点，人的体质特点或隐或显地体现于健康或疾病过程中。

（二）体质的构成

体质由形态结构、生理功能和心理特征三个方面的差异性构成。体质概念之"体"，是具有生命活力的形体，它包括了形、神两方面的内容。一定的形态结构必然产生出相应的生理功能和心理特征，而良好的生理功能和心理特征是正常形态结构的反映，二者相互依存，相互影响，综合体现在体质的固有特征中。

1. 形态结构的差异性

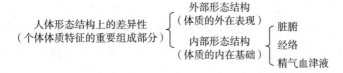

体表形态最为直观，故备受古今中外体质研究者重视。因此，形态结构在内部结构完好、协调的基础上，主要通过身体外形体现出来，它以躯体形态为基础，并与内部脏器结构有密切的关系，故人的体质特征首先表现为体表形态、体格、体型等方面的差异。

体表形态
- 体格：身体各部分的尺寸、形状、匀称程度，以及体重、胸围、肩宽、骨盆宽度和皮肤与皮下软组织
- 体型：身体各部位大小比例的形态特征，是衡量体格的重要指标。中医观察体型，主要观察形体之肥瘦长短、皮肉之厚薄坚松、肤色之黑白苍嫩的差异等
- 体重
- 性征
- 体姿
- 面色、毛发、舌象、脉象等

2. 生理功能的差异性

形态结构是产生生理功能的基础，个体不同的形态结构特点

决定着机体生理功能及对刺激反应的差异，而机体生理功能的个性特征，又会影响其形态结构，引起一系列相应的改变。人体的生理功能是其内部形态结构完整性、协调性的反映，是脏腑、经络及精气血津液等功能的体现。

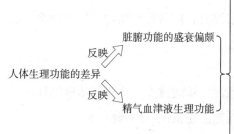

人体生理功能的差异　——反映——>　脏腑功能的盛衰偏颇　涉及人体消化、呼吸、血液循环、水液代谢、生长发育、生殖、感觉运动、精神意识思维等各方面功能的强弱差异

——反映——>　精气血津液生理功能　涉及心率、心律、面色、唇色、脉象、舌象、呼吸状况、语言的高低、食欲、口味、体温、对寒热的喜恶、二便情况、性功能、生殖功能、女子月经情况、形体的动态及活动能力、睡眠状况、视听觉、触嗅觉、耐痛的程度、皮肤肌肉的弹性、须发的多少和光泽

3. 心理特征的差异性

心理是指客观事物在大脑中的反映，是感觉、知觉、情感、记忆、思维、性格、能力等的总和，属于中医学"神"的范畴。形与神是统一的整体，体质是特定的形态结构、生理功能与相关心理状况的综合体，形态、功能、心理之间具有内在的相关性。某种特定的形态结构总是表现为某种特定的心理倾向。

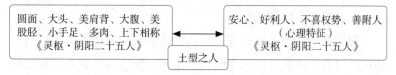

圆面、大头、美肩背、大腹、美股胫、小手足、多肉、上下相称　《灵枢·阴阳二十五人》　<——>　土型之人　<——>　安心、好利人、不喜权势、善附人（心理特征）《灵枢·阴阳二十五人》

人的心理特征不仅与形态、功能有关，而且与不同个体的生活经历以及所处的社会文化环境有着密切的联系。所以即便为同种形态结构和生理功能者，也可以表现为不同的心理特征。如《灵枢·阴阳二十五人》中，每一种类型的形态结构、功能有五种不同的心理倾向，木、火、土、金、水五种类型形态结构特征

的人共有二十五种心理类型。

一定的形态结构与生理功能 ⇄(基础/影响) 心理特征 —→ 行为特征 { 人格 气质 性格 }

（三）体质的评价

当评价一个人的体质状况时，应从形态结构、生理功能及心理特征方面进行综合考虑。

1. 体质的评价指标

（1）身体的形态结构状况：体表形态、体格、体型等外在的直观表现及内部的结构和功能的完整性、协调性。

（2）身体的功能水平：机体的新陈代谢和各脏腑系统的功能。

（3）身体的素质及运动能力水平：速度、力量、耐力、灵敏性、协调性及走、跳、跑、投、攀越等身体的基本活动能力。

（4）心理的发育水平：智力、情感、行为、感知觉、个性、性格、意志等方面。

（5）适应能力：对自然环境、社会环境和各种精神心理环境的适应能力及对病因、疾病损害的抵抗、调控与修复能力。

2. 理想健康体质的标志

理想体质是指人体在充分发挥遗传潜力的基础上，经过后天的积极培育，使机体的形态结构、生理功能、心理状态及对环境的适应能力等各方面得到全面发展，处于相对良好的形态，即形神统一的状态。其具体标志主要有如下几点。

（1）身体发育良好，体格健壮，体型匀称，体重适当。

（2）面色红润，双目有神，须发润泽，肌肉、皮肤有弹性。

（3）声音洪亮有力，牙齿清洁坚固，双耳聪敏，脉象和缓均匀，睡眠良好，二便正常。

（4）动作灵活，有较强的运动与劳动等身体活动能力。

（5）精力充沛，情绪乐观，感觉灵敏，意志坚强。

（6）处事态度积极，镇定，有主见，富有理性和创造性。

（7）应变能力强，能适应各种环境，有较强的抗干扰、抗不良刺激和抗病的能力。

（四）体质的特点

1.体质是人体身心特性的概括。

2.体质具有普遍性、全面性和复杂性。

3.体质具有稳定性和可变性。

4.体质具有连续性和可预测性。

体质的连续性体现在不同个体体质的存在性和演变时间的不间断性，体质的特征贯穿生命自始至终的全过程，或表现为生理状态下的生理反应性，或表现为病理状态下的发病倾向性。偏于某种体质类型者，在初显端倪之后，多具有循着这类体质固有的发展演变规律缓慢演化的趋势，体质的这种可预测性为治未病提供了可能。

二、体质学说的形成和发展

中医体质理论源于《内经》，该书是医学史上论述人体体质现象最早且最全面的一部医学文献，书中明确指出体质与脏腑形态结构及气血盈亏之间有密切关系，并论述了个体及不同群体的体质特点、差异规律、体质形成与变异规律、体质的类型与分类方法、体质与疾病的诊辨与治法用药规律、体质与预防及养生之间的关系等，初步形成了较为系统的中医体质理论体系，为中医体质学奠定了基础。

体质，《内经》称"形""质"，《千金要方》则以"禀质"言，《妇人大全良方》云"气质"，《小儿卫生总微论方》以"赋禀"相称，张景岳在《景岳全书·杂证谟·饮食门》中直称"体质"，清代医家徐大椿则"气体""体质"合用，清代医家叶桂亦直言"体质"。可见，体质一词在古代医家中已得到不同的诠释。

东汉末年，张仲景在《伤寒杂病论》一书中，继承了《内经》的医学理论，以辨质论治的精神对体质与发病、辨证、治疗用药及疾病预后关系等做了进一步的阐述，通过临床实践充实和提高了体质学说的内涵。而宋代陈自明的《妇人大全良方》及南宋无名氏《小儿卫生总微论方》等坚信体质形成于胎儿期，钱乙《小儿药证直诀》则精辟地将小儿体质特征概括为"成而未全""全而未壮""脏腑柔弱，易虚易实，易寒易热。"

尽管历代医家从不同角度对体质问题进行了详尽、细致、正确的研究，并且有效地将体质理论运用于临床实践中。但是，这些论述中缺乏明确而科学的体质概念，对体质理论的论述也是分散的，并未形成一个完整、系统的关于体质学说的理论体系。目前，对体质问题的研究，从学科范畴、理论方法与临床运用等方面已初步形成了中医体质学的学科体系，不仅使体质理论真正理性地纳入到中医学的研究中来，成为中医学理论体系的一个重要组成部分，而且也促进了中医临床学的发展。

第二节　体质的生理学基础

体质实质上是通过组织器官表现出来的脏腑精气阴阳之偏颇和功能活动之差异，是人体生理活动综合状况的反映。体质禀受于先天，长养于后天，因而体质的形成、发展和变化受到机体内外环境多种因素的共同影响。

一、体质与脏腑经络及精气血津液的关系

脏腑经络及精气血津液是体质形成的生理学基础。人体脏腑、经络、形体、官窍通过经络的联络、功能的配合与隶属关系，以五脏为中心构成五大生理系统，以精气血津液为重要物质，通过五脏系统的功能活动，调节着机体内外环境的协调平衡。

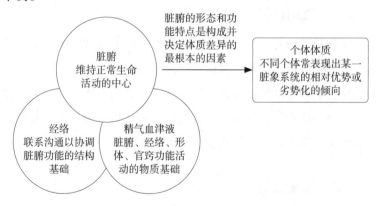

二、影响体质的因素

（一）先天禀赋

先天禀赋是体质形成的基础，指子代出生前在母体内所禀受的一切，包括父母生殖之精的质量、父母血缘关系所赋予的遗传性、父母生育的年龄、在体内孕育过程中母亲是否注意养胎和妊娠期疾病等因素的影响。

（二）年龄因素

人体的脏腑经络及精气血津液的生理功能在人体生、长、壮、老、已的生命过程中都发生着相应的变化。故而，体质亦是生命过程，其随着个体发育的不同阶段而不断演变，阶段不同则体质特征亦会有所不同。

（三）性别差异

于体质学说而言，人类可分为男性体质与女性体质两大体质类型。男女的遗传性征、身体形态、脏腑结构等存在差别，相应的生理功能和心理特征也就具有较大差异，因而体质在性别上存在差异性。生理上，男为阳，女为阴；男子以肾为先天，女子以肝为先天；男子以精、气为本，女子以血为本。

（四）饮食因素

脏腑之精气阴阳，需五味阴阳和合而生。长期固定的饮食习惯及膳食品种质量，可能会因为体内某些成分的增减等变化而影响体质。饮食不足者，影响精气血津液的化生，体质多虚弱；饮食偏嗜者，体内某种物质过多或不足，人体脏气偏盛或偏衰，体质多有偏颇趋向。

（五）情志因素

精神情志，贵在"和调"二字。七情可通过影响脏腑精气的盛衰而影响人体体质。情志和调者，气血调畅，脏腑功能协调，则体质强壮；突然强烈亦或长期持久的情志刺激，可导致人体脏腑精气不足或失调，则体质偏颇。

（六）地理因素

不同地区或地域的地理特征影响着不同地域居民的生活方式、饮食结构、居住条件、社会民俗等，进而对该地域居民形态结构、生理功能和心理行为特征的形成和发展产生影响。自然环境不同的条件下，人类在能动适应性的作用下各自形成了与其生存环境条件相协调的自我调节机制和适应方式，从而产生并形成了特有自然条件下的体质特征。

（七）疾病、针药及其他因素

疾病是导致体质改变的一个重要影响因素。一般来说，疾病多使体质向不利的方向改变，如大病、久病之后，体质多虚弱，如肺痨易导致阴虚体质。可见，体质与疾病因素常互为因果。

药物的性味特点及针灸的补泻效果亦能够有效调节脏腑精气阴阳之盛衰及经络气血之偏颇，用之得当，则补偏救弊，使体质恢复正常；用之不当，或针药误施，则体质由壮变衰、由强变弱。

第三节　体质的分类

体质差异是先天禀赋和后天多种因素共同作用的结果，古代医家对人体体质的差异现象作了不同的分类，并对其体质特征和患病特征作了详细的论述，使中医体质理论在临床实践中得到了广泛的应用和发展。

一、体质的分类方法

中医学体质的分类，是以整体观念为指导思想，以阴阳五行学说为思维方法，以藏象及精气血津液神理论为理论基础而进行的。如《内经》全面论述了阴阳划分法、五行划分法、形态与功能特征分类法、心理特征分类法；张介宾等采用藏象阴阳分类法；叶天士等多根据阴阳属性对人体体质进行分类；章虚谷则采取阴阳虚实分类法。

体质的生理学基础是脏腑经络及精气血津液的盛衰偏颇，实际上是脏腑精气阴阳及其功能的差异和经络气血之偏倾。因此，着眼于整体生理功能的强弱，运用阴阳的分类方法对体质进行分类，是体质分类的基本方法。

二、常用体质分类及其特征

"阴平阳秘，精神乃治"，理想的体质应是阴阳平和之质。机体的精气阴阳，包括精为阴而气为阳、气自身所分之阴阳两个层次。体质类型的阴阳，主要是指以对立制约为主而多表现为寒热、动静偏倾的阴阳二气。人体正常体质大致可分为阴阳平和质、偏阳质和偏阴质三种类型。

常用体质分类及其特征

体质类型	体质特征	患病特征
阴阳平和质	身体强壮，胖瘦适度；面色与肤色虽有五色之偏，但都明润含蓄；目光有神，性格开朗、随和；食量适中，二便通调；舌红润，脉象缓匀有神；夜眠安和，精力充沛，反应灵活，思维敏捷，工作潜力大；自身调节和对外适应能力强	不易感受外邪，很少生病。即使患病，多为表证、实证，且易于治愈，康复亦快，有时会不药而愈。如果后天调养得宜，无暴力外伤、慢性疾患及不良生活习惯，其体质不易改变，易获长寿
偏阳质（具有亢奋、偏热、多动等特性）	形体适中或偏瘦，但较结实；面色多略偏红或微苍黑，或呈油性皮肤；性格外向，喜动好强，易急躁，自制力较差；食量较大，消化吸收功能健旺；大便易干燥，小便易黄赤；平时畏热喜冷，或体温略偏高，动则易出汗，喜饮水；唇、舌偏红，苔薄易黄，脉多偏阳；精力旺盛，动作敏捷，反应灵敏，性欲较强	对风、暑、热等阳邪的易感性较强，受邪发病后多表现为热证、实证，并易化燥伤阴；皮肤易生疮疡；内伤杂病多见火旺、阳亢或兼阴虚之证；容易发生眩晕、头痛、心悸、失眠及出血等病证。临床常见为阳亢、阴虚、痰火等病证
偏阴质（具有抑制、偏寒、多静等特征）	形体适中或偏胖，但较弱，容易疲劳。面色偏白而欠华；性格内向，喜静少动，或胆小易惊；食量较小，消化吸收功能一般；平时畏寒喜热，或体温偏低；精力偏弱，动作迟缓，反应较慢，性欲偏弱	对寒、湿等阴邪的易感性较强，受邪发病后多表现为寒证、虚证；表证易传里或直中内脏；冬天易生冻疮；内伤杂病多见阴盛、阳虚之证；容易发生湿滞、水肿、痰饮、瘀血等病证。临床常见为阳虚、痰湿、水饮等病证

第四节 体质学说的应用

中医学强调的"因人制宜"就是体质学说在临床应用方面的体现，是个性化诊疗思想的反映。疾病过程中所表现出的种种差异，取决于个体的自身素质，体质的差异性在很大程度上决定着疾病的发生发展变化、转归预后的差异及个体对治疗措施的不同反应。因此，体质与病因、发病、病机、辨证、治疗及养生预防均有密切的关系，体质学说在临床诊疗中具有重要的应用价值。

一、说明个体对某些病因的易感性

人类的发展有其自身遗传的倾向，故而无论是在形体上还是在心理上，均有自己特有的素禀特征，因而有强弱之殊，有阴阳盛衰之异，对疾病的产生、发展及转归亦产生一定程度的影响，因此，在疾病治疗的各个环节中，要考虑到个体对某些病因的易感性。如偏阳质者，容易感受风、暑、热之邪而耐寒。若感受风邪，易伤肺脏；若感受暑热之邪，易耗肺胃之津及肝肾之阴。偏阴质者，容易感受寒湿之邪而耐热。若感受寒邪，易伤脾肾之阳气；若感受湿邪，最易外湿引动内湿而为泄为肿。

体质因素决定着疾病的发病倾向，故而在辨证治疗时要考虑到患者的体质状况。如小儿脏腑娇嫩，体质未充，容易感受外邪或者因饮食所伤而发病，易患咳喘、腹泄、食积等疾病；年高之人，体质转弱，五脏精气多虚，容易患痰饮、咳喘、眩晕、心悸、消渴等疾病；肥胖之人或痰湿内盛者，容易患中风、眩晕等疾病；羸瘦之人或阴虚之体，容易患肺痨、咳嗽诸疾；阳弱阴盛者，容易患肝郁气滞之证。

二、阐释发病原理

正气的盛衰决定着疾病的发生与否，而体质的强弱正是正气盛衰偏颇的反映。一般而言，体质强壮之人，正气旺盛，抗病力强，邪气难以侵入致病；体质羸弱之人，正气虚弱，抵抗力差，邪气易于乘虚侵入而发病。根据人的体质差异，发病时间亦有即时而发、伏而后发和时而复发之不同。

不仅外感病的发病与体质有关，内伤杂病的发病亦与体质关系密切。个体体质的特殊状态或缺陷是内伤情志疾病发生的关键性因素。《医宗金鉴·杂病心法要诀》说："凡此九气（怒、喜、悲、恐、寒、炅、惊、劳、思）丛生之病，壮者得之气行而愈，弱者得之气著为病也。"

三、解释病理变化质势

病理变化的质势是由于体质的特殊性，不同体质类型表现出来潜在的、相对稳定的倾向性。如同为感受风寒之邪，偏阳质者感后易从阳化热，而偏阴质者感后易从阴化寒。

病势：人体遭受致病因素的侵袭时，即在体内产生相应的病理变化，而且不同的致病因素会产生不同的病变特点。

质化：病势依附于质势，顺从体质而发生的病变性质的变化。受邪后，质化（从化）的一般规律是，阴虚阳亢者多从热化，阳虚阴盛者多从寒化，津亏血耗者邪从燥化，气虚湿盛者多从湿化。

传变：病变部位在脏腑经络之间的传递转移，以及疾病性质的转变。疾病传变与否，虽与邪气盛衰、治疗是否得当密切相关，但主要还是取决于体质因素。

四、指导辨证

体质是辨证的基础，体质决定疾病的证候类型。

同病异证 —— 感受相同的致病因素或患同一种疾病，因个体质的差异可表现出阴阳、表里、寒热、虚实等不同的证候类型

异病同证 —— 感受不同的病因或患不同的疾病，而体质在某些方面具有共同点时，常常可表现为相同或类似的证候类型

由于体质的特殊性决定着发病后临床证候类型的倾向性，证候的特征中包含着体质的特征，故临床辨证特别重视体质因素，将判别体质状况视为辨证的前提和重要依据。

五、指导治疗

形成证候的内在基础是体质。体质特征在很大程度上决定着疾病的证候类型和个体对治疗反应的差异性，因而注重体质的诊察就成了辨证论治的重要环节。个体体质的不同，决定了证候的不同，治法和方药应当针对证候而有别。辨证论治，治病求本，实质上包含着从体质上求本治疗之义。注重体质诊察，即"因人制宜"，其核心应是区别体质而治疗。

区别体质特征而施治

面色白而体胖，属阳虚体质者，感受寒湿阴邪，易从阴化寒化湿，当用附子、肉桂、干姜等大热之品以温阳祛寒或通阳利湿

面色红而形瘦，属阴虚体质者，内火易动，若同感受寒湿阴邪，反易从阳化热伤阴，治宜清润之品

针刺治疗也要依据病人体质施以补泻之法：体质强壮者，多发为实性病证，当用泻法；体质虚弱者，多发为虚性病证，当用补法

根据体质特征，注意针药宜忌

注意药物性味：体质偏阳者宜甘寒、酸寒、咸寒、清润，忌辛热温散、苦寒沉降；体质偏阴者宜温补益火，忌苦寒泻火；素体气虚者宜补气培元，忌耗散克伐等

注意用药剂量：体质强壮者，对药物耐受性强，剂量宜大，用药可峻猛；体质瘦弱者，对药物耐受性差，剂量宜小，药性宜平和

注意针灸宜忌：体质强壮者，对针石等的耐受性强；体质弱者，耐受性差；肥胖体质者，多气血迟涩，对针刺反应迟钝，进针宜深，刺激量宜大，多用温针艾灸；瘦长体型者气血滑利，对针刺反应敏感，进针宜浅，刺激量宜小，少用温灸

兼顾体质特征，重视善后调理

体质偏阳者初愈，慎食狗肉、羊肉、桂圆等温热及辛辣之味

体质偏阴者大病初愈，慎食龟鳖、熟地等滋腻之物和五味子、诃子、乌梅等酸涩收敛之品

六、指导养生

善于养生者，就要修身养性，形神共养，以增强体质，预防疾病，增进身心健康。调摄时就要根据各自不同的体质特征，选择相应的措施和方法。

中医学的养生方法，贯穿于衣食住行的各个方面，主要有顺时摄养、调摄精神、起居有常、劳逸适度、饮食调养及运动锻炼等，无论是哪一方面的调摄，都应兼顾体质特征。

食疗
- 体质偏阳者，进食宜凉而忌热
- 体质偏寒者，进食宜温而忌寒
- 形体肥胖者多痰湿，食宜清淡而忌肥甘
- 胃酸偏多者，则不宜酸咸食品
- 阴虚之体，饮食宜甘润生津之品，忌肥腻厚味、辛辣燥烈之品
- 阳虚之体宜多食温补之品

精神调摄
- 气郁质者，精神多抑郁不爽，神情多愁闷不乐，性格多孤僻内向，多愁善感，气度狭小，故应注意情感上的疏导，消解其不良情绪，以防过极
- 阳虚质者，精神多萎靡不振，神情偏冷漠，多自卑而缺乏勇气，应帮助其树立起生活的信心
- 音乐娱心养性时，也须因个体心理特征的不同，而选择适宜的乐曲

第六章

病　因

　　病因，是指导致疾病发生的原因，又称致病因素。致病因素多种多样，如六气异常、疠气传染、七情内伤、饮食失宜、劳逸失度、持重努伤、跌仆金刃、外伤、虫兽所伤及病理产物等，均可成为病因而导致发病。在疾病过程中，原因和结果是相互作用的，某一病理过程中的结果在另一阶段则可成为新的致病因素，即病理产物也可成为病因，又称继发性病因，如瘀血、痰饮、结石等。此外，医、药失当及先天因素等，也可成为病因。

　　病因学说，是研究各种致病因素的概念、形成、性质、致病特点及其所致病证临床表现的理论，是中医学理论体系的重要组成部分。

第一节　六　淫

　　六淫为外感病因之一。当人体抵抗力下降或自然界气候异常变化时，正常的六气可变成六淫侵害人体，导致外感病的发生。

一、六淫的概念及共同致病特点

（一）六淫的基本概念

淫，有太过和浸淫之意。六淫是对风、寒、暑、湿、燥、火（热）六种外感病邪的统称。由于六淫是致病邪气，所以又称其为"六邪"。

风寒暑湿燥火（热）

正常情况 → 是自然界不同的气候变化，是万物生长化收藏和人类赖以生存的必要条件 → "六气"

异常情况 → { 气候的太过或不及，或非其时而有其气 气候剧变，或气候正常，人体正气不足 } → "六淫"

（二）六淫的共同致病特点

六淫致病一般有外感性、季节性、地域性、相兼性的特点，主要表现为以下几点。

六淫的共同致病特点表

共性	特点
外感性	六淫致病途径多从肌表、口鼻而入，或两者同时受邪。将六淫病邪称为外感致病因素，所致疾病称"外感病"
季节性	六淫致病常有明显的季节性，六淫致病与时令气候变化密切相关，故又称之为"时令病"
地域性	致病与生活、工作的区域环境密切相关
相兼性	六淫邪气既可单独伤人致病，又可两种以上同时侵犯人体而为病

六淫致病，除气候因素外，还包括了物理、生物（病毒、细菌等）、化学等多种致病因素作用于机体所引起的病变。

二、六淫各自的性质和致病特征

风、寒、暑、湿、燥、火各自的性质和致病特征，主要是运用类比和演绎的思维方法，即以自然界之气象、物象与人体临床表现相类比，经过反复临床实践的验证，不断推演、归纳、总结出来的。

（一）风邪

风气淫胜，伤人致病，则为风邪。风邪是指致病具有善动不居、变幻无常、轻扬开泄、动摇等特性的外邪。风邪是外感病极为重要的致病因素，又称为"百病之长"。风为春季的主气，风邪为病，四季常有，以春季为多见。其性质及致病特征如下。

风邪性质及致病特征表

风邪性质	致病机制	致病特征	常见临床表现
风为阳邪，轻扬开泄，易袭阳位	风为阳邪，具有轻扬、升发、向上、向外的特性	风邪侵袭，常伤及人体的上部（头、面）、阳经和肌表，易使皮毛腠理开泄	头痛、汗出、口眼歪斜、恶风
风性善行而数变	风邪具有善动不居、游移不定、变幻无常等特性	风邪致病具有发病迅速、病位游移、行无定处、变幻无常的特征	风疹块（荨麻疹）皮肤瘙痒时作，疹块发无定处，此起彼伏，时隐时现
风性主动	风邪具有使物体摇动的特性	风邪致病具有类似摇动的症状	眩晕、震颤、抽搐、颈项强直、角弓反张、两目上视等
风为百病之长	风邪终岁常在，为百病之长	风邪袭人致病最多，为外邪致病的先导，寒、湿、暑、燥、热诸邪常依附于风邪侵犯人体	外感风寒、风湿、风热、风燥

（二）寒邪

寒冷太过，伤人致病则为寒邪。寒邪是指致病具有寒冷、凝结、收引特性的外邪。寒邪侵人体所致病证，称为外寒病证。寒客肌表，郁遏卫阳者，称为"伤寒"；寒邪直中于里，伤及脏腑阳气者，称为"中寒"。

　　寒为冬季之主气，故冬多寒病。但寒邪为病也可见于其他季节，如气温骤降、涉水淋雨、汗出当风、环境过凉等亦常为感受寒邪的重要原因。寒邪性质及致病特征如下。

寒邪性质及致病特征表

寒邪性质	致病机制	致病特征	常见临床表现
寒为阴邪，易伤阳气	寒为阴气盛的表现，寒邪侵袭人体，机体阳气不足以驱除寒邪，反为寒邪侵害	寒邪侵入常伤及人体下部。寒邪伤阳，可形成寒遏卫阳的实寒证，或阳气衰退的虚寒证	外寒侵袭肌表，可见恶寒、发热、无汗、鼻塞、流清涕
			寒邪直中脾胃，可见脘腹冷痛、呕吐、腹泻
			若寒邪直中于少阴，则见恶寒蜷卧、手足厥冷、下利清谷、小便清长、精神萎靡、脉微细
寒性凝滞	寒邪侵犯人体，易使气血津液凝结，经络阻滞，出现疼痛。若寒遏阳气，温煦蒸化失司，还可使津液凝结	因寒而痛，一是有明显的受寒原因；二是其痛得温则减，遇寒增剧。寒邪阻遏阳气可形成痰饮	寒客肌表经络，气血凝滞不通，则头身肢体关节疼痛，痹证中若以关节冷痛为主者，称为"寒痹"或"痛痹"
			寒邪直中肠肠，则脘腹剧痛
			寒客肝脉，可见少腹或阴部冷痛
寒性收引	寒邪侵袭人体，可使气机收敛	寒邪可导致腠理、经络、筋脉收缩而挛急	寒邪侵及肌表，可见恶寒、发热、无汗
			寒客血脉，可见头身疼痛，脉紧
			寒客经络关节，则挛急作痛，屈伸不利，甚则冷厥不仁

（三）湿邪

　　湿气淫胜，伤人致病，则为湿邪。湿邪是指致病具有重浊、黏滞、趋下特性的外邪。湿邪侵入所致的病证，称为外湿病证，多由气候潮湿、涉水淋雨、居处潮湿、水中作业等环境中感受湿邪所致。

　　湿为长夏的主气。湿邪为病，长夏居多，但四季均可发生。长夏即农历六月，时值夏秋之交，阳热尚盛，雨水且多，热蒸水腾，潮湿充斥，为一年中湿气最盛的季节。湿邪性质及致病特征如下。

湿邪性质及致病特征表

湿邪性质	致病机制	致病特征	常见临床表现
湿为阴邪，易损伤阳气，阻遏气机	湿属阴邪，湿邪侵入，常易困脾，致脾阳不振，运化无权。湿为重浊有质之邪，易留滞于脏腑经络，阻遏气机，使脏腑气机升降失常，经络阻滞不畅	湿邪伤人可使水湿内生、停聚	泄泻、水肿、尿少
湿性重浊	"重"，即沉重、重着；"浊"，即秽浊不清。湿邪外袭肌表，困遏清阳，可导致清阳不升。湿邪阻滞经络关节，可使阳气不得达布	湿邪致病，常出现以沉重感为特征的临床表现。并且容易出现分泌物和排泄物秽浊不清的现象	湿邪致病多见头身困重、四肢酸楚沉重
			湿邪外袭肌表，可见头重如束布帛
			湿邪阻滞经络关节，可见肌肤不仁、关节疼痛重着
			湿浊在上可见面垢、眵多
			湿滞大肠，可见大便溏泄、下痢脓血
			湿浊下注，可见小便浑浊、妇女白带过多
			湿邪浸淫肌肤，可见湿疹浸淫流水
湿性黏滞	"黏"，即黏腻；"滞"，即停滞。湿性黏滞，易阻气机，气不行则湿不化，胶着难解	湿邪致病，起病隐缓，病程较长，反复发作，或缠绵难愈	排泄物和分泌物多滞涩不畅，痢疾可见大便排泄不爽，淋证可见小便滞涩不畅，以及口黏口甘和舌苔厚滑黏腻等
湿性趋下，易袭阴位	湿邪为重浊有质之邪，类水属阴而有趋下之势	湿邪为病，多易伤及人体下部	下肢水肿等

（四）燥邪

燥气太过，伤人致病，则为燥邪。燦邪是指致病具有干燥、收敛等特性的外邪。秋季天气收敛，其气清肃，气候干燥，失于水分滋润，自然界呈现一派肃杀之景象。燥邪伤人，多自口鼻而入，首犯肺卫，发为外燥病证。初秋尚有夏末之余热，久晴无雨，秋阳以曝，燥与热合，侵犯人体，发为温燥；深秋近冬之寒气与燥相合，侵犯人体，则发为凉燥。燥为秋季的主气。其性质及致病特征如下。

燥邪性质及致病特征表

燥邪性质	致病机制	致病特征	常见临床表现
燥性干涩，易伤津液	燥邪为干涩之病邪，侵犯人体，易损伤人体津液	燥邪致病易出现各种干燥、涩滞的症状	口鼻干燥，咽干口渴，皮肤干涩，甚则皲裂，毛发不荣，小便短少，大便干结等
燥易伤肺	燥邪多从口鼻而入，首犯肺卫，从而影响肺气之宣降，甚或燥伤肺络。肺与大肠相表里，燥邪也可使大肠传导失司	燥邪可导致肺津耗伤，由于肺与大肠相表里，燥邪也可使大肠失润	干咳少痰，或痰黏难咯，或痰中带血，甚则喘息胸痛；大便干涩不畅等

（五）火（热）邪

火（热）之气太过，变为火热之邪。火热之邪是指具有炎热升腾等特性的外邪。火热之邪侵入所致的病证，称为外感火热病证或外火证。火、热虽属一气，但同类异名，存在差别，其区别如下。

火邪与热邪异同比较表

同	异名同类，同属一气；皆为阳盛，性质与致病特点相同，故常并称		
异	表现	热性弥散	热邪致病，临床多表现为全身性、弥漫性发热征象，如全身发热
		火性结聚	火邪致病，临床多表现为某些局部症状，如肌肤局部红、肿、热、痛，或口舌生疮，或目赤肿痛等

火热旺于夏季，但并不象暑那样具有明显的季节性，也不受

季节气候的限制，伤人致病，一年四季均可发生。其性质及致病特征如下。

火（热）邪性质及致病特征表

火热之邪性质	致病机制	致病特征	常见临床表现
火热为阳邪，其性趋上	火热为阳邪，火性趋上，具有燔灼、升腾之性	火热致病多发为实热性病证。易侵害人体上部，尤以头面部为多见	目赤肿痛、咽喉肿痛、口舌生疮糜烂、牙龈肿痛、耳内肿痛或流脓
火热易扰心神	火热与心相通应，火热之邪入于营血	火热易影响心神	轻者心烦、失眠
			重者狂躁不安，或神昏、谵语等
火热易伤津耗气	火热之邪侵入，可直接消灼煎熬津液，也可迫津外泄	火热之邪易导致津亏气耗	常见热象，伴有口渴喜冷饮、咽干舌燥、小便短赤、大便秘结等津伤阴亏的征象
火热易生风动血	"生风"，指火热之邪侵犯人体，燔灼肝经，耗劫津液，筋脉失养失润，引起肝风内动，又称"热极生风"。"动血"，指火热入于血脉，易迫血妄行	火热之邪侵犯血脉，轻则加速血行，甚则可灼伤脉络，迫血妄行，引起各种出血证	"生风"可见高热、神昏谵语、四肢抽搐、目睛上视、颈项强直、角弓反张
			"动血"可见吐血、衄血、便血、尿血、皮肤发斑、妇女月经过多、崩漏
火邪易致疮痈	火邪入于血分，可聚于局部	火邪聚集可腐蚀血肉，发为痈肿疮疡	疮疡局部红肿热痛

（六）暑邪

暑为火热之气所化，暑气太过，伤人致病，则为暑邪。暑邪是指夏至之后，立秋以前，致病具有炎热、升散、兼湿特性的外邪。暑邪致病，有伤暑和中暑之别。起病缓，病情轻者为"伤暑"；发病急，病情重者，为"中暑"。

暑乃夏季的主气。暑邪致病，有明显的季节性。其性质及致病特征如下。

暑邪的性质和致病特征表

暑邪性质	致病机制	致病特征	常见临床表现
暑为阳邪，其性炎热	暑为阳邪，是盛夏火热之气所化	暑邪伤人多表现为一系列阳热症状	高热、心烦、面赤、脉洪大
暑性升散，扰神伤津耗气	"升"即升发、向上。暑为阳邪，其性升发。"散"指暑邪侵犯人体，可致腠理开泄	暑邪致病易上扰心神，或侵犯头目。暑邪致病可伤津耗气	津伤症状伴气短、乏力，甚则气津耗伤太过，清窍失养而突然昏倒、不省人事
暑多挟湿	暑季气候炎热，常多雨而潮湿，热蒸湿动，水气弥漫	暑邪致病，多挟湿邪	发热、心烦口渴，兼见四肢困倦、胸闷恶心、大便溏泄或不爽等湿邪致病症状

第二节 疠 气

一、疠气的基本概念

疠气是指一类具有强烈致病性和传染性的外感病邪。又称为"疫毒""乖戾之气""疫气""毒气""异气""戾气"等。疠气可以通过空气传染，经口鼻侵入致病；也可随饮食、蚊虫叮咬、虫兽咬伤、皮肤接触等途径传染而发病。自然环境变化剧烈时，疠气易产生流行，侵入发为疫疠，又称疫病、瘟病或瘟疫病。疫病包括了现代临床许多传染病和烈性传染病，如流感、痄腮（腮腺炎）、烂喉丹痧（猩红热）、白喉、霍乱、天花、鼠疫以及流行性出血热、禽流感、艾滋病（AIDS）、严重急性呼吸综合征（SARS）、新型冠状病毒肺炎（COVID-19）等。

二、疠气的致病特点

（一）发病急骤，病情危笃

一般而言，疠气多属热毒之邪，其性疾速，而且常挟瘴气、毒雾等秽浊之邪侵犯人体，其致病比六淫更显发病急骤，来势凶猛，变化多端，病情险恶。在发病过程中常出现发热、动血、扰神、剧烈吐泻、生风等危重症状。

（二）传染性强，易于流行

疠气具有强烈的传染性和流行性，可通过多种途径在人群中传播。疠气发病，既可大面积流行，也可散在发生。当处在疠气流行的地域时，无论体质强弱，男女老少，凡触之者，多可发病。

（三）一气一病，症状相似

疠气致病具有一定的特异性，对机体作用部位也具有一定选择性，从而在不同的脏腑产生相应的病证。疠气种类不同，所致之病各异。每一种疠气所致之疫疠，均有各自的临床特点和传变规律，所谓"一气致一病"。同一种疠气对机体致病部位又具有定位性，专门侵犯某脏腑、经络或某一部位而发病，故患同一疫疠的人群，症状基本相似。

三、影响疠气产生的因素

影响疠气产生的因素有多种，主要有气候因素、环境因素、预防措施和社会因素等，具体内容如下。

影响疠气产生的因素表

影响因素	形成原因
气候因素	自然气候的反常变化，均可孳生疠气而导致疫疠的发生。如久旱、酷热、洪涝、湿雾瘴气、地震等
环境因素	环境卫生不良，如水源、空气污染、食物污染、饮食不当等均可导致疫疠的发生
预防措施	疠气具有强烈的传染性，人触之者皆可发病。预防隔离工作不力，会使疫疠发生或流行
社会因素	战乱不停，社会动荡不安，工作环境恶劣，生活极度贫困，则疫病不断发生和流行。若国家安定，且注意卫生防疫工作，采取一系列积极有效的防疫和治疗措施，疫疠即能得到有效的控制

第三节　七情内伤

一、七情的基本概念

七情是指怒、喜、思、悲、忧、恐、惊七种正常的情志活动，是人体的生理和心理活动对外界环境刺激的不同反应。

七情具体表现表

七情	具体表现
喜	伴随紧张情绪解除或愿望实现的轻松愉快的情绪状态
怒	因行为受挫或愿望受阻而导致的紧张情绪状态
忧	对所面临问题的解决看不到头绪，心情低沉伴自卑的复合情绪状态
思	对所思问题不解，事情未决，思虑担忧的复合情绪状态，又称忧思
悲	指人失去所爱之人或物，或所追求的愿望破灭时的情绪状态
恐	遇到危险而又无力应付而引发的惧怕不安的情绪状态
惊	突然遭受意料之外的事件而引发的紧张惊骇的情绪状态

七情是人人皆有的情绪体验，一般情况下不会导致或诱发

疾病，但当人体正气虚弱，脏腑精气虚衰，对情志刺激的适应调节能力低下，或七情反应太过或不及，超越了人体生理和心理的调节适应能力，从而损伤脏腑精气，导致机体功能失调，因而导致疾病发生或成为疾病发生的诱因时，七情则称之为"七情内伤"。

二、七情与内脏精气的关系

情志活动由脏腑精气应答外在环境因素的作用所产生，脏腑精气是情志活动产生的内在生理学基础。五脏藏精，精化为气，气的运动应答外界环境而产生情志活动。因而五脏精气可产生相应的情志活动，肝在志为怒，心在志为喜，脾在志为思，肺在志为忧，肾在志为恐。五脏精气的盛衰及其藏泄运动的协调，气血运行的通畅，在情志的产生、变化过程中发挥着重要作用。若五脏精气阴阳及气血失调，则可出现情志的异常变化。另一方面，外在环境的变化过于强烈，情志过激或持续不解，又可导致脏腑精气阴阳的功能失常及气血运行失调。如大喜大惊伤心、大怒郁怒伤肝、过度思虑伤脾、过度恐惧伤肾等。

在情志活动的产生和变化中，心与肝发挥着更为重要的作用。心藏神而为五脏六腑之大主，主宰和调控着机体的一切生理功能和心理活动。正常情志活动的产生依赖于五脏精气充盛及气血运行的畅达，而肝主疏泄，调畅气机，促进和调节气血运行，因而在调节情志活动、保持心情舒畅方面发挥着重要作用。

人体

五脏为中心 → 五脏藏精 → 精化气 → 气运动

应答 → 正常情志活动 ┌ 肝……怒
　　　　　　　　　　　├ 心……喜
　　　　　　　　　　　├ 脾……思
　　　　　　　　　　　├ 肺……忧
　　　　　　　　　　　└ 肾……恐

五脏精气阴阳变化或功能紊乱

外界环境因素

变化过于激烈

情志过激或持续不解

情志异常变化

脏腑精气阴阳功能失常，气血运行失调 ┌ 大喜大惊……伤心
　　　　　　　　　　　　　　　　　　├ 大怒郁怒……伤肝
　　　　　　　　　　　　　　　　　　├ 过度思虑……伤脾
　　　　　　　　　　　　　　　　　　├ 过度恐惧……伤肾
　　　　　　　　　　　　　　　　　　└ 过度悲伤……伤肺

三、七情内伤的致病特点

　　情志活动是因机体内外环境变化所引起，生活工作环境急剧变化，人际关系不良，以及机体内脏精气虚衰、气血失和，均可引起七情反应失常，从而导致疾病发生。七情内伤致病包含两方面的内容：一是导致疾病发生或诱发疾病；二是影响病情发展与转归。其具体表现如下。

七情内伤致病特点表

七情致病特点	导致疾病发生或诱发疾病	直接伤及内脏	七情损伤相应之脏	五脏所主七种情志损伤相应之脏
			七情首先影响心神	心藏神而为脏腑之主，故情志所伤，必然首先影响心神，产生异常的心理反应和精神状态
			数情交织，多伤心、肝、脾	七情内伤，既可单一情志伤人，又可两种以上情志交织伤人，数情交织致病，可损伤一个或多个脏腑。由于心、肝、脾三脏在人体生理活动和精神心理活动中发挥着重要作用，故情志内伤，最易损伤心、肝、脾三脏
			易损伤潜病之脏腑	潜病，是指病证已经发生存在但无明显临床表现的病证。潜病之脏腑是指潜病所在的脏腑。七情内伤不仅多损伤心、肝、脾三脏，而且还易于损伤潜病之脏腑
		影响脏腑气机神志致病首伤心神，随之影响脏腑气机，导致脏腑气机升降失常而出现相应临床表现	怒则气上	
			喜则气缓	
			悲则气消	
			恐则气下	
			惊则气乱	
			思则气结	
		多发为情志病证	因情志刺激而发的病证	
			因情志刺激而诱发的病证	
			其他原因所致但具有情志异常表现的病证	
	影响病情发展与转归	七情变化影响病情	利于疾病康复	
			诱发疾病发作或加重病情	

第四节 饮食失宜

饮食是人类赖以生存和维持健康的基本条件，是人体后天生命活动所需精微物质的重要来源。但饮食要有一定的节制。如果饮食失宜，可成为病因而影响人体的生理功能，导致脏腑功能失调或正气损伤而发生疾病。饮食失宜，可分为两类：一是摄食行为乖戾，有失常度，如饥饱失常、饮食偏嗜等；二是所食之物不洁或不当。由于饮食物主要是依赖脾胃的纳运作用进行消化吸收，故饮食失宜主要是损伤脾胃，因而称"饮食内伤"。在病变过程中，还可导致食积、聚湿、化热、生痰、气血不足等。因此，饮食失宜是内伤病的主要致病因素之一。

一、饮食不节

良好的饮食行为当以适度为宜，过饥过饱或饥饱无常均可影响健康，导致疾病发生。

饮食不节
- 过饥：各种原因导致的摄食量不足
  - 气血亏虚而脏腑组织失养，功能活动衰退，全身虚弱
  - 因正气不足，抗病力弱，易招致外邪入侵，继发其他疾病
- 过饱：各种原因导致的饮食超量
  - 轻者表现为饮食积滞不化，以致病理产物"积食"内停
  - 食积日久，脾胃运化功能久不得复，还可导致气滞、湿聚、化热、生痰等病变
- 其他：时饥时饱、大病初愈阶段饮食不当、小儿喂养过量等

二、饮食不洁

饮食不洁作为致病因素，是指进食不洁净的食物而导致疾病的发生。多是由于缺乏良好的卫生习惯，进食陈腐变质或被疫毒、寄生虫等污染的食物所造成。饮食不洁而致的病变以胃肠病为主。

三、饮食偏嗜

饮食偏嗜作为致病因素，是指特别喜好某种性味的食物或专

食某些食物而导致某些疾病的发生。

饮食偏嗜 {
　寒热偏嗜：可导致人体阴阳失调而发生病变

　五味偏嗜：五味入五脏，长期嗜好某种性味的食物，就会导致该脏的脏气偏盛、功能活动失常而发生多种病变

　食类偏嗜：专食某种或某类食品，或厌恶某类食物而不食，或膳食中缺乏某些食物等，久之也可成为导致某些疾病发生的原因
}

第五节　劳逸失度

　　劳动与休息的合理调节，是保证人体健康的必要条件。如果劳逸失度，或长时间过于劳累，或过于安逸静养，都不利于健康，可导致脏腑经络及精气血津液神的失常而引起疾病发生。劳逸失度也是内伤病的主要致病因素之一。

一、过劳

　　过劳，即过度劳累，也称劳倦所伤。包括劳力过度、劳神过度、房劳过度三个方面。

过劳 {
　劳力过度：又称"形劳"。指较长时间的过度用力，劳伤形体而积劳成疾，或者是病后体虚，勉强劳作而致病 {
　　过度劳力而耗气，损伤内脏的精气，导致脏气虚少，功能减退

　　过度劳力而致形体损伤，即劳伤筋骨
}

　劳神过度：又称"心劳"。指长期用脑过度，思虑劳神而积劳成疾

　房劳过度：又称"肾劳"。指房事太过，或手淫恶习，或妇女早孕多育等，耗伤肾精、肾气而致病
}

二、过逸

　　过逸，即过度安逸。包括体力过逸和脑力过逸等。人体每天需要适当的活动，气血才能流畅，阳气才得以振奋。若较长时

间少动安闲，或者卧床过久，或者长期用脑过少等，可使人体脏腑、经络及精气血神失调而引起内伤疾病。

过逸
致病
特点

- 安逸少动，气机不畅
- 阳气不振，正气虚弱
- 长期用脑过少，加之阳气不振，可致神气衰弱，常见精神萎靡、健忘、反应迟钝等

第六节　病理产物

痰饮、瘀血、结石等是疾病过程中所形成的病理产物。这些病理产物形成之后，又能作用于人体，干扰机体的正常功能，可加重原有病情，或引起新的病变发生。因其通常是继发于其他病理过程而产生的致病因素，故称"继发性病因"，或称"内生有形实邪"。

一、痰饮

痰饮是人体水液代谢障碍所形成的病理产物。一般以较稠浊的称为痰，清稀的称为饮。痰可分为有形之痰和无形之痰。有形之痰，是指视之可见、闻之有声的痰液；无形之痰，是指只见其征象、不见其形质的痰病，如肥胖、癫狂等。因此，中医学对"痰"的认识，主要是以临床征象为依据来进行分析的。饮则流动性较大，可留积于人体脏器组织的间隙或疏松部位。因其所停留的部位不同而表现各异。

（一）痰饮的形成

痰饮多因外感六淫、七情内伤、饮食不节等原因，导致脏

腑功能失调，气化不利，水液代谢障碍，水液停聚而形成。由于肺、脾、肾、肝及三焦等对水液代谢起着重要作用，故痰饮的形成多与肺、脾、肾、肝及三焦的功能失常密切相关。

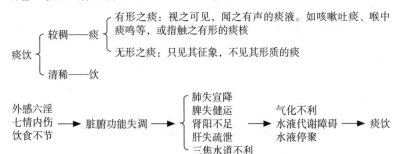

（二）痰饮的致病特点

痰饮形成后，全身各处，无处不到，内可到脏腑，外可到经络、肌肤、筋骨，从而产生各种不同的病变，痰饮的致病特点可见以下几个方面。

痰饮的致病特点及机制表

痰饮致病特点	病机
阻滞气血运行	痰饮为有形之邪，可随气流行，或停滞于经脉，或留滞于脏腑，阻滞气机，妨碍血行
影响水液代谢	痰饮本为水液代谢失常的病理产物，痰饮一旦形成之后，可作为一种继发性致病因素反作用于人体，进一步影响肺、脾、肾等脏腑的功能活动，影响水液代谢
易于蒙蔽心神	痰饮为浊物，而心神性清净，故痰浊为病，随气上逆，尤易蒙蔽清窍，扰乱心神，使心神活动失常，或者痰浊上犯，与风、火相合，蒙蔽心窍，扰乱心明
致病广泛，变幻多端	痰饮随气流行，内而五脏六腑，外而四肢百骸、肌肤腠理，可停滞而致多种疾病。其致病面广，发病部位不一，又易于兼邪致病，在临床上形成的病证繁多，症状表现十分复杂，有"百病多由痰作祟"之说

二、瘀血

瘀血是指体内血液停积而形成的病理产物。瘀血既是疾病过程中形成的病理产物，又是具有致病作用的"死血"。

瘀血 { 体内瘀积的离经之血
因血液运行不畅，停滞于经脉或脏腑组织内的血液

血瘀与瘀血的区别：血瘀是指血液运行不畅或血液瘀滞不通的病理状态，属于病机学概念。而瘀血是能继发新病变的病理产物，属于病因学概念。

（一）瘀血的形成

血液的正常运行，与心、肺、肝、脾等脏的功能，脉道的通利，气的推动与固摄作用，以及寒热等内外环境因素密切相关。凡影响血液正常运行，引起血液运行不畅，或致血离经脉而瘀积的内外因素，均可导致瘀血的形成。

1. 血出致瘀

各种外伤，致使脉管破损而出血，成为离经之血。其他原因导致所出之血未能排出体外或及时消散，留积于体内则成瘀血。

2. 气滞致瘀

情志郁结，气机不畅，或痰饮等积滞体内，阻遏脉络，都会造成血液运行不畅，进而导致血液在体内某些部位瘀积不行，形成瘀血。

3. 因虚致瘀

气虚则运血无力，阳虚则脉道失于温通而滞涩，阴虚则脉道失于柔润而僵化，津血同源互化，津液亏虚，无以充血则血脉不利。气与津液的亏损，亦能引起血液运行不畅，导致血液在体内

某些部位停积而成瘀血。

4. 血寒致瘀

外感寒邪，入于血脉，或阴寒内盛，血脉挛缩，则血液凝涩而运行不畅，导致血液在体内某些部位瘀积不散，形成瘀血。

5. 血热致瘀

外感火热邪气，或体内阳盛化火，入舍于血，血热互结，煎灼血中津液，使血液黏稠而运行不畅；或热灼脉络，迫血妄行导致内出血，以致血液壅滞于体内某些部位，不散而成瘀血。

（二）瘀血的致病特点

瘀血的致病特点及机制表

瘀血致病特点	病机
易于阻滞气机	血为气之母，血能载气，因而瘀血一旦形成，必然影响和加重气机郁滞，所谓"血瘀必兼气滞"。而气为血之帅，气机郁滞，又可引起局部或全身的血液运行不畅。因而导致血瘀气滞、气滞血瘀的恶性循环
影响血脉运行	瘀血为血液运行失常的病理产物，但瘀血形成之后，无论其瘀滞于脉内，还是留积于脉外，均可影响心、肝、脉等脏腑组织的功能，导致局部或全身的血液运行失常
影响新血生成	瘀血乃病理性产物，已失去对机体的濡养滋润作用。瘀血阻滞体内，尤其是瘀血日久不散，就会严重地影响气血的运行，脏腑失于濡养，功能失常，势必影响新血的生成。因而有"瘀血不去，新血不生"的说法
病位固定，病证繁多	瘀血一旦停滞于某脏腑组织，多难于及时消散，故其致病又具有病位相对固定的特征，如局部刺痛、固定不移等。而且，瘀血阻滞的部位不同，形成原因各异，兼邪不同，其病理表现也就不同。此外，瘀血阻滞日久，也可化热

（三）瘀血致病的病症特点

瘀血形成之后，停于体内，不仅失去血液的濡养作用，还可导致新的病变发生。瘀血的致病特点主要表现在以下几个方面。

病症特点
- 疼痛：一般表现为刺痛，痛处固定不移，拒按，夜间痛势尤甚
- 肿块：瘀血积于皮下或体内则可见肿块，肿块部位多固定不移
- 出血：部分瘀血为病者可见出血之象，通常出血量少而不畅，血色紫暗，或夹有瘀血块
- 色紫暗：一是面色紫暗，口唇、爪甲青紫等；二是舌质紫暗，或舌有瘀斑、瘀点等
- 可表现出肌肤甲错及脉象上的某些异常，如涩脉或结代脉等

三、结石

结石，是指体内某些部位形成并停滞为病的砂石样病理产物或结块。有泥砂样结石、圆形或不规则形结石。

（一）结石的形成

结石的成因较为复杂，某些机制目前尚不清楚，比较常见的因素有以下几点。

1. 饮食不当

饮食偏嗜，喜食肥甘厚味，影响脾胃运化，蕴生湿热，内结于胆可形成胆结石；湿热下注，蕴结于下焦可形成肾结石或膀胱结石。水质中含有过量矿物及杂质也是结石形成原因之一。

2. 情志内伤

情志不遂，肝气郁结，疏泄失职，胆气不达，胆汁郁结，排泄受阻，日久可形成结石。

3. 服药不当

长期过量服用某些药物，致使脏腑功能失调，或药物沉积于体内某些部位而形成结石。

4. 体质差异

先天禀赋差异，以致某些物质的代谢异常，可形成易患结石病变的体质。

（二）结石的致病特点

结石为有形之邪，易阻滞气机、损伤脉络，其病程较长，病情轻重不一，与肝、肾、胆、胃、膀胱等脏腑有关，其具体表现可见以下几点。

结石致病特点表

结石致病特点	病机
多发于肝、肾、胆、胃、膀胱等脏腑	肝气疏泄，关系着胆汁的生成和排泄。肾气的蒸化，影响尿液的生成和排泄。故肝肾功能失调，易生成结石
	肝肾有管道与胆及膀胱相通，而胃、胆、膀胱等管腔性器官处结石易于停留，故结石为病，多为肝、胆结石，肾、膀胱结石和胃结石
病程较长，病情轻重不一	结石多为湿热内蕴，日渐煎熬而成，故大多数结石的形成过程缓慢而漫长
阻滞气机，损伤脉络	结石为有形实邪，停留体内，势必阻滞气机，影响气血津液运行

第七节　其他病因

除六淫、疬气、七情内伤、饮食失宜、劳逸失度、病理产物之外的致病因素，统称为其他病因，主要有外伤、诸虫、药邪、医过、先天因素等。

一、外伤

外伤，主要指机械暴力等外力所致伤损，也包括烧烫、冷冻、虫兽蛇叮咬等意外因素所致形体组织的创伤。外伤致病，多具有明确外伤史。

外伤致病简表

外伤种类	具体表现
外力损伤	因机械暴力引起的创伤
烧烫伤	火毒为患，包括火焰、沸水、热油、蒸汽、雷电等灼伤形体
冻伤	低温所造成的全身或局部的损伤
虫兽所伤	指猛兽、毒蛇、疯狗或蝎、蜂、蚂蚁等虫兽咬伤或蜇伤

二、诸虫

寄生虫，是动物性寄生物的统称。寄生虫寄居于人体内，不仅消耗人体的营养物质，还可以造成各种损害，导致疾病发生。不同的寄生虫，致病各有特点。

寄生虫致病特点简表

诸虫种类	又名	感染途径	存在部位	发病特点及临床表现
蛔虫	"蚘虫""长虫"	饮食不洁，摄入被蛔虫卵污染的食品而感染。多见于儿童	腹部	腹部疼痛，尤以脐周疼痛为多，时轻时重吐清涎，夜间磨牙等
			胆道	胁部绞痛，恶心呕吐，或吐蛔，四肢厥冷，称为"蛔厥"
			肠道	虫多扭结成团，可致梗塞不通。若蛔虫寄宿日久，可致脾胃虚弱，气血日亏，面黄肌瘦，在小儿则易致疳积
蛲虫		通过手指、食物污染而感染	肠道	肛门奇痒，夜间尤甚，以致睡眠不安。病久亦常伤人脾胃，耗人气血
绦虫	"白虫""寸白虫"	多由食用生的或未熟的猪、牛肉而得	肠道	腹部隐痛、腹胀或腹泻、食欲亢进、面黄体瘦，有时在大便中可见白色带状成虫节片
钩虫	"伏虫"皮肤钩虫病，俗称为"粪毒"	常由手足皮肤黏膜接触被钩虫蚴污染的粪土后而感染	小肠	初起见局部皮肤痒痛、红肿等。严重者影响脾胃功能和耗伤气血
血吸虫	"蛊""水蛊"	多因皮肤接触了有血吸虫幼虫的疫水而感染	血管	感染后，初起可见发热恶寒、咳嗽、胸闷等；日久则以胁下癥块、臌胀腹水等为特征，后果较严重

三、药邪

药邪是指因药物加工、使用不当而引起疾病发生的一类致病因素。药物炮制加工不当，或者医生不熟悉药物的性味、用量、配伍禁忌而使用不当，或者病人不遵医生指导而乱服某些药物等，均可引起疾病发生。

（一）药邪的形成

所谓"药邪"，是指因药物加工、使用不当而引起疾病发生的一类致病因素。

药邪形成简表

表现形式	不良后果	预防措施
用药过量	药物用量过大，特别是一些有毒药物的用量过大，则易于中毒	严格控制用药剂量
炮制不当	某些含有毒性成分的药物经过适当的炮制加工可减轻毒性。如果对此类药物炮制加工不规范，则易致中毒	严格按照药品质量控制标准检验药物
配伍不当	部分药物配伍使用时会使毒性增加	配伍中杜绝出现十八反、十九畏
用法不当	某些药物在使用上有着特殊要求和禁忌。若使用不当或违反有关禁忌，也可致中毒或变生他疾	严格按照药品使用说明服用

（二）药邪的致病特点

药邪致病特点包括中毒及加重病情、变生他疾，主要表现为以下几点。

药邪致病特点简表

药邪致病特点	临床表现
中毒	轻者常表现为头晕心悸、恶心呕吐、腹痛腹泻、舌麻
	重者可出现全身肌肉震颤、烦躁、黄疸、发绀、出血、昏迷乃至死亡
加重病情、变生他疾	药物使用不当，非助邪即伤正，一方面可使原有的病情加重，另一方面还可引起新的病变发生

四、医过

医过，也称"医源性致病因素"，是指由于医生的过失而导致病情加重或变生他疾的一类致病因素。

（一）医过的形成

医过的形成主要有如下三方面内容。

医过形成简表

形成原因	不良后果	预防措施
言行不当	如果说话不注意场合，或语言粗鲁，态度生硬，则会对病人产生不良影响	医生言语亲切，行为得体，态度和蔼，可起到辅助治疗的作用，有利于患者病情的缓解
处方草率	诊治时漫不经心，包括处方用字，故意用别名、僻名，字迹潦草等，均可产生不利影响。轻者，患者在疑惑不信任状态下服用，不利于治疗，或处方药味难辨而耽误时间；重则，可贻误治疗，甚至错发药物而致不测	处方字迹清楚，使用通用名称
诊治失误	医生诊察有失，辨证失准，以致用药失误，或手法操作不当，是重要的医源性致病因素	提高医生自身业务水平

（二）医过的致病特点

医过的致病特点包括以下两方面。

医过的致病特点

医过致病特点	形成原因
易致情志异常波动	医生言行不当或诊治草率，极易引起患者的不信任，甚至是情志异常波动，或是患者拒绝治疗，或是导致气血紊乱而使病情更为复杂
加重病情，变生他疾	医生言行不当，处方草率，或是诊治失误，均可贻误治疗，加重病情，甚至变生他疾

五、先天因素

先天因素，是指人出生前已经潜伏着的可以致病的因素，包括源于父母的遗传性病因和在胎儿孕育期及分娩时所形成的病因。先天因素一般分为胎弱和胎毒两个方面。

先天致病因素表

表现形式	又名	形成原因及表现
胎弱	胎怯	是指胎儿禀受父母的精血不足或异常，以致日后发育障碍，畸形或不良。可分为各类遗传性疾病和先天禀赋虚弱两种类型
胎毒		广义胎毒，是指妊娠早期，其母感受邪气或误用药物、误食不利于胎儿之物，导致遗毒于胎儿，出生后渐见某些疾病
		狭义胎毒，是指某些传染病，在胎儿期由亲代传给子代

此外，近亲婚配、怀孕时遭受重大精神刺激，以及分娩时的种种意外等，也可成为先天性病因，使初生儿或出生后表现出多种异常。如先天性心脏病、唇腭裂、多指（趾）、色盲、癫痫等。同时，父母个体的体质类型也可遗传给子女，形成某些特殊的体质，决定对某些病变的易感性特点，易于患相同或相似的疾病。

第七章

发　病

　　发病学说，是研究疾病发生的途径、类型、机制、规律，以及影响发病诸因素的理论。发病学说的内容，包括疾病发生的机制、影响发病的因素、发病途径、发病类型等。

　　发病，是指疾病的发生过程，即机体处于病邪损害和正气抗损害之间的矛盾斗争过程。若周围环境的影响超越了人体的适应能力，或人体自身调节功能失常，难以适应环境剧烈或持久的变化，则会导致疾病的发生。

　　发病的研究内容包括发病途径、疾病类型、发病机制、发病规律、影响因素。

　　疾病，是在一定致病因素作用下，人体稳定有序的生命活动遭到破坏，出现阴阳失调、形质损伤或功能障碍，表现为一系列临床症状和体征的生命过程。

　　疾病发生一般有两方面原因：一是机体自身的功能紊乱和代谢失调；二是外在致病因素对机体的损害和影响。两方面的原因在发病过程中相互影响，机体自身的失调最易导致外在致病因素的侵袭，而外在致病因素侵入之后，又导致或加重机体的功能紊乱和代谢失调。

此外，遗传因素对发病也有一定的影响，不但可形成遗传病，也可影响人的体质状态，因而与发病有关。

第一节　发病原理

疾病的发生和变化虽然错综复杂，但不外乎是邪气与正气之间的矛盾斗争过程。中医学认为发病原理在于邪正相搏，其主要内容包括发病的基本原理和影响发病的主要因素两方面。

任何一种邪气作用于人体，正气必然与之抗争，以祛除病邪和维护机体的健康。邪气对机体具有感染侵袭、损伤形质、障碍功能等各种致病作用，正气对邪气具有抗御、免疫、修复、调节等作用，如病邪被及时抗御消除，"阴平阳秘"的生理状态得以保持，则不发病，这即是"正能胜邪"。反之，病邪不能及时消除，机体的平衡协调状态遭到破坏，即"邪胜正负"，则发病。

一、发病的基本原理

发病的机制，在于正气与邪气的相互作用。正气是决定发病的主导因素，邪气是发病的重要条件。邪正相搏的胜负，决定是否发病。

（一）正气不足是疾病发生的内在因素

1. 正气的概念

正气：是指人体内具有抗病、祛邪、调节、修复等作用的一类细微物质，是一身之气相对邪气的称谓。

一身之气又称人气，是构成人体和维持人体生命活动的细微物质，其在体内的运行分布，既有推动和调节人体生长发育和脏腑功能的作用，又有抗邪、驱邪、调节、修复等能力。气由精化，并与吸入的自然界清气相融合而成，故正气的充盛取决于精、血、津液等精华物质的充沛以及脏腑形质的完整；而精血津液的化生，又依赖脏腑生理功能的正常发挥和相互协调，以维持新陈代谢的有序进行。各脏腑经络之气及营卫之气，都是一身之气的分化，也是正气的分化，而各脏腑经络之气和营卫之气的防御、调节、修复等作用，虽因其构成不同而有所区别，但都是正气功能的体现。

$$正气的功能\begin{cases}推动和调节人体生长发育和脏腑功能\\抗邪、驱邪、调节、修复\end{cases}$$

$$正气充盛的决定因素\begin{cases}精、血、津液等精华物质的充沛\\脏腑形质的完整\end{cases}$$

$$正气\begin{cases}阴气——凉润、宁静、抑制、沉降——抵抗阳邪\\阳气——温煦、推动、兴奋、升发——抵抗阴邪\end{cases}$$

2. 正气的防御作用

正气具有抗御病邪侵袭、及时驱除病邪而防止发病的作用。具体表现如下。

（1）抵御外邪入侵：当邪气侵入机体，正气必与之抗争。

①若正气强盛，则抗邪有力，病邪难入。
②虽邪气已入，但正气盛，能及时抑制或消除邪气。$\bigg\}$不发病

（2）驱邪外出：

①邪气侵入，若正气强盛，可在正邪抗争中驱邪外出。
②邪气侵入，或虽发病，但邪气难以深入，病较轻浅，预后良好。

（3）修复调节能力：正气有自行调节、修复、补充的作用，能够修复邪气侵入导致的机体阴阳失调、脏腑组织损伤、精血津液亏耗及生理功能失常，使疾病向愈。

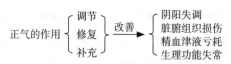

（4）维持脏腑经络功能的协调：正气分布到脏腑经络，成为脏腑经络之气。后者运行不息，推动和调节各脏腑经络的功能，并推动和调节全身精血津液的代谢及运行输布，使之畅达无郁滞，从而防止痰饮、瘀血、结石等病理产物以及内风、内寒、内湿、内燥、内火等内生五"邪"的产生。

正气 —分布到脏腑经络→ 脏腑经络之气 —运行不息→ 推到调节脏腑功能

防止病理产物和内生五邪 ← 全身精血津液代谢及运行输布

3. 正气在发病中的作用

正气是决定发病的关键因素。"邪之所凑，其气必虚"。

正气不足是疾病发生的内在因素，正气的盛衰决定是否发病、发病的深浅和病证的性质。

（1）正虚感邪而发病：若机体正气不足，一方面无力抗邪，遇邪气乘虚而入则会发病；另一方面，适应和调节的功能低下，易对外界的情志刺激产生较为强烈的反应而发为情志病。

正气不足 ┤ 抗邪无力 → 外邪乘虚而入 → 发病
         └ 适应和调节功能低下 → 对外界情志刺激反应强烈 → 情志病

（2）正虚生"邪"而发病：由于正气不足，机体对脏腑经络功能活动的推动和调节能力下降，致脏腑经络功能失常，精血津液的代谢运行失常，产生内风、内寒、内湿、内燥、内火等内生五"邪"或痰饮、瘀血、结石等病理产物而发病。

正气不足 → 脏腑经络功能失常 → 精血津液代谢失常
→ 内生五邪、病理产物 → 引起新的病变

（3）正气的强弱可决定发病的证候性质

邪气侵入 {
若正气充盛 ➝ 邪正相搏剧烈 ➝ 多发为实证
若正气虚衰 ➝ 邪气深入内脏 ➝ 多发为重证、危证
若正气不足 ➝ 脏腑功能减退 ➝ 多发为虚证、虚实夹杂证
}

（二）邪气是发病的重要条件

1. 邪气的基本概念

邪气，泛指各种致病因素，简称为"邪"。包括存在于外界或由人体内产生的种种具有致病作用的因素。

邪气 {
四时不正之气（六淫、疠气）乘虚侵入，致病较重者——虚邪、虚风
四时之正气（六气）因人体一时之虚侵入，致病轻浅者——正邪、正风
}

2. 邪气的侵害作用

邪气侵犯人体，则对机体的形质和功能产生损害和障碍。体现在导致生理功能失常、造成脏腑组织形质损害和改变体质类型三方面。

（1）导致生理功能失常 {
心肺—呼吸、行血功能失调—心悸、呼吸困难
脾胃—运化功能失常—食少、呕吐、泄泻或便秘
肾—主水功能无权—肿、尿少
肝—疏泄功能失调—情志抑郁或亢奋
心脑—藏神功能失常—神志失常
}

（2）造成脏腑组织的形质损害，体现在 {
损伤皮肉筋骨、脏腑器官
精气血津液等物质的亏耗
}

（3）改变体质类型：邪气侵入可以改变体质特征，影响对疾病的易罹倾向。

如：阴邪致病 ➝ 伤阳 ➝ 机体阳虚 ➝ 易感寒邪

3. 邪气在发病中的作用

（1）邪气是导致发病的原因：疾病是邪气作用于人体而引起邪正相搏的结果。

（2）影响发病的性质、类型和特点：不同的邪气作用于人体，表现出不同的发病特点、证候类型。

不同邪气致病 {
六淫致病：发病急，病程短，初起多有卫表证候
七情内伤：发病缓慢，病程长，发病首先作用于心，后及他脏
饮食所伤：常伤脾胃，或五脏失调，或气血不足，或食物中毒
外伤：从皮肤侵入，损伤皮肤肌肉、筋骨、脏腑
毒蛇咬伤：全身中毒，甚至死亡
}

（3）影响病情和病位：邪气的性质与感邪的轻重，与发病时病情的轻重有关。

邪气性质与病情 {
虚邪伤人，病情较重
正邪伤人，病情轻浅
}

感邪轻重与病情 {
感邪轻者，临床症状表现较轻
感邪重者，临床症状表现较重
}

受邪部位与证型 {
受邪部位表浅者——表证
受邪部位较深者——里证
表里两部同时受邪——"两感"
}

邪气的性质与病位 {
风邪轻扬，易袭阳位，多在肺卫
湿邪易阻遏气机，多伤及于脾
疠气发病急骤，传变快，易入里，损伤重要脏器
}

（4）某些情况下主导疾病的发生：在邪气的毒力和致病力特别强，超越人体正气抗御能力和调节范围时，邪气对疾病的发生起着决定性的作用。

如：疠气、高温、高压、电流、枪弹伤、虫兽伤等。

预防："虚邪贼风，避之有时"。

（三）邪正相搏的胜负，决定是否发病

1. 决定发病与否

邪气入侵时，若正气充足，则能奋起抗邪，驱邪外出，正胜邪退，使机体免受邪气侵害，则不发病；而若正气虚弱，无力抗

邪，邪气得入，造成阴阳气血失调，机体功能异常，导致形质损害，随之发病，出现临床症状和体征。

（1）正胜邪却则不发病：正气充足 ➡ 驱邪外出 ➡ 正胜邪却 ➡ 不发病

（2）邪胜正负则发病：正虚无力抗邪 ➡ 病邪深入 ➡ 发病

2. 决定证候类型

发病后，其证候类型、病变性质、病情轻重与正邪都有关。

$$
证候类型\begin{cases}
正盛邪实——实证\\
正虚邪衰——虚证\\
正虚邪盛——虚实夹杂证
\end{cases}
$$

$$
病变性质\begin{cases}
感受阳邪——实热证\\
感受阴邪——实寒证或寒湿证
\end{cases}
$$

$$
病情轻重\begin{cases}
感邪轻或正气强——病位多表浅——病变多轻\\
感邪重或正气弱——病位常较深——病变多重
\end{cases}
$$

另外，疾病与病邪所中的部位有关。无论外感之邪，或是内生之邪，有阻于筋骨经脉者，有在脏腑者，病位不同，病证各异。

二、影响发病的主要因素

包括环境因素、体质因素和精神状态三个方面。

（一）环境与发病

1. 气候因素

四时气候的异常变化，是孳生和传播邪气，导致疾病发生的条件。不同的季节，可出现不同的易感之邪和易患之病。

（1）气候因素致病，春易伤风，夏易中暑，秋易伤燥，冬易感寒。

（2）反常的气候，如久旱、水涝、暴热暴冷，既可伤及人体正气，又可促成疠气病邪的传播，形成瘟疫流行。

2. 地域因素

不同地域，其气候特点、水土性质、生活习俗各有所不同，均可影响人群的生理特点和疾病的发生，易致地域性的多发病和常见病。如北方寒病，南方热病、湿热病，山区地方性甲状腺肿，初到异地水土不服等。

3. 生活工作环境

不良的生活和工作环境，亦可导致疾病发生。

不良环境致病 { 工作环境：废气、废液、废渣、噪声 ⟶ 疾病，中毒
生活环境：阴暗潮湿、空气秽浊、蚊蝇孳生 ⟶ 发病

4. 社会环境

各种社会因素均能影响人的情志活动，若不能自行调节与之适应，则可促使罹病或成为某些疾病的诱发因素。如政治地位、经济状况、文化程度、家庭情况、境遇变迁、人际关系等影响情志，若调节失常则患病。

（二）体质与发病

体质反映正气盛衰特点，影响疾病的发生、发展。

1. 决定发病倾向

体质是正气盛衰的体现，因而决定着发病的倾向。

体质 { 体质强 { 抗病力强 ⟶ 不易感邪
虽被邪气所扰 ⟶ 病后易趋实证
体质弱 ⟶ 易感邪 ⟶ 病后易趋虚实夹杂证，或虚证

2. 决定对某种病邪的易感性

不同的体质，精气阴阳盛衰有别，对某种病邪具有不同的易感性，对某些疾病具有不同的易发性。

不同体质的病邪易感性表

不同体质或人群	病邪易感性
阳虚	易受寒邪
阴虚	易受热邪
小儿	易感外邪，或伤食，或感邪后易热化生风，或发育障碍
老年	易感外邪，形成虚实夹杂证，或虚证，多迁延难愈
女性	易肝郁、血虚、血瘀
男性	易肾精肾气亏虚
肥人或痰湿内盛者	易感寒湿之邪，易患眩晕、中风
瘦人或阴虚者	易感燥热之邪，易患肺痨咳嗽

3.决定某些疾病发生的证候类型

感受相同的病邪，因个体体质不同，可表现出不同的证候类型。若体质相同，虽感受不同的病邪，也可表现出相同的证候类型。

（1）相同病邪，不同体质

感风寒 {
卫气盛者 → 表实证
卫气虚者 → 表虚证、虚实夹杂证
}

感湿邪 {
阳盛者 → 热化成湿热证
阳虚者 → 易寒化寒湿证
}

（2）不同病邪，相同体质：
热邪
寒邪
} → 阳热体质 → 热性证候

（三）精神状态与发病

1.精神状态能影响内环境的协调平衡，影响发病

情志舒畅 → 气机通畅 气血调和 → 脏腑功能旺盛 → 正气强盛 {
邪气难以入侵 或虽受邪易祛除
}

情志不舒 → 气机逆乱，气血不调 → 脏腑功能失常 → 发病

2.情志变化与疾病发生的关系具体表现

（1）突然强烈的情志刺激可扰乱气机、伤及内脏而致疾病突发。如突发性的胸痹心痛、中风病等。

（2）长期持续性的精神刺激，易致气机郁滞或逆乱而缓慢发病，引起消渴、胃脘痛、癥积等。

第二节　发病类型

发病类型，主要有感邪即发、徐发、伏而后发、继发、合病与并病、复发等。

一、感邪即发

感邪即发，又称为卒发、顿发，指感邪后立即发病。从邪正斗争而言，感邪后，正气抗邪反应强烈，迅速导致人体的阴阳失调，并表现出明显的临床症状。

感邪即发见于
- 新感外邪较盛——如风寒、风热、温热、暑热、温毒
- 情志剧变——暴怒、过度悲伤 ➡ 气机逆乱，气血失调
- 毒物所伤——如误服、误吸有毒的秽浊之气
- 外伤——伤人后立即发病
- 感受疠气——其性毒烈，致病力强，多呈暴发

二、徐发

徐发，又称缓发，是指感邪后缓慢发病。

徐发
- 内伤邪气致病——如思虑过度、房事不节、忧愁不解、嗜酒成癖
- 外感病邪——如感受湿邪
- 正气不足——若感邪较轻，正气抗邪缓慢，亦可见到徐发

三、伏而后发

伏而后发，是指感受邪气后，病邪在机体内潜伏一段时间，

或在诱因的作用下，过时而发病。多见于外感性疾病和某些外伤（如肌肤破损致破伤风、狂犬病等）。

机制：当时感邪较轻，或外邪入侵时正气处于内敛时期，而邪气处于机体较浅部位，正邪难以交争，邪气伏藏。故伏邪发病时，病情一般较重且多变。

四、继发

继发，是指在原发疾病的基础上，继而发生新的疾病。继发病首先有原发疾病，并且所产生的新的疾病与原发病在病理上有密切联系。如肝阳上亢致中风；小儿食积致疳积；哮喘致肺精气虚和心血瘀阻；肝胆疾病致癥积、结石。

五、合病与并病

（一）合病

合病，是两经或两个部位以上同时受邪所出现的病证。合病多见于感邪较盛，而正气相对不足，故邪气可同时侵犯两经或两个部位。

感邪较盛
正气不足 } 邪气同时侵犯两经或两个部位 → 合病，如 { 太阳与少阳合病
太阳与阳明合病
肺卫症状与脾胃症状同时出现
卫气同病、气血两燔、气营两燔

（二）并病

并病，是指感邪后某一部位的证候未了，又出现另一部位的病证，即病变部位或场所发生了相对转移。

（三）两者区别

合病是感受一种邪气可致多部位的侵害，出现多部位的病证；并病是指在疾病过程中病变部位的传变，而原始病位依然存在。

六、复发

复发，是指疾病初愈或疾病的缓解阶段，在某些诱因的作用下，引起疾病再度发作或反复发作的一种发病形式。由复发引起的疾病，称为"复病"。

机制：余邪未尽，正气未复，同时有诱因的作用，致余邪复炽，正气更虚，使疾病复发。

（一）复发的基本特点

1. 临床表现类似于初病，但比初病的病情更重。

2. 复发的次数愈多，预后愈差，容易留下后遗症（后遗症，是指主病在好转或痊愈过程中未能恢复的机体损害，是与主病有着因果联系的疾病过程）。

3. 大多有诱因。

（二）复发的主要类型

复发大致分为少愈即复、休止与复发交替、急性发作与慢性缓解交替三种类型。

1. 疾病少愈即复发

多见于较重的外感性疾病的恢复期，如湿温、温热、温毒性疾病。

$$\left.\begin{array}{l}\text{余邪未尽}\\\text{正气已虚}\end{array}\right\}+\left\{\begin{array}{l}\text{饮食不慎}\\\text{用药不当}\\\text{劳累过度}\end{array}\right.\longrightarrow\text{余邪复燃，正气更虚}\longrightarrow\text{复发}$$

2. 休止与复发交替

初次患病治疗后留有宿根，在诱因下复发，如休息痢、癫痫、结石。

原因：（1）正气不足，无力祛除病邪。

（2）病邪性质重浊胶黏，难以清除。

3. 急性发作与慢性缓解交替

即临床症状的轻重交替，急性发作时症状较重，慢性缓解时症状较轻。如哮喘、臌胀病、胸痹心痛、慢性肾病等。

原因：由邪正斗争的态势决定。在慢性缓解期症状表现较轻，若因情志刺激，或饮食不当，或感受外邪，或劳累过度等诱因激发，可致急性发作，症状加重。

预防：治疗疾病时应驱邪为尽，扶助正气，消除宿根，避免诱因。

（三）复发的诱因

任何诱因，可助邪损正，导致机体正邪斗争再度活跃，打破正邪暂时相安的局面，导致旧病复发。

1. 重感致复

因感受外邪致疾病复发，称为重感致复。由于疾病初愈，邪气未尽，病理过程未完全结束，机体抵御外邪侵袭的能力低下，是重新感邪以致疾病复发的根据。

机制：

$$\text{新感之邪}\left\{\begin{array}{c}\text{助长体内病邪}\\\text{或}\\\text{引动旧病病机}\end{array}\right\}\longrightarrow\text{干扰或损害人体正气}\longrightarrow\text{复发}$$

2. 食复

因饮食不和而致复发者，称为食复。

食复见于 {
饮食不节 ➝ 脾胃病复发
鱼虾海鲜 ➝ 瘾疹和哮喘病复发
饮酒或过食辛辣炙煿 ➝ 痔疮、淋证
}

3. 劳复

若形神过劳，或早犯房事而致复病者，称为劳复。因劳致复，无论外感性疾病或内伤性疾病均可发生。如慢性水肿、哮喘、疝气、子宫脱垂、中风、胸痹心痛等。

4. 药复

病后滥施补剂，或药物调理失当，而致复发者，称为药复。若急于求成，滥投补剂，都可导致壅正助邪，引起疾病复发。

避免方法：遵循扶正勿助邪，祛邪勿伤正的原则。

5. 情志致复

因情志因素引起疾病复发者，称为情志致复，由于过激的情志变化能直接损伤人体内脏，导致气机紊乱，气血运行失常，使原阴阳自和过程逆转，致疾病复发。如癔病、惊痫、瘿瘤、梅核气、癫狂等。

机制：

情志变化 ➝ 损伤内脏 ➝ 气机紊乱 ➝ 气血失常 ➝ 阴阳自和过程逆转 ➝ 复发

第八章

病　机

病机，是指疾病发生、发展与变化的机理。病机学是研究疾病发生、发展和变化的机理，并揭示其规律的中医基础理论分支学科，内容包括疾病发生的机理、病变的机理和疾病传变的机理。由于病机是应用中医理论分析疾病现象，从而得出的对疾病内在、本质、规律性的认识，是防治疾病的依据，所以受到历代医家的极大重视。

第一节　基本病机

概念：指机体对于致病因素侵袭所产生的最基本的病理反应，是病机变化的一般规律。

内容：邪正盛衰、阴阳失调、精气血津液病理变化、内生"五邪"。

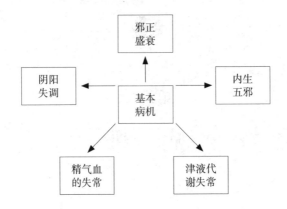

一、邪正盛衰

定义：在疾病过程中，机体的抗病能力在与致病邪气之间相互斗争中所发生的盛衰变化。

（一）邪正盛衰与虚实变化

1. 虚实病机

虚和实是相比较而言的一对病机概念。

《素问·通评虚实论》说："邪气盛则实，精气夺则虚。"

实——邪气盛，是以邪气亢盛为矛盾主要方面的一种病机变化

邪气的致病力强盛，而正气的抗病能力未衰，能积极与邪抗争，故正邪相搏，斗争激烈，反应明显，临床上出现一系列病变反应比较剧烈的、亢盛有余的证候，称为实证。

实证常见于外感六淫和疠气致病的初期和中期，或由于湿、痰、水饮、食积、气滞、瘀血等引起的内伤病证。实证较多见于体质比较壮实的患者。

临床上，外感病实证常见壮热、狂躁、声高气粗、腹痛拒按、二便不通、脉实有力、舌苔厚腻。内伤病实证则以痰涎壅

盛、食积不化、水湿泛滥、气滞瘀血等表现为多见。

虚——正气不足，是以正气虚损为矛盾主要方面的一种病机变化

机体的正气虚弱，精气血津液不足或脏腑经络等生理功能减弱，防御能力和调节能力低下，对于致病邪气的斗争无力，故难以出现邪正斗争剧烈的反应，临床上表现为一系列虚弱、衰退和不足的证候，称为虚证。

虚证多见于素体虚弱，精气不充；或外感病的后期，以及各种慢性病证日久，耗伤人体的精血津液，正气化生无源；或因暴病吐利、大汗、亡血等使正气随津血而脱失，以致正气虚弱，或阴阳偏衰。临床上，虚证常见神疲体倦、面色无华、气短、自汗、盗汗，或五心烦热，或畏寒肢冷，脉虚无力。

2. 虚实变化

（1）虚实错杂：虚实错杂是指在疾病过程中，邪盛和正虚同时存在的病机变化。

①虚中夹实：指以正虚为主，又兼有实邪为患的病机变化。如脾虚湿滞证，脾气不足，运化无权，致湿邪内生，阻滞中焦。既有属脾气虚弱的神疲肢倦、不思饮食、食后腹胀、大便不实等症状，又兼见属湿滞病变的口黏、脘痞、舌苔厚腻。

②实中夹虚：指以邪实为主，又兼有正气虚损的病机变化。如外感热病热邪伤阴，可形成邪热炽盛、气津两伤的病证。既有高热气粗、心烦不安、面红目赤、尿赤便秘、苔黄脉数等实热见症，又兼见口渴引饮、气短心悸、舌燥少津等津亏气虚之症。

（2）虚实转化：虚实转化是指在疾病过程中，由于邪气伤正，或正虚而邪气积聚，发生病机性质由实转虚或因虚致实的变化。

①由实转虚：指病证本来以邪气盛为矛盾主要方面的实性病变，转化为以正气虚损为矛盾主要方面的虚性病变的过程。

原因：病邪过盛，正不敌邪，或体质素虚，正气虚弱，或误治、失治等因素，病情迁延，虽然邪气渐去，但是人体的正气、脏腑的生理功能已受到损伤，因而疾病的病理变化由实转虚。如痢疾病证，腹痛后重，痢下赤白，本属湿热下注之实证，但因未能及时泻除积滞，则泻痢日久，损伤正气，致使体质日渐瘦弱，转化为虚证。

②因虚致实：指本来以正气虚损为矛盾主要方面的虚性病变，转变为邪气盛较突出的病变过程。正虚始终存在，故转化结果只是邪实暂时居于突出地位，为实中夹虚证，并非真正的实证。

原因：脏腑生理功能低下，导致气、血、水等不能正常运行，产生了气滞、瘀血、痰饮、水湿等实邪停留体内之害，或因正虚抗邪无力而复感外邪，邪盛则实，形成虚实并存。如肺肾两虚的哮证，肺卫不固，复感风寒，哮喘复发，而见寒邪束表，痰涎壅肺为主的实中夹虚证。

（3）虚实真假：是指在某些特殊情况下，疾病的临床表现可见与其病机的虚实本质不符的假象，主要有真实假虚和真虚假实两种情况。

①真实假虚：是指病机本质为"实"，但表现出"虚"的临床假象。

原因：邪气亢盛，结聚体内，阻滞经络，气血不能外达所致，故真实假虚又称为"大实有羸状"。如热结胃肠，里热炽盛证，有大便秘结、腹痛硬满、谵语等实热症状，同时因阳气被郁，不能四布，见面色苍白、四肢逆冷、精神萎顿等状似虚寒的假象。又如小儿食积而出现的腹泻、妇科瘀血内阻而出现的崩漏下血等。

②真虚假实：是指病机本质为"虚"，但表现出"实"的临床假象。

原因：正气虚弱，脏腑经络之气不足，推动、激发功能减退所致，故真虚假实证又称为"至虚有盛候"。如脾气虚弱，运化无力，可见脘腹胀满、疼痛（但时作时减）等假实征象。老年或大病久病，因气虚推动无力而出现的便秘（大便不干不硬，但排泄无力）。

（二）邪正盛衰与疾病转归

1. 正胜邪退

定义：指在疾病过程中，正气奋起抗邪，正气渐趋强盛，而邪气渐趋衰减，疾病向好转和痊愈方向发展的一种病机变化，也是在许多疾病中最常见的一种转归。

原因：患者的正气比较充盛，抗御病邪的能力较强，或因为邪气较弱，或因及时、正确的治疗，邪气难以进一步发展，进而促使病邪对机体的侵害作用消失或终止，精气血津液等的耗伤和机体脏腑、经络等组织的病理性损害逐渐得到修复，机体的阴阳两个方面在新的基础上又获得了相对平衡，疾病即告痊愈。

2. 邪去正虚

定义：指在疾病过程中，正气抗御邪气，邪气退却而正气大伤的病机变化。

原因：邪气亢盛，正气耗伤较重；或正气素虚，感邪后重伤正气；或攻邪猛烈，正气大伤所致。疾病的最终转归，一般仍然是趋向好转、痊愈。若正气恢复较慢，也可以出现邪去正虚的病理状态。邪去正虚，多见于重病的恢复期。

3. 邪胜正衰

定义：指在疾病过程中，邪气亢盛，正气虚弱，机体抗邪无力，疾病向恶化、危重，甚至向死亡方面转归的一种病机变化。

原因：机体的正气虚弱，或由于邪气的炽盛，或因失于治疗，或治疗不当，机体抗御病邪的能力日趋低下，不能制止邪气的侵害作用，邪气进一步发展，机体受到的病理性损害日趋严重，则病情因而趋向恶化或加剧。若正气衰竭，邪气独盛，脏腑经络及精血津液的生理功能衰惫，阴阳离决，则机体的生命活动亦告终止。如在外感病过程中，"亡阴""亡阳"等证候出现，即是正不敌邪、邪胜正衰的典型表现。

4. 邪正相持

定义：邪正相持，指在疾病过程中，机体正气不甚虚弱，而邪气亦不亢盛，则邪正双方势均力敌，相持不下，病势处于迁延状态的病机变化。又称"邪留"或"邪结"。

5. 正虚邪恋

定义：正气大虚，余邪未尽，或邪气深伏伤正，正气无力驱尽病邪，致使疾病处于缠绵难愈的过程，称为正虚邪恋。

一般多见于疾病后期，且是多种疾病由急性转为慢性，或慢性病久治不愈，或遗留某些后遗症的主要原因之一。

原因：邪正相持阶段，仍然存在正邪的消长盛衰变化，从而形成疾病阶段性的邪正对比态势的不同变化。如疾病处于正虚邪恋阶段，由于种种原因，正气渐复，但邪气亦盛，可表现为正邪相争的实证，而后邪退正伤，又复见正虚邪恋的虚证或虚实错杂证。

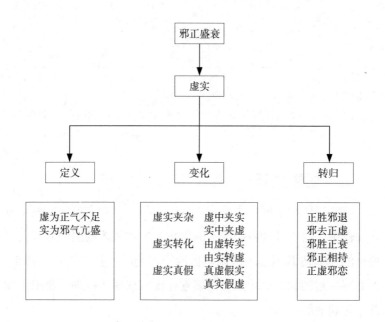

虚实特征简表

	实	虚
含义	邪气盛，以邪气亢盛为矛盾主要方面的一种病机变化	正气不足，抗病能力减弱，以正气不足为主要矛盾的一种病机变化
特点	正气未衰，与邪气斗争明显	精气血津液亏少，功能衰竭或脏腑经络功能衰退
形成	外感六淫初中期，或痰、食、血、气滞留于体内	体质素虚，或疾病后期，或大病久病之后，气血不足，伤阴损阳，导致正气虚弱
表现	外感实证：壮热、躁狂，声高气粗，腹痛拒按，二便不通，脉实有力等；内伤实证：痰涎壅盛，食积不化，水湿泛溢，气滞血瘀等	神疲乏力，面色苍白，气短，自汗，盗汗，或五心烦热，或畏寒肢冷，脉虚无力等表现

真虚假实

至虚有盛候	
含义	虚指病机变化的本质，而实则是表面现象，是假象
原因	正气虚弱，脏腑气血不足，功能减退，气化无力

真实假虚

大实有羸状	
含义	病机本质为实，而虚则是表面现象，为假象
原因	如热结肠胃、痰食壅滞、湿热内蕴、大积大聚等，使经络阻滞，气血不能畅达，反而出现一些类似虚的假象

二、阴阳失调

定义：阴阳之间失去平衡协调的简称，是指在疾病的发生发展过程中，由于各种致病因素的影响，导致机体的阴阳双方失去相对的平衡协调而出现的阴阳偏胜、偏衰、互损、格拒、转化、亡失等一系列病机变化。邪正盛衰是虚实病证的机理，阴阳失调是寒热病证的病机。

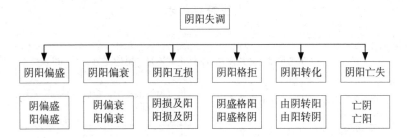

（一）阴阳偏胜

定义：指人体阴阳双方中某一方过于亢盛，导致以邪气盛为主的病机变化，属"邪气盛则实"的实证。

1. 阳偏胜

定义：即阳盛，是指机体在疾病过程中所出现的一种阳邪偏盛、功能亢奋、机体反应性增强而产生热象的病机变化。

病机特点：阳盛而阴未虚的实热证。

原因：多由于感受温热阳邪，或虽感受阴邪，但从阳化热；情志内伤，五志过极而化火；或因气滞、血瘀、食积等郁而化热。

病证特点：壮热、烦渴、面红、目赤、尿黄、便干、苔黄、脉数等症。（阳气有温煦、推动、兴奋作用，阳邪亢盛，则以热、动、燥为其临床特点）

《素问·阴阳应象大论》讲"阳胜则身热，腠理闭，喘粗为之俯仰，汗不出而热，齿干以烦冤腹满死，能冬不能夏""阳胜则阴病"（阳热亢盛则对阴气的制约太过）。阳盛之初，对阴气的损伤不明显，从而出现实热证。如果病情发展，阳热亢盛且明显耗伤机体阴气，病则从实热证转化为实热兼阴亏证。若阴气大伤，病可由实转虚而发展为虚热证。

2. 阴偏胜

定义：即阴盛，是指机体在疾病过程中所出现的一种阴邪偏盛、功能抑制、机体反应性减弱而产生寒象的病机变化。

病机特点：阴盛而阳未虚的实寒证。

原因：多由于感受寒湿阴邪，或过食生冷，或阴寒性病理产物积聚，寒邪中阻等，机体阳气难以与之抗争而致阴邪亢盛。

病证特点：形寒、肢冷、蜷卧、舌淡而润、脉迟等，即是阴邪亢盛的具体表现。（阴气有凉润、抑制、宁静作用，阴邪亢盛，则以寒、静、湿为临床特点）

《素问·阴阳应象大论》讲"阴胜则身寒汗出，身常清（冷），数栗而寒，寒则厥，厥则腹满死，能夏不能冬""阴胜则阳病"（阴气亢盛则过度制约阳气）。由于阴寒内盛多伤阳气，故在阴偏胜时，常同时伴有程度不同的阳气不足，形成实寒兼阳虚证。若阳气伤甚，病可由实转虚，发展为虚寒证。

阴阳偏盛（邪气盛则实）

	阳偏盛	阴偏盛
定义	阳邪亢盛而阴液未虚的实热证	阴邪偏盛而阳气未衰的实寒证
原因	感受温热阳邪，或感受阴寒之邪，但入里从阳而化热，情志内伤，五志过极而化火，气滞、血瘀、食积等郁而化热	外感阴寒之邪，过食生冷，素体阳虚，阳不制阴，而致阴寒内盛
症状	多见壮热、烦渴、面红、尿赤、便干、苔黄、脉数，过久则伤及阴津（阳胜则阴病）	形寒肢冷、蜷卧、舌淡而润、脉迟（阴胜则阳病）

（二）阴阳偏衰

定义：人体阴阳双方中的一方虚衰不足的病机变化，属"精气夺则虚"的虚性病机。

1. 阳偏衰

定义：阳偏衰，即阳虚，是指机体阳气虚损，功能减退或衰弱，出现虚寒内生的病机变化。

病机特点：阳气不足，阳不制阴，阴相对偏亢的虚寒证。

原因：多由于先天禀赋不足，或后天失养，或劳倦内伤，或久病损伤阳气。

人体阳气虚衰，突出地表现为温煦、推动和兴奋功能减退。由于阳气的温煦功能减弱，因而人体热量不足，难以温暖全身而出现寒象，见畏寒肢冷等症。由于阳气的推动作用不足，经络、脏腑等组织器官的某些功能活动也因而减退，加之温煦不足，则血液凝滞，脉络缩蜷，津液停滞而成水湿痰饮。由于兴奋作用减弱，可见精神不振、喜静萎靡等症状。以上便是"阳虚则寒"的主要机制。阳虚则寒，虽也可见到面色㿠白、畏寒肢冷、脘腹冷痛、舌淡、脉迟等寒象，但还有喜静蜷卧、小便清长、下利清谷、脉微细等虚象。所以，阳虚则寒与阴胜则寒，不仅在病机上有区别，在临床表现方面也有不同。前者是虚而有寒；后者是以寒为主，虚象不明显。

阳气不足，可发于五脏六腑，如心阳、肺阳、肝阳、脾阳、胃阳和肾阳等，皆可出现虚衰病变，但一般以肾阳虚衰最为重要。肾阳为诸阳之本，"五脏之阳气，非此不能发"，所以肾阳虚衰（命门之火不足）在阳气偏衰的病机中占有极其重要的地位。阳气一般由精血津液中属阳的部分化生，尤其以精血为主要化生之源，故精血大伤可致阳气化生无源而虚衰，阳不制阴，发为虚寒性病证。

2. 阴偏衰

定义：阴偏衰，即阴虚，是指机体阴液不足，阴不制阳，导致阳气相对偏盛，出现虚热内生的病机变化。

病机特点：多表现为阴液不足，阳气相对偏盛的虚热证。

原因：多由于阳邪伤阴，或因五志过极，化火伤阴，或因久病伤阴所致。

阴偏衰时，主要表现为凉润、抑制与宁静的功能减退，从而出现虚热、失润及虚性亢奋的症状。所谓阴虚则热，即是指阴液不足，不能制阳，阳气相对亢盛，从而形成阴虚内热、阴虚火旺和阴虚阳亢等多种表现。如五心烦热、骨蒸潮热、颧红、消瘦、盗汗、咽干口燥、舌红少苔、脉细数等，即是阴虚则热的表现。阴虚则热与阳胜则热的病机不同，其临床表现也有所区别。前者是虚而有热；后者是以热为主，虚象并不明显。

阴气不足，可见于五脏六腑，如肺阴、脾阴、胃阴、心阴、肝阴和肾阴，皆可发生亏虚的病变，但一般以肾阴亏虚为主。肾阴为诸阴之本，"五脏之阴气，非此不能滋"，所以肾阴不足在阴偏衰的病机中占有极其重要的地位。阴气一般由精血津液中属阴的部分化生，尤其以津液为主要化生之源，故阳热亢盛，必耗津液而致阴气不足，津液大伤，又可致阴气化生无源而亏虚，阴不制阳，发为虚热性病证。

阴阳偏衰（精气夺则虚）

	阳偏衰	阴偏衰
定义	体阳气虚损，功能减退或衰弱，机体反应性低下，代谢活动减退，虚寒内生的病机变化	机体的精、血、津液等阴液亏耗，其滋养、宁静的作用减退，出现虚热内生的病机变化
原因	多由于先天禀赋不足，或后天饮食失调，或劳倦内伤，或久病损伤阳气所致	多由于阳邪伤阴，热邪炽盛伤津耗液，或因五志过极化火伤阴，或因久病耗伤阴液所致
症状	面色苍白、畏寒肢冷、舌淡脉迟、倦卧神疲、小便清长、下利清谷	阴虚内热多见全身性虚热、五心烦热、骨蒸潮热、消瘦，盗汗、口干、舌红、脉细数；阴虚火旺多有咽干疼痛、牙龈肿痛、颧红、咳血或痰中带血等症；阴虚阳亢多见眩晕耳鸣、肢麻、肌肉颤动等症

（三）阴阳互损

阴阳互损，是指在阴或阳任何一方虚损的前提下，病变发展影响到相对的一方，形成阴阳两虚的病机变化。在阴虚的基础上，继而导致阳虚，称为阴损及阳；在阳虚的基础上，继而导致阴虚，称为阳损及阴。阴阳双方之间本来存在着相互依存、相互资生、互为化源和相互为用的关系，一方亏虚或功能减退，不能资助另一方或促进另一方的化生，必然导致另一方的虚衰或功能减退。如唐·王冰注《素问·四气调神大论》说："阳气根于阴，阴气根于阳，无阴则阳无以生，无阳则阴无以化。"

阴阳互损是阴阳的互根互用关系失调而出现的病理变化，一般有两种情况。

一是以精与气、血与气、津液与气等分属阴阳，精、血、津液等属阴的有形物质与属阳的无形之气间的互损而形成的精气两虚、气血两虚、津气两虚，以及气随血脱、气随津脱等。由于此类阴阳互损在"精气血的失常"和"津液代谢失常"中有专述，此处从略。

二是以气自身分阴阳，阴气亏虚日久，不能化生阳气，或阳气虚衰日久，不能化生阴气，从而形成阴阳两虚的病变。由于肾为五脏阴阳之本，故无论阴虚或阳虚，多在损及肾之阴阳及肾本身阴阳失调的情况下，才易于发生阴阳互损的病理变化，而阴阳互损导致的阴阳两虚，并非阴阳处于低水平的平衡状态，而是有偏于阴虚或阳虚的不同。

1. 阴损及阳

阴损及阳，是指由于阴精或阴气亏损，累及阳气生化不足或无所依附而耗散，从而在阴虚的基础上又导致了阳虚，形成了以阴虚为主的阴阳两虚的病机变化。例如肝阳上亢一证，其病机主要为肝肾阴虚，水不涵木，阴不制阳的阴虚阳亢，但病情发展亦可进一步耗伤肾阴，影响肾阳化生，继而出现畏寒、肢冷、面色㿠白、脉沉细等肾阳虚衰症状，转化为阴损及阳的阴阳两虚证。

2. 阳损及阴

阳损及阴，系指由于阳气虚损，无阳则阴无以生，从而在阳虚的基础上又导致了阴虚，形成以阳虚为主的阴阳两虚的病机变化。例如肾阳亏虚，水泛为肿一证，其病机主要为阳气不足，气化失司，水液代谢障碍，津液停聚而水湿内生，溢于肌肤所致。但其病变发展，则又可因阳气不足而导致阴气化生无源而亏虚，出现日益消瘦，烦躁不安，甚则阴虚风动而抽搐等肾阴亏虚之征象，转化为阳损及阴的阴阳两虚证。

阴阳互损

阴损及阳	系指由于阴液（精、血、津液）亏损，累及阳气生化不足，或阳气无所依附而耗散，从而在阴虚的基础上又导致了阳虚，形成了以阴虚为主的阴阳两虚的病机变化
阳损及阴	系指由于阳气虚损，无阳则阴无以生，久之则阴液生化不足，从而在阳虚的基础上又导致了阴虚，形成了以阳虚为主的阴阳两虚的病机变化

（四）阴阳格拒

阴阳格拒，是在阴阳偏盛基础上由阴阳双方相互排斥而出现寒热真假病变的一类病机变化，包括阴盛格阳和阳盛格阴两方面。阴阳相互格拒的机理，在于阴阳双方的对立排斥，即阴或阳的一方偏盛至极，壅遏于内，将另一方排斥格拒于外，迫使阴阳之间不相维系，从而出现真寒假热或真热假寒的复杂病变。如明·虞抟《医学正传》说："假热者，水极似火，阴证似阳也……此皆阴盛格阳，即非热也。""至若假寒者，火极似水，阳证似阴也……亦曰阳盛格阴也。"

1. 阴盛格阳

阴盛格阳，又称格阳，系指阴寒偏盛至极，壅闭于内，逼迫阳气浮越于外，而相互格拒的一种病机变化。阴寒内盛是疾病的本质，由于排斥阳气于外，可在原有面色苍白、四肢逆冷、精神萎靡、畏寒蜷卧、脉微欲绝的阴气壅盛于内表现的基础上，又出现面红、烦热、口渴、脉大无根等假热之象，故称其为真寒假热证。

2. 阳盛格阴

阳盛格阴，又称格阴，系指阳热偏盛至极，深伏于里，阳气被遏，郁闭于内，不能外达于肢体，而将阴气排斥于外的一种病机变化。阳盛于内是疾病的本质，但由于格阴于外，可在原有壮热、面红、气粗、烦躁、舌红、脉数大有力等邪热内盛表现的基础上，又现四肢厥冷、脉象沉伏等假寒之象，故称为真热假寒证。

阴阳格拒

定义	某些原因引起阴和阳的一方盛极，因而壅盛于内，将另一方排斥格拒于外，迫使阴阳之间不相维系，从而形成真寒假热或真热假寒等复杂的临床现象	
	阳盛格阴	阴盛格阳
定义	邪热内盛，深伏于里，阳气郁闭于内，格阴于外的一种病机变化	阴寒之邪盛极于内，逼迫阳气浮越于外，相互格拒、排斥的一种病机变化
症状	四肢厥冷、脉沉伏	面红烦热、欲去衣被、口渴、狂躁不安等热象

（五）阴阳转化

阴阳转化，指阴阳之间在"极"或"重"的条件下，证候性质向相反方面转化的病机过程。包括由阴转阳和由阳转阴两方面。

1. 由阴转阳

指阴偏盛的寒证，转化为阳偏盛的热证的病机过程。临床表现为由寒化热的病性转化。由阴转阳，发生于阳盛或阴虚阳亢的体质，或邪侵属阳的脏腑经络，在此条件下，寒证从阳化热；或失治误治伤阴，邪从热化。

如太阳病，初起以恶寒为主，发热轻，头身疼痛，无汗，脉浮紧，呈现表寒证；继而出现壮热，心烦口渴，大汗出，脉数等阳明里证症状，则表示病变已从表入里，从阳化热。

2. 由阳转阴

指阳偏盛的热证，转化为阴偏盛的寒证的病机过程。临床表现为由热化寒的病性转化。由阳转阴，多发生于阳虚阴盛体质，或邪侵属阴的脏腑经络，在此条件下，热证从阴化寒；或失治误治伤阳，邪从寒化。

如某些外感疾病，初期出现壮热，面赤，口渴，咳嗽，舌红苔黄，脉数等热邪亢盛之象，属阳证；邪热炽盛，或失治误治，突然出现面色苍白，四肢厥冷，冷汗淋漓，脉微欲绝等亡阳危象，属阴证。

由阴转阳和由阳转阴的病机变化过程，与阴盛格阳和阳盛格阴不同。前者为证候性质在前，后两个阶段发生彻底改变；后者证候性质并未出现变化，只是出现症状假象而已。

（六）阴阳亡失

阴阳的亡失，包括亡阴和亡阳两类，是指机体的阴气或阳气突然大量地亡失，导致生命垂危的一种病机变化。

1. 亡阳

亡阳，是指机体的阳气发生突然大量脱失，而致全身功能严重衰竭的一种病机变化。

一般地说，亡阳多由于邪气太盛，正不敌邪，阳气突然脱失所致；也可因汗出过多，吐、利无度，津液过耗，气随津泄，阳气外脱；或由于素体阳虚，劳伤过度，阳气消耗过多所致；亦可因慢性疾病，长期大量耗散阳气，终至阳气亏损殆尽，而出现亡阳。阳气暴脱，多见大汗淋漓、心悸气喘、面色苍白、四肢逆冷、畏寒蜷卧、精神萎靡、脉微欲绝等生命垂危的临床征象。

2. 亡阴

亡阴，是指由于机体阴气发生突然大量消耗或丢失，而致全身功能严重衰竭的一种病机变化。

一般地说，亡阴多由于热邪炽盛，或邪热久留，大量煎灼津液，或逼迫津液大量外泄而为汗，以致阴气随之大量消耗而突然脱失。也可由于长期大量耗损津液和阴气，日久导致亡阴者。阴气脱失，多见手足虽温而大汗不止、烦躁不安、心悸气喘、体倦无力、脉数疾躁动等危重征象。

亡阴和亡阳，在病机和临床征象等方面虽然有所不同，但由于机体的阴和阳存在着互根互用的关系，阴亡则阳无所依附而散越，阳亡则阴无以化生而耗竭，故亡阴可以迅速导致亡阳，亡阳也可继而出现亡阴，最终导致"阴阳离决，精气乃绝"，生命活动终止而死亡。

阴阳亡失

	亡阳	亡阴
定义	阳气发生突然性脱失，导致全身功能突然衰竭的一种病机变化	机体的阴液大量消耗或丢失，而致全身功能严重衰竭的一种病机变化
原因	外邪过盛，或素体阳虚又加疲劳过度，或过用汗法，或慢性消耗性疾病	热邪炽盛，或邪热久留，煎灼阴液，或因慢性消耗性疾病，阴液耗竭所致
症状	大汗淋漓，汗稀而凉，肌肤手足逆冷，精神疲惫，神清淡漠，甚则昏迷、脉微欲绝等阳气欲脱之象	汗出不止，汗热而黏，手足温，喘渴烦躁，甚则昏迷谵妄、脉数无力、舌光绛无苔等

综上所述，阴阳失调的病机，是以阴阳的属性，阴和阳之间所存在着的对立制约、互根互用，以及相互消长、转化等理论，来阐释、分析、综合机体病变的机理。因此，阴阳失调的各种病机并不是固定不变的，而是随着病情的进退和邪正盛衰等情况的改变而变化，在阴阳的偏胜和偏衰之间、亡阴和亡阳之间，都存在着内在的密切联系。

三、精气血的失常

精气血失常，包括精、气和血的不足及其各自生理功能的异常，精、气、血互根互用关系失常等病机变化。

精、气和血，是构成人体的基本物质，也是人体各种生理活动的物质基础。如果人体的精气血失常，必然会影响及机体的各种生理功能，而导致疾病的发生，故《素问·金匮真言论》说："夫精者，身之本也，故藏于精者，春不病温。"清·冯兆张《锦囊秘录》说："足于精者，百病不生；穷于精者，万邪蜂起。"《素问·调经论》说："血气不和，百病乃变化而生。"但是，精、气和血又是脏腑功能活动的产物，因此脏腑发生病变，也会引起精气血的病机变化。所以，精气血失常的病机，同邪正盛衰、阴阳失调一样，是分析研究各种临床疾病病机的基础。

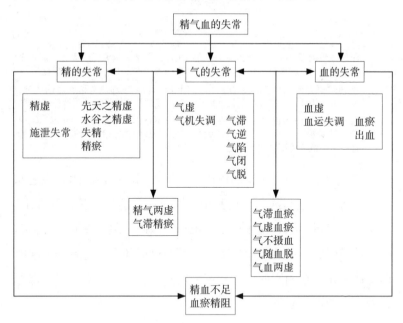

（一）精的失常

精的失常主要包括精虚和精瘀两方面。

1. 精虚

精，包括先天之精、水谷之精及二者合化的生殖之精和分藏于脏腑的脏腑之精。先天之精和水谷之精是人体之精的来源。肾精虽为脏腑之精之一，但因其藏先天之精，并受后天水谷之精的充养，故为生殖之精和各脏腑之精的根本。因此，精虚主要是指肾精（主要为先天之精）和水谷之精不足，以及其功能低下所产生的病机变化。

肾精禀受于父母，来源于先天，赖后天水谷之精的充养而维持其充盛状态。在生理上，肾精为脏腑之精的根本，具有化生肾气以促进生长发育、生殖和生髓、化血、充脑、养神等功能。因此，由于先天禀赋不足，或后天失养，或过劳伤肾，以及脏腑精亏不足，日久累及于肾等，均能导致肾精不足的病理变化。肾精不足有多方面的临床表现，如生长发育不良、女子不孕、男子精少不育或滑遗过多、精神萎顿、耳鸣、健忘，以及体弱多病、未老先衰等。

水谷之精来源于饮食，是脾胃之气化水谷而生的具有丰富营养价值的精微物质，与津液融合由脾气转输至全身，起着濡养各脏腑、形体、官窍的作用，并能化生气血以维持机体的生命进程。若因脾失健运，或饮食不当等，致使水谷之精乏源或生成不足，形成水谷之精匮乏的病机变化。水谷之精不足，可以出现面黄无华、肌肉瘦削、头昏目眩、疲倦乏力等虚弱状态。水谷之精不足以及肾精亏耗，皆可导致五脏六腑之精不足的病机变化，其临床表现复杂，随病变所在之脏腑而异。

肾是藏精的主要脏器，所以精虚以肾精亏虚最为重要。脾是化生水谷之精的重要脏器，故精虚之源又在于脾。"治先天当求精血之属，培后天当参谷食之方"（《清代名医医案精华·王旭高医案》），可作为精虚用药之参考。

2. 精瘀

精瘀，指男子精滞精道，排精障碍而言。《素问·上古天真论》说："肾者主水，受五脏六腑之精而藏之，故五脏盛乃能泻""丈夫……二八，肾气盛，天癸至，精气溢泻。"指出肾精充沛，肾气充盛，青春期后的男性有排精现象，是符合生理规律的。藏精是排精的基础，排精也是藏精的生理功用之一。如果房劳过度，忍精不泄，少年手淫，或久旷不交，或惊恐伤肾，或瘀血、败精、湿热瘀阻，或手术所伤等，皆可导致精瘀而排泄不畅。若肾气虚而推动无力，或肝气郁结而疏泄失职，亦致精泄不畅而瘀。

精瘀的主要临床表现是排精不畅或排精不能，可伴精道疼痛、睾丸小腹重坠、精索小核硬结如串珠、腰痛、头晕等症状。治疗则应审因论治，或补气，或疏肝，或活血化瘀，或祛痰利湿等。

（二）气的失常

气的失常主要包括两个方面：一是气的生化不足或耗散太过，形成气虚的病机变化；二是气的某些功能减退及气的运动失常，出现气滞、气逆、气陷、气闭或气脱等气机失调的病机变化。

1. 气虚

气虚，指一身之气不足及其功能减退的病机变化。

形成气虚的原因主要由于先天禀赋不足，或后天失养，或肺、脾、肾的功能失调而致气的生成不足。也可因劳倦内伤、久病不复等，使气过多消耗而致。

气虚常见精神萎顿、倦怠乏力、眩晕、自汗、易于感冒、面色㿠白、舌淡、脉虚等症状。偏于元气虚者，可见生长发育迟缓、生殖功能低下等症；偏于宗气虚者，可见动则心悸、呼吸气短等症。

营卫气虚和脏腑、经络气虚的病机则各有特点，临床表现亦各有不同。

根据气分阴阳的理论，气虚可表现为偏于阴气虚或偏于阳气虚的不同。阴气虚则凉润作用减退而见热象，所谓"阴虚则热"；阳气虚则温煦作用不足而见寒象，所谓"阳虚则寒"。若热象与寒象皆不明显，则为气虚的表现。不管阴气虚还是阳气虚，都可兼见倦怠乏力等气虚的表现。

由于元气主要由先天之精所化，是人身最根本、最重要的气，是生命活动的原动力。故元气亏虚可引起全身性气虚，而无论何种气虚亦终将导致元气亏损，特别以小儿和老人表现得最为明显。

2. 气机失调

气机失调，是指气的升降出入失常而引起的气滞、气逆、气陷、气闭、气脱等病理变化。

升降出入，是气的基本运动形式。气的升降出入运动，推动和调节着脏腑经络的功能活动和精气血津液的贮藏、运行、输布和代谢，维系着机体各种生理功能的协调。气的升降出入失常，则能影响脏腑经络及精气血津液等各种功能的协调平衡，病变涉及脏腑经络、形体官窍等各个方面。一般地说，气机失调可概括为气滞、气逆、气陷、气闭和气脱等几种情况。

（1）气滞：是指气的流通不畅、郁滞不通的病机变化。

气滞主要由于情志抑郁，或痰、湿、食积、热郁、瘀血等的阻滞，影响到气的流通；或因脏腑功能失调，如肝气失于疏泄、大肠失于传导等，皆可形成局部或全身的气机不畅或郁滞，从而导致某些脏腑、经络的功能障碍。气滞一般属于邪实为患，但亦有因气虚推动无力而滞者。

气滞的临床表现有多个方面：气滞于某一经络或局部，可出现相应部位的胀满、疼痛。气滞则血行不利，津液输布不畅，故气滞甚者可引起血瘀、津停，形成瘀血、痰饮水湿等病理产物。由于肝升肺降、脾升胃降，在调整全身气机中起着极其重要的作用，故脏腑气滞以肺、肝、脾胃为多见。肺气壅塞，见胸闷、咳喘；肝郁气滞，见情志不畅、胁肋或少腹胀痛；脾胃气滞，见脘腹胀痛，休作有时，大便秘结等。气滞的表现虽然各不一样，但共同的特点不外闷、胀、疼痛。因气虚而滞者，一般在闷、胀、痛方面不如实证明显，并兼见相应的气虚征象。

（2）气逆：指气升之太过或降之不及，以脏腑之气逆上为特征的一种病机变化。

气逆多由情志所伤，或因饮食不当，或因外邪侵犯，或因痰浊壅阻所致，亦有因虚而气机上逆者。

气逆最常见于肺、胃和肝等脏腑。在肺，则肺失肃降，肺气上逆，发为咳逆上气。在胃，则胃失和降，胃气上逆，发为恶心、呕吐、嗳气、呃逆。在肝，则肝气上逆，发为头痛头胀、面红目赤、易怒等症。由于肝为刚脏，主动主升，而又为藏血之脏，因此肝气上逆，甚则可导致血随气逆，或为咯血、吐血，乃至壅遏清窍而致昏厥。故《素问·生气通天论》说："大怒则形气绝，而血菀于上，使人薄厥。"

一般地说，气逆于上，以实为主，但也有因虚而气逆者。如肺虚而失肃降，或肾不纳气，都可导致肺气上逆；胃虚失降也能导致胃气上逆。

（3）气陷：指气的上升不足或下降太过，以气虚升举无力而下陷为特征的一种病机变化。

气陷多由气虚病变发展而来，尤与脾气的关系最为密切。若素体虚弱，或病久耗伤，致脾气虚损，清阳不升，或中气下陷，从而形成气虚下陷的病变。气陷的病机变化，主要有"上气不足"与"中气下陷"两方面。

"上气不足"，主要指气不上荣，头目失养的病变。一般由于脾气虚损，升清之力不足，无力将水谷精微上输于头目，致头目失养，可见头晕、目眩、耳鸣等症。正如《灵枢·口问》说："上气不足，脑为之不满，耳为之苦鸣，头为之苦倾，目为之眩。"

"中气下陷"，指脾气虚损，升举无力，气机趋下，内脏位置维系无力，而发生某些内脏的位置下移，形成胃下垂、肾下垂、子宫脱垂、脱肛等病变。

由于气陷是在气虚的基础上形成的，而且与脾气不升的关系最为密切，故常伴见面色无华、气短乏力、语声低微、脉弱无力，以及腰腹胀满重坠、便意频频等症。

（4）气闭：即气闭阻于内，不能外出，以致清窍闭塞，出现昏厥的一种病机变化。气闭多由情志刺激，或外邪、痰浊等闭塞气机，使气不得外出而闭塞清窍所致。

气闭的临床所见，有因触冒秽浊之气所致的闭厥、突然精神刺激所致的气厥、剧痛所致的痛厥、痰闭气道之痰厥等等，其病机都属于气的外出突然严重受阻，而致清窍闭塞，神失所主。气闭发生急骤，以突然昏厥，不省人事为特点，多可自行缓解，亦有因闭不复而亡者。其临床表现，除昏厥外，随原因不同而伴相应症状。

（5）气脱：即气不内守，大量向外脱失，以致机体功能突然衰竭的一种病机变化。气脱多由于正不敌邪，或慢性疾病，正气长期消耗而衰竭，以致气不内守而外脱；或因出血、大汗等气随血脱或气随津脱，从而出现机体功能突然衰竭的危重状态。气脱可见面色苍白、汗出不止、目闭口开、全身瘫软、手撒、二便失禁、脉微欲绝或虚大无根等症状。

气脱与亡阳、亡阴在病机和临床表现方面多有相同之处，病机都属气的大量脱失，临床上都可见因气脱失而致虚衰不固及功能严重衰竭的表现。但亡阳是阳气突然大量脱失，当见冷汗淋漓、四肢厥冷等寒象；而亡阴是阴气突然大量脱失，当出现大汗而皮肤尚温、烦躁、脉数疾等热性征象。若无明显寒象或热象，但见气虚不固及功能衰竭的上述表现，则称为气脱。因此，气脱若偏向阳气的暴脱，则为亡阳；若偏向阴气的大脱，则为亡阴。

气的失常

气虚	多由于先天禀赋不足，或后天失养，或劳伤过度而耗损（"劳则气耗"），或久病不复，或肺、脾、肾等脏腑功能减退，气的生化不足等所致	
	易汗出；周身倦怠乏力；精神萎顿，头昏耳鸣；脉象虚弱无力或微细；可凝痰成饮，甚则水邪泛滥而成水肿；脏腑功能减退，从而表现一系列脏腑虚弱征象	
气机失调	气滞	多由于七情内郁，或因寒冷刺激，或痰湿、食积、瘀血等阻滞
		可引起局部的胀满或疼痛，形成血瘀、水湿、痰饮等病理产物。还可使某些脏腑功能失调，如肺气壅滞、肝郁气滞、脾胃气滞等
	气逆	多由于情志所伤，或饮食寒温不适，或痰浊壅阻等因素所致
		如气逆在肺，则肺失肃降，肺气上逆，而发作咳逆、气喘；气逆在胃，则胃失和降，胃气上逆，发为恶心、呕吐，或呃逆、嗳气；气逆在肝，则肝气逆上，发为头痛而胀、胸胁胀满、易怒等症。若突然遭受惊恐刺激，肝肾之气或水寒之气循冲脉而上逆，则可形成"奔豚气"
	气陷	多由气虚发展而来
		可产生胃下垂、肾下垂、子宫脱垂、脱肛等病症
	气闭	气的出入异常，以闭塞为表现的严重病机变化
		昏厥
	气脱	气的出入异常，以脱失为表现的严重病机变化
		亡脱

（三）血的失常

血的失常，一是因血液的生成不足或耗损太过，致血的濡养功能减弱而引起的血虚；二是血液运行失常而出现的血瘀、出血等病机变化。

1. 血虚

血虚，是指血液不足，血的濡养功能减退的病机变化。

失血过多，新血不能生成补充；或因脾胃虚弱，饮食营养不足，血液生化乏源；或因血液的化生功能障碍；或因久病不愈，慢性消耗等因素而致营血暗耗等，均可导致血虚。脾胃为气血生化之源；肾主骨生髓，输精于肝，皆可化生血液，故血虚的成因与脾胃、肾的关系较为密切。

全身各脏腑、经络等组织器官，都依赖于血的濡养而维持其正常的生理功能，所以血虚就会出现全身或局部的失荣失养，功能活动逐渐衰退等虚弱证候。血虚者气亦弱，故血虚除见失于滋荣的证候外，多伴气虚症状，常见面色淡白或萎黄、唇舌爪甲色淡无华、神疲乏力、头目眩晕、心悸不宁、脉细等临床表现。

心主血、肝藏血，血虚时心、肝两脏的症状比较多见。心血不足常见惊悸怔忡、失眠多梦、健忘、脉细涩或歇止等心失血养的症状。肝血亏虚见两目干涩、视物昏花，或手足麻木、关节屈伸不利等症。若肝血不足，导致冲任失调，又可出现妇女经少，月经愆期，闭经诸症。

2. 血运失常

血液运行失常出现的病机变化，主要有血瘀和出血。

（1）血瘀：是指血液的循行迟缓，流行不畅，甚则血液停滞的病机变化。血瘀主要表现为血液运行郁滞不畅，或形成瘀积，可以为全身性病变，亦可瘀阻于脏腑、经络、形体、官窍的某一局部，从而产生不同的临床表现。但无论病在何处，均易见疼痛，且痛有定处，甚则局部形成肿块，触之较硬，位置比较固定，如肿块生于腹内，称为"癥积"。另外，唇舌紫暗以及舌有瘀点、瘀斑，皮肤赤丝红缕或青紫、肌肤甲错、面色黧黑等，也是血液瘀滞的征象。导致血瘀的病机，主要有气虚、气滞、痰浊、瘀血、血寒、血热等，前四者在"病因"章中已述，此处只介绍血寒，而将与出血关系更为密切的血热见后续论述。

血寒，是指血脉受寒，血流滞缓，乃至停止不行的病机变化。多因外感寒邪，侵犯血分，形成血寒；亦可因阳气失于温煦所致。

血寒的临床表现，除见一般的阴寒证候外，常见血脉瘀阻而引起的疼痛，和手足、爪甲、皮肤及舌色青紫等表现。若寒凝心脉，心脉血气痹阻，可发生真心痛；寒凝肝脉，肝经血气瘀滞，可见胁下、少腹、阴部冷痛，或妇女痛经、闭经等。寒阻肌肤血脉，则见冻伤等症。寒瘀互结，酿毒于内，可生癥积。总之，随寒邪阻滞血分的不同部位，而见不同的临床表现。

（2）出血：是指血液逸出血脉的病机变化。逸出血脉的血液，称为离经之血。若离经之血不能及时消散或排出，蓄积于体内，则称为瘀血。瘀血停积体内，又可引起多种病理变化。若突然大量出血，可致气随血脱而引起全身功能衰竭。

导致出血的病机，主要有血热、气虚、外伤及瘀血内阻等。前面已有介绍气虚不摄、瘀血内阻及外伤等导致出血，此处仅论述血热。

血热：即热入血脉之中，使血行加速，脉络扩张，或迫血妄行而致出血的病机变化。

血热多由于热入血分所致，如温邪、疠气入于血分，或其他外感病邪入里化热，伤及血分。另外，情志郁结，五志过极化火，内火炽盛郁于血分，或阴虚火旺，亦致血热。

血热病变，除一般热盛的证候外，由于血行加速，脉络扩张，可见面红目赤、肤色发红、舌色红绛、经脉异常搏动等症状。血热炽盛，灼伤脉络，迫血妄行，常可引起各种出血，如吐血、衄血、尿血、皮肤瘢疹、月经提前量多等。心主血脉而藏神，血热则心神不安，可见心烦或躁扰不安，甚则神昏、谵语、发狂等症。血热的临床表现，以既有热象又有动血为其特征。

因为血液主要由营气和津液组成，热入血脉不仅可以耗伤营气、津液而致阴虚，而且可由热灼津伤，使其失去润泽流动之性而变得浓稠，乃至干涸而不能充盈脉道，血液运行不畅而成瘀。

血的失常

血虚		失血过多，新血不及补充；或因脾胃虚弱，饮食营养不足，生化血液功能减退而血液生成不足，以及久病不愈，慢性损耗而致血液暗耗等
		常见全身或某一局部的某些功能减退或营养不良，如肌肤爪甲失养、面色苍白、唇舌爪甲色淡、头昏眼花、两目干涩、心神不宁、心悸怔忡、视力减退、肢节屈伸不利、肢体或肌肤麻木等
血运失调	血瘀	多由于气机阻滞而血行受阻，或气虚无力行血；或痰浊阻滞脉道，血行不畅；或寒邪入血，则血寒而凝；或邪热入血，煎灼津液而成瘀；或因离经之血、瘀血阻滞血脉等
		可导致脉络不通，痛有定点，得寒温而不减，甚则可形成肿块，同时面色黧黑、肌肤甲错、唇舌紫暗或见瘀点、瘀斑等症
	出血	血热、气虚、外伤、瘀血内阻等
		血热则可见身热以夜间为甚，口干不欲饮，心烦或躁扰发狂，或衄血、吐血、尿血、月经提前、过多，舌质红绛、脉细数等症。 气虚、瘀血见前述

（四）精气血关系失调

精气互化，精血同源，气为血帅，血为气母，精、气、血三者在生理上密切相关，在病理上则相互影响。

1. 精与气血关系的失调

精气血在病理上常见相互影响、同病的病机变化。

（1）精气两虚：由于精可化气，气聚为精，精气并虚或精伤及气、气伤及精，都可见精气亏虚的证候。肾藏精，元气藏于肾，故本病机最具有代表性的是肾的精气亏虚。肾之精气亏虚，以生长、发育迟缓，生殖功能障碍以及身体虚弱，少气乏力，气喘，甚至早衰等为临床特征。

（2）精血不足：肾藏精，肝藏血。肾与肝，精血同源，故肝肾精血不足较为常见。多种疾病伤及肝肾，或肝病及肾、肾病及肝皆可形成肝肾精血不足之证。可见面色无华、眩晕、耳鸣、神疲健忘、毛发脱落稀疏、腰膝酸软；或男子精少、不育；或女子月经愆期、经少、不孕。

（3）气滞精瘀和血瘀精阻：气机失调，疏泄失司及瘀血内阻，皆可致精道瘀阻而形成气滞精瘀或血瘀精阻的病机变化，而且两者可互为因果，同时并存。临床所见，除有一般精瘀症状外，前者以情志因素为多，阴部胀痛重坠明显；后者可见血精、阴部小核硬节等瘀血表现。

2. 气与血关系的失调

气和血之间具有相互资生、相互依存和相互为用的关系。气对于血，具有推动、温煦、化生和统摄的作用；血对于气，则具有濡养和运载等作用。故气的虚衰和升降出入异常，必然影响及血。如气虚则血无以生化而致血虚；气虚则推动、温煦血的功能减弱，血液因之运行不畅而滞涩；气虚统摄血液的功能减弱，则血液外逸而出血；气机郁滞，则血可因之而瘀阻；气机逆乱，则血可随气上逆或下陷，出现上为吐血、衄血乃至厥仆，下为便血、崩漏等症。

同样，血的虚衰和血行失常时，也必然影响及气。如血虚则气无所养而衰少；血脱，则气无所依而随血脱逸；血瘀则气亦随之而郁滞。故临床气血关系的失调，主要有气滞血瘀、气虚血瘀、气不摄血、气随血脱以及气血两虚等几方面。

（1）气滞血瘀：是指因气的运行郁滞不畅，导致血液运行障碍，出现血瘀的病机变化。

气滞血瘀多因情志内伤，抑郁不遂，气机阻滞而致。肝主疏泄而藏血，肝气的疏泄作用在气机调畅中起着关键作用，因而气滞血瘀多与肝失疏泄密切相关。临床上多见胸胁胀满疼痛、癥瘕积聚等病证。肺主气，调节全身气机，辅心运血，若邪阻肺气，宣降失司，日久可致心、肺气滞血瘀，而见咳喘、心悸、胸痹、唇舌青紫等表现。

气滞可导致血瘀，血瘀必兼气滞。由于气滞和血瘀互为因果，多同时并存，常难以明确区分孰先孰后。如闪挫外伤时，气滞和血瘀可同时形成。但无论何种原因所致的气滞血瘀，辨别气滞与血瘀的主次则是必要的。

（2）气虚血瘀：是指因气对血的推动无力而致血行不畅，甚至瘀阻不行的病机变化。

气虚血瘀，较多见于心气不足，运血无力，表现为惊悸怔忡、喘促、水肿，以及气虚血滞的肢体瘫痪、痿废等。另外，老年人多血瘀，且多气虚，故气虚血瘀病机在老年病中具有重要意义。气虚和气滞可与血瘀并存，三者相互影响。

（3）气不摄血：是指由于气虚不足，统摄血液的生理功能减弱，血不循经，逸出脉外，而导致各种出血的病机变化。

由于脾主统血，所以气不摄血的病变主要表现为中气不足，出现气不摄血的咯血、吐血、紫斑、便血、尿血、崩漏等症，同时兼见面色不华、疲乏倦怠、脉虚无力、舌淡等气虚的表现。因脾主四肢肌肉，脾气主升，所以脾不统血易见肌衄及便血、尿血、崩漏等。

气摄血的功能，虽以脾之统血功能为主，但亦与其他脏腑之气的盛衰有关。比如肺气、肝气、肾气以及胃气亏虚，也可减弱气之统摄功能而发生出血。

（4）气随血脱：是指在大量出血的同时，气也随着血液的流失而急剧散脱，从而形成气血并脱的危重病机变化。

各种大失血皆可导致气随血脱，较常见的有外伤失血、呕血和便血，或妇女崩中、产后大出血等。血为气之载体，血脱则气失去依附，故气亦随之散脱而亡失。症见精神萎靡、眩晕或晕厥、冷汗淋漓、四末不温，或有抽搐，或见口干，脉芤或微细。

气随血脱如能及时救治，则可转危为安，继而表现气血两虚的病机变化。如病情恶化，可出现亡阴亡阳，甚至发展为阴阳离决而死亡。

（5）气血两虚：即气虚和血虚同时存在的病机变化。

气血两虚，多因久病消耗，气血两伤所致；或先有失血，气随血耗；或先因气虚，血液生化障碍而日渐衰少，从而形成气血两虚。"气主煦之""血主濡之"。气血两虚，则脏腑经络、形体官窍失之濡养，各种生理功能失之推动及调节，可出现不荣或不用的病证。临床上主要表现为肌体失养及感觉运动失常，如面色淡白或萎黄、少气懒言、疲乏无力、形体瘦怯、心悸失眠、肌肤干燥、肢体麻木，甚至感觉障碍、肢体痿废不用等。

气血失调

气滞血瘀	多由于情志内伤，抑郁不遂，气机阻滞而成血瘀。亦可因闪挫外伤等因素伤及气血，而致气滞和血瘀同时形成
	胸胁胀满疼痛，癥瘕积聚
气虚血瘀	气不能推动血液运行，血行不畅，甚至瘀而不行
	多见怔忡、喘促、水肿、肢体瘫痪
气不摄血	多与久病伤脾，脾气虚损，中气不足有关
	临床常见便血、尿血、妇女崩漏等症，还见于皮下出血或紫斑等
气随血脱	指在大出血的同时，气亦随着血液的流失而脱散，从而形成虚脱的危象
	临床常见冷汗淋漓、四肢厥冷、晕厥、脉芤或沉细而微
气血两虚	因久病耗伤，或先有失血，气随血衰；或先因气虚，血无以生化而日渐亏少，从而形成气血两虚病证
	面色淡白或萎黄、少气懒言、疲乏无力、形体瘦怯、心悸失眠、肌肤干燥、肢体麻木等气血不足症状

四、津液代谢失常

津液的代谢失常，是指津液生成、输布或排泄过程障碍。津液的正常代谢，是维持体内津液生成、输布和排泄之间相对恒定的基本条件。

津液代谢相对复杂，以肺、脾、肾三脏的作用尤为重要，其核心是气对津液的作用。

（一）津液不足

津液不足，是指津液在数量上的亏少，进而导致内则脏腑，外而孔窍、皮毛失于濡润、滋养，而产生一系列干燥枯涩的病机变化。

（二）津液输布排泄障碍

津液的输布和排泄障碍是津液代谢中的两个重要环节。二者虽有不同，但其结果都能导致津液在体内停滞，成为内生水湿痰饮等病理产物的根本原因。

1. 湿浊困阻

多因脾运失常，津液不能转输布散，聚为湿浊。

2. 痰饮凝聚

多因脾、肺等脏腑功能失调，津液停而为饮，饮凝成痰。

3. 水液贮留

多由肺、脾、肾、肝等脏腑功能失调，气不行津，津液代谢障碍，潴留于肌肤或体内，发为水肿或腹水。

（三）津液与气血关系失调

津液的生成、输布和排泄，依赖于脏腑的气化和气的升降输入。

1. 水停气阻

水停气阻，指津液代谢障碍，水湿痰饮停留，导致气机阻滞的病机变化。

2. 气随津脱

气随津脱，主要指津液大量丢失，气失其依附而随津液外泄，出现暴脱亡失的病机变化。

3. 津枯血燥

津枯血燥，主要指津液匮乏枯竭，导致血燥虚热或血燥生风的病机变化。

4. 津亏血瘀

津亏血瘀，主要指津液耗损导致血行瘀滞不畅的病机变化。

5. 血瘀水停

血瘀水停，指因血脉瘀阻导致津液输布障碍而水液停聚的病机变化。

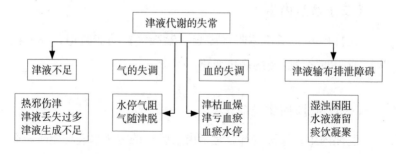

五、内生"五邪"

内生"五邪",指在疾病过程中,机体自身由于脏腑功能异常而导致化风、化火、化寒、化燥、化湿的病机变化。

(一)风气内动

1.肝阳化风

肝阳化风,是指肝阳偏亢,或肝肾阴亏,阴不制阳,致肝阳亢逆无制而动风的病机变化。

2.热极生风

热极生风,邪热炽盛,劫伤肝阴,筋脉失养而动风的病机变化。

3.阴虚风动

阴虚风动,指阴气衰竭,宁静、抑制功能减退而动风的病机变化。

4.血虚生风

血虚生风,是血液虚少,筋脉失养而动风的病机变化。

（二）寒从内生

又称内寒，指机体阳气虚衰，温煦气化功能减退，虚寒内生，或阴寒之气弥漫的病机变化。

（三）湿浊内生

湿浊内生，又称内湿，是指由于脾气的运化水液功能障碍而引起湿浊蓄积停滞的病机变化。

（四）津伤化燥

津伤化燥，又称内燥，与外燥相对，指体内津液耗伤而干燥少津的病机变化。

（五）火热内生

火热内生，又称"内火"或"内热"，与外火相对，指脏腑阴阳失调，而致火热内扰的病机变化。

1. 阳气过盛化火

人身之阳气在正常的情况下，有温煦脏腑经络等作用，中医学称之为"少火"。

2. 邪郁化火

邪郁化火包括两方面：一是外感六淫病邪；二是体内的病理性代谢产物。

3. 五志过极化火

由情志刺激影响了脏腑精气阴阳的协调平衡。

4. 阴虚火旺

多由于阴气大伤，阴虚不能制阳，阳气相对亢盛，阳亢化热化火，虚热虚火内生。

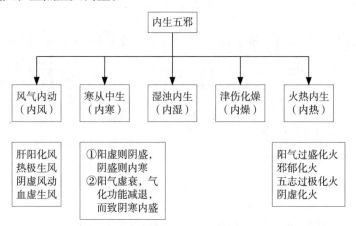

风气内动（内风）

肝阳化风	多由情志内伤，或操劳过度，耗伤肝肾之阴，以致阴虚阳亢，水不涵木，浮阳不潜，久之则阳愈浮而阴愈亏，终至阴不制阳，肝之阳气升动无制，阳化为风，形成风气内动。其症状轻则可见筋惕肌肉颤动，肢麻震颤，眩晕欲仆，或为口眼㖞斜，或为半身不遂；甚则血随气逆而卒然仆倒，或为闭厥，或为脱厥
热极生风	多见于热性病之热盛期的极期。常见痉厥、抽搐、颈项强直、角弓反张、目睛上吊，并伴有高热、神昏、谵语等症
阴虚风动	多见于热病后期，阴液亏损，或由于久病耗伤阴液所致。临床可见筋挛肌肉颤动、手足蠕动等症，以及阴液不足、虚热内生之症
血虚生风	多由于生血不足或失血过多，或久病耗伤营血，因而肝血不足，筋脉失养，或血不荣络，则虚风内动，临床可见肢体麻木不仁，筋肉跳动，甚则手足拘挛或屈伸不利

寒从中生（内寒）

阳虚则阴盛，阴盛则内寒	畏寒肢冷，面色苍白，蜷卧喜暖，腹泻便溏，舌润不渴等温煦不足之症，以畏寒喜暖为基本特征
阳气虚衰，气化功能减退，而致阴寒内盛	尿频清长，涕、唾、痰、涎稀薄清冷，或大便泄泻，或发水肿等症

湿浊内生（内湿）

定义	由于脾的运化功能（运化水谷和运化水湿）及输布津液功能减退或障碍，从而导致水谷不能化为精微而化生水湿痰浊，故"内湿"多因脾虚
原因	多因素体阳气不足，痰湿过盛；或因恣食生冷，过食肥甘，内伤脾胃，致使脾阳不振或脾气亏损，失其健运之职，不能为胃行其津液；津液的输布代谢发生障碍，而致水液不化，聚而成湿，停而成痰，留而为饮，或积而成水
症状	如湿邪留滞于经脉，则头重如裹，肢体重着，或关节屈伸不利；若湿犯上焦则胸闷咳嗽；湿阻中焦，则脘腹痞满，食欲不振，口腻或口甜，舌苔厚腻；湿滞下焦则腹肿便溏，小便不利；若水湿泛滥，溢于皮肤肌腠之间，则发为水肿

津伤化燥（内燥）

定义	机体津液不足，机体各部组织器官和孔窍失其濡润，从而产生干燥枯涩的病机变化，又称为"内燥"
原因	多由于久病、久热，耗伤阴液；或高热而灼伤津液；或湿邪化燥等所致。由于体内津液亏少，不能内溉脏腑、外润腠理孔窍，故临床多见干燥不润之现象
症状	形体消瘦，肌肤干燥不泽，起皮落屑，甚则皲裂，口燥咽干唇焦，舌上无津，甚或光红龟裂，鼻干目涩，爪甲脆折，大便燥结不通，小便短赤不利，干咳无痰，或痰中带血等症

火热内生（内热）

阳气过盛化火	即机体阳盛有余，功能亢奋，热极化火的病机变化
邪郁化火	邪郁化火包括两方面内容，一是外感六淫风、寒、燥、湿等病邪皆能入里郁滞，并从阳而化热化火，如寒郁化热、湿郁化火等；二是体内的病理性代谢产物（如痰浊、瘀血、结石等）和食积、虫积等，均能郁而化火，主要机理是以上这些因素，易于导致阳气的郁滞，气郁则生热化火，因而形成实热内结
五志过极化火	多指由于精神情志的刺激，影响机体的阴阳、气血和脏腑生理的平衡，导致气机郁结，气郁久则从阳而化热，因而火热内生。如临床常见的情志抑郁不畅，肝失疏泄，则常能导致肝郁气滞，气郁则化火，发为"肝火"病证
阴虚化火	多由精亏血少，阴液大伤，阴虚则阳亢，因而虚热、虚火内生。一般来说，阴虚内热多见全身性的虚热征象。而阴虚火旺，其火热征象则往往集中于机体的某一部位。如阴虚火旺所引起的牙痛、咽痛、骨蒸、颧红等，即为虚火上炎所致

第九章

防治原则

　　防治原则，是预防疾病发生和治疗疾病以阻断其发展，并使之好转或痊愈所遵循的基本原则，是在整体观念和辨证论治指导下制定的反映中医预防和治疗学的规律和特色的理论知识，是中医学理论体系的重要组成部分。

第一节　治未病

　　中医学历来重视预防，即采取一定的措施，防止疾病的发生与发展。早在《内经》就提出了"治未病"的预防思想。《素问·四气调神大论》讲："圣人不治已病治未病，不治已乱治未乱……夫病已成而后药之，乱已成而后治之，譬犹渴而穿井，斗而铸锥，不亦晚乎。"预防，对于健康人来说，可增强体质，预防疾病的发生；对于病者而言，可防止疾病的发展与传变。

　　养生，古称"摄生""道生""保生"，即调摄保养自身生命的意思。其意义在于通过各种调摄保养，改善自身的体质，增强正气，从而增强对外界环境的适应能力和抗御病邪的能力，减少或避免疾病的发生；或通过调摄保养，使自身体内阴阳平衡，身心处于一个最佳状态，从而延缓衰老的过程。因此，养生对于强身、防病、益寿均有着十分重要的意义。养生是中医预防医学的重要组成部分，养生与预防，两者在理论上常相互交融，在使用上常互为补充，相互为用。

治未病，是中医学的预防思想，内容包括未病先防、既病防变和愈后防复三个方面。本节重点阐述未病先防、既病防变的内容。

一、未病先防

未病先防是指在未病之前采取各种措施，做好预防工作，以防止疾病的发生。疾病的发生，主要关系到邪正盛衰。正气不足是疾病发生的内在因素，邪气是发病的重要条件。因此，未病先防就必须从增强人体正气和防止病邪侵害两方面入手。

（一）扶助机体正气

1. 顺应自然

《灵枢·邪客》说："人与天地相应。"即言人体的生理活动与自然界的变化规律是相适应的。从养生的角度而言，人体自身虽具有适应能力，但人们要了解和掌握自然变化规律，主动采取养生措施以适应其变化，这样才能使各种生理活动与自然界的节律相应而协调有序，保持健康，增强正气，避免邪气的侵害，从而预防疾病的发生。正如《素问·四气调神大论》所说："春夏养阳，秋冬养阴，以从其根。"这里的"从其根"即是遵循四时变化规律。中医学倡导的顺应自然的衣着饮食调配、起居有常、动静合宜等，均是这方面的较好体现。

2. 调畅情志

中医学非常重视人的情志活动与身体健康的关系，七情太过，不仅可直接伤及脏腑，引起气机紊乱而发病，也可损伤人体正气，使人体的自我调节能力减退。所以，《内经》重视精神调养，要求做到"恬淡虚无"。《素问·上古天真论》说："恬淡虚无，真气从之，精神内守，病安从来。"即言心的生理特征是喜宁静，心静则神安，神安则体内真气和顺，就不会生病。

除此之外，通过调畅情志，还可改善气质，优化性格，增强自身的心理调摄能力，起到预防疾病、健康长寿的作用。要做好调畅情志，一是要注意避免来自内外环境的不良刺激，二是要提高人体自身心理的调摄能力。

3. 起居有常

起居有常是指起居要有一定的规律。中医学重视起居作息的规律性，并要求人们要适应四时和昼夜的变化，安排适宜的作息时间，以达到预防疾病，增进健康和预防疾病的目的。还要注意劳逸结合，适当的体力劳动，可以使气血流通，促进身体健康。否则，过劳以耗伤气血，过逸又可使气血阻滞，均可引发各种疾病。

4. 锻炼身体

古人养生，注重"形神合一""形动神静"。"形动"，即加强形体的锻炼。《吕氏春秋·达郁》以"流水不腐，户枢不蠹，动也"为例，阐释了"形气亦然，形不动则精不流，精不流则气郁"的道理。中医学认为锻炼形体可以促进气血流畅，使人体肌肉筋骨强健，脏腑功能旺盛，并可借形动以济神静，从而使身体健康，益寿延年，同时也能预防疾病。

锻炼身体的要点有三：一是运动量要适度，要因人而宜，做到"形劳而不倦";二是要循序渐进,运动量由小到大;三是要持之以恒,方能收效。

5. 饮食有节

饮食要有节制,养成良好的饮食习惯。一是提倡饮食的定时定量,不可过饥过饱。二是注意饮食卫生,不吃不洁、腐败变质的食物或自死、疫死的家畜,防止肠胃疾病、寄生虫病或食物中毒。三是克服饮食偏嗜,如五味要搭配适合,不可偏嗜某味,以防某脏之精气偏盛。食物与药性一样,也有寒温之分,故食性最好是寒温适宜,或据体质而调配。体质偏热之人,宜食寒凉而忌温热之品,体质偏寒之人则反之。故要注意饮食种类调配适宜,平衡膳食,不可偏食,提倡全面合理营养的食养思想。正如《素问·藏气法时论》说:"五谷为养,五果为助,五畜为益,五菜为充。气味合而服之,以补益精气。"此外,要注意饮食卫生,防止"病从口入"。

6. 针灸、推拿、药物调养

药物调养是长期服食一些对身体有益的药物以扶助正气,平调体内阴阳,从而达到健身防病益寿的目的。其对象多为体质偏差较大或体弱多病者,前者则应根据患者的阴阳气血的偏颇而选用有针对性的药物,后者则以补益脾胃、肝肾为主。

推拿是通过各种手法,作用于体表的特定部位,以调节机体生理病理状况,达到治疗效果和保健强身的一种方法。其原理有三:一是纠正解剖位置异常,二是调整体内生物信息,三是改变系统功能。

针灸包括针法和灸法,即通过针刺手法或艾灸的物理热效应及艾绒的药性对穴位的特异刺激作用,通过经络系统的感应传导及调节功能,使人身气血阴阳得到调整而恢复平衡,从而发挥其治疗保健及防病效能。

（二）防止病邪侵害

1. 避其邪气

邪气是导致疾病发生的重要条件，故未病先防除了养生以增强正气，提高抗病能力之外，还要注意避免病邪的侵害。《素问·上古天真论》说："虚邪贼风，避之有时。"就是说要谨慎躲避外邪的侵害。其中包括顺应四时，防六淫之邪的侵害，如春季防风、夏日防暑、秋天防燥、冬天防寒等；避疫毒，防疠气之染易；注意环境，防止外伤与虫兽伤；讲卫生，防止环境、水源和食物的污染等。

2. 药物预防

事先服食某些药物，可提高机体的抗邪能力，能有效地防止病邪的侵袭，从而起到预防疾病的作用。这在预防疠气的流行方面尤有意义。对此，古代医家积累了很多成功的经验。

《素问·刺法论（遗篇）》有"小金丹……服十粒，无疫干也"的记载。16 世纪发明了人痘接种术预防天花，开人工免疫之先河，为后世的预防接种免疫学的发展作出了极大的贡献。近年来，在中医预防理论的指导下，用中草药预防疾病也取得了良好的效果。如用板蓝根、大青叶预防流感、腮腺炎，用茵陈、贯众预防肝炎等，都是用之有效、简便易行的方法。

二、既病防变

既病防变指的是在疾病发生的初始阶段，应力求做到早期诊断、早期治疗，以防止疾病的发展及传变。

（一）早期诊治

在疾病的过程中，由于邪正斗争的消长，疾病的发展可能会出现由浅入深、由轻到重、由单纯到复杂的发展变化。早期诊治，其原因就在于疾病的初期，病位较浅，病情多轻，正气未衰，病较易治，因而传变较少。故《素问·阴阳应象大论》说："故邪风之至，疾如风雨，故善治者治皮毛，其次治肌肤，其次治筋脉，其次治六腑，其次治五脏。治五脏者，半死半生也。"说明诊治越早，疗效越好，如不及时诊治，病邪就有可能步步深入，使病情愈趋复杂，治疗也就愈加困难。早期诊治的时机在于要掌握好不同疾病的发生、发展变化过程及其传变的规律，病初即能及时做出正确的诊断，从而进行及时有效和彻底的治疗。

（二）防止传变

防止传变，是指在掌握疾病的发生发展规律及其传变途径的基础上，早期诊断与治疗以防止疾病的发展或恶化。防止传变包括阻截病传途径与先安未受邪之地两个方面。

1. 阻截病传途径

疾病一般都有其一定的传变规律和途径。如外感热病的六经传变，卫气营血传变，三焦传变；内伤杂病的五脏之间母子相及与相乘相侮传变、表里传变、经络传变等。据此可知，邪气侵犯人体后，根据其传变规律，早期诊治，阻截其病传途径，可以防止疾病的病情发展与恶化。如麻疹初起，疹毒未透，易内传于脏腑，转为重证。应及时采取宣透之药发表透疹，促使邪毒随汗由表而泄，以防内犯脏腑。若疹毒已侵及肺，则应肃清肺热，透其疹毒，阻止传入心包或中焦。

2. 先安未受邪之地

先安未受邪之地，可以五行的生克乘侮规律、五脏的整体规律、经络相传规律等为指导。如脏腑有病，可因病变性质差异，而有及子、犯母、乘、侮等传变。因此，根据不同病变的传变规律，实施预见性治疗，当可控制其病理传变。如《金匮要略·脏腑经络先后病脉证》说："见肝之病，知肝传脾，当先实脾。"临床上在治疗肝病的同时，常配以调理脾胃的药物，使脾气旺盛而不受邪，确可收到良效。又如温热病伤及胃阴时，其病变发展趋势将进一步耗肾阴，清代医家叶天士据此传变规律提出了"务在先安未受邪之地"的防治原则，主张在甘寒以养胃阴的方药中，加入咸寒滋养肾阴的药物，以防止肾阴的耗损。这些都是既病防变原则的有效应用。

第二节　治　则

治则，是治疗疾病时所必须遵循的基本原则。它是在整体观念和辨证论治指导下而制定的治疗疾病的准绳，对临床立法、处方、用药、针灸等具有普遍的指导意义。

治法与治则有别，治法是在一定治则指导下制订的针对于疾病与证候的具体治疗大法及治疗方法。其中治疗大法是针对一类相同病机的病证而确立的，如汗、吐、下、和、清、温、补、消法等治疗大法，其适应范围相对较广，是治法中的较高层次。治疗方法却是在治疗大法限定范围之内，针对各具体病证所确立的具体治疗方法，如辛温解表、镇肝息风、健脾利湿等，它可以决定选择何种治疗措施。治疗措施，是在治法指导下对病证进行治疗的具体技术、方式与途径，包括药治、针灸、按摩、导引、熏洗等。

治则与治法二者既有区别，又有联系。治则是治疗疾病时指导治法的总原则，具有原则性和普遍性意义；治法则是从属于一定治则的具体治疗大法、治疗方法及治疗措施，其针对性及可操作性较强，较为具体而灵活。如从邪正关系来探讨疾病，则不外乎邪正盛衰，因而扶正祛邪就成为治疗的基本原则。在这一总原则的指导下，根据不同的虚证而采取的益气、养血、滋阴、扶阳等治法及相应的治疗手段就是扶正这一治则的具体体现；而在不同的实证中，发汗、清热、活血、吐下等治法及采取的相应的治疗手段就是祛邪这一治则的具体体现。

治则与治法的运用，体现出了原则性与灵活性的结合。由于治则统摄具体的治法，而多种治法都从属于一定的治则。因此，治疗上就可执简驭繁，既有高度的原则性，又有具体的可操作性与灵活性。

治病求本是中医学治病的主导思想，是指在治疗疾病时，必须辨析出疾病的病因病机，抓住疾病的本质，并针对疾病的本质进行治疗。故《素问·阴阳应象大论》说："治病必本。"病因病机是对疾病本质的抽象认识，因其涵盖了病因、病性、病位、邪正关系、机体体质及机体反应性等，因而是疾病本质的概括。故"求本"，实际上就是辨清病因病机，确立证候。这是整体观念与辨证论治在治疗观中的体现。

临床实际操作中，对外感性疾病，着重病因的辨析；对内伤性疾病，则注重病机的辨析。如头痛病，既有因感受六淫邪气，如风寒、风热、风湿、风燥、暑湿等所致者，又有因机体自身代谢失调而产生气虚、血虚、瘀血、痰浊、肝阳上亢、肝火上炎等病机变化而发者。外感性头痛，辨清了病因，则能确立证候而施治，如风寒者以辛温散之，风热者以辛凉解之，风湿者用辛燥之品，风燥者宜辛润之药，暑湿者当芳香化湿。内伤性头痛，一般难以找到确切的病因，因而必须辨明病机，据病机确立证候，然后论治：属气虚者当补气，血虚者当补血，瘀血者当活血，痰浊者宜化痰，肝阳上亢者当平肝潜阳，肝火上炎者宜清肝泻火。

疾病的外在表现与其内在本质一定有着某种联系，但"本"有的显而易见，有的幽而难明，有的似假幻真，因而寻求疾病的本质，即病因病机，就显得十分重要。治本的目的是解决疾病的主要矛盾，主要矛盾得以解决，其表现在外的症状、体征也会随之而解。

治疗疾病的主导思想是治病求本，在此思想指导下，治则的基本内容包括正治与反治、治表与治本、扶正与祛邪、调整阴阳、调理精气血津液、三因制宜等。

一、正治与反治

在错综复杂的疾病过程中，病有本质与征象一致者，有本质与征象不一致者，故有正治与反治的不同。正治与反治，是指所用药物性质的寒热、补泻效用与疾病的本质、现象之间的从逆关系而言。即《素问·至真要大论》所谓"逆者正治，从者反治"。

（一）正治

正治适用于疾病的征象与其本质相一致的病证，是临床最为常用的治疗原则。

1. 寒者热之

是指寒性病证出现寒象，用温热方药或具有温热功效的措施来治疗，即以热治寒。如表寒证用辛温解表方药，里寒证用辛热温里的方药等。

2. 热者寒之

是指热性病证出现热象，用寒凉方药或具有寒凉功效的措施来治疗。即以寒治热。如表热证用辛凉解表方药，里热证用苦寒清里的方药等。

3. 虚则补之

是指虚损性病证出现虚象，用具有补益作用的方药或措施来治疗。即以补益药治虚证。如阳虚用温阳的方药，阴虚用滋阴的方药，气虚用益气的方药，血虚用补血的方药等。

4. 实则泻之

是指实性病证出现实象，用攻逐邪实的方药或措施来治疗。即以攻邪泻实药治实证。如食滞用消食导滞的方药，水饮内停用逐水的方药，瘀血用活血化瘀的方药，湿盛用祛湿的方药等。

（二）反治

1. 热因热用

即以热治热，是指用热性药物来治疗具有假热征象的病证。适用于阴盛格阳的真寒假热证。如格阳证中，由于阴寒充塞于内，逼迫阳气浮越于外，故可见身反不恶寒、面赤如妆等假热之象，但由于阴寒内盛是病本，故同时也见下利清谷、四肢厥逆、脉微欲绝、舌淡苔白等内真寒的表现。因此，当用温热方药以治其本。

2. 寒因寒用

即以寒治寒，是指用寒性药物来治疗具有假寒征象的病证。它适用于阳盛格阴的真热假寒证。如热厥证中，由于里热盛极，阳气郁阻于内，不能外达于肢体起温煦作用，并格阴于外而见手足厥冷、脉沉伏之假寒之象。但细究之，患者手足虽冷，但躯干部却壮热而欲掀衣揭被，或见恶热、烦渴饮冷、小便短赤、舌红绛、苔黄等里真热的征象。这是阳热内盛，深伏于里所致。其外在寒象是假，内热盛极才是病之本质，故须用寒凉药清其内热。

3. 塞因塞用

即以补开塞，是指用补益药物来治疗具有闭塞不通症状的虚证。适用于因体质虚弱，脏腑精气功能减退而出现闭塞症状的真虚假实证。如血虚而致经闭者，由于血源不足，故当补益气血而充其源，则无须用通药而经自来。又如肾阳虚衰，推动蒸化无力而致的尿少癃闭，当温补肾阳，温煦推动尿液的生成和排泄，则小便自然通利。因此，以补开塞，主要是针对病证虚损不足的本质而治。

4. 通因通用

即以通治通，是指用通利的药物来治疗具有通泻症状的实证。适用于因实邪内阻出现通泄症状的真实假虚证。一般情况下，对泄泻、崩漏、尿频等症，多用止泻、固冲、缩尿等法，但这些通泄症状出现在实性病证中，则当以通治通。如食滞内停，阻滞胃肠，致腹痛泄泻，泻下物臭如败卵时，不仅不能止泻，相反当消食导滞攻下，推荡积滞，使食积去而泻自止。这些都是针对邪实的本质而治的。

正治与反治相同之处，都是针对疾病的本质而治，故同属于治病求本的范畴；其不同之处在于，正治适用于病变本质与其外在表现相一致的病证，而反治则适用于病变本质与临床征象不完全一致的病证。

二、治标与治本

标与本是相对而言的，标本关系常用来概括说明事物的现象与本质，在中医学中常用来概括病变过程中矛盾的主次先后关系。

作为对举的概念，不同情况下标与本之所指不同。如就邪正而言，正气为本，邪气为标；就病机与症状而言，病机为本，症状是标；就疾病先后而言，旧病、原发病为本，新病、继发病是标；就病位而言，脏腑精气病为本，肌表经络病为标等等。

掌握疾病的标本，就能分清主次，抓住治疗的关键，有利于从复杂的疾病矛盾中找出和处理其主要矛盾或矛盾的主要方面。在复杂多变的疾病过程中，常有标本主次的不同，因而治疗上就有先后缓急之分。

（一）缓则治本

缓则治其本，多用在病情缓和，病势迁延，暂无急重病状的情况下；或病势向愈，正气已虚，邪尚未尽之际。

（二）急则治标

病证急重时的标本取舍原则是标病急重，则当先治、急治其标。一般适用于卒病且病情非常严重，或疾病在发展过程中，出现危及生命的某些症状时。

（三）标本兼治

当标本并重，当标本兼顾。是在标与本俱急，或标与本俱缓之时。

三、扶正与祛邪

（一）扶正祛邪的概念

扶正，即扶助正气，增强体质，提高机体的抗邪及康复能力。适用于各种虚证，即所谓"虚则补之"。而益气、养血、滋阴、温阳、填精、生津以及补养各脏的精气阴阳等，均是扶正治则下确立的具体治疗方法。在具体治疗手段方面，除内服汤药外，还可有针灸、推拿、气功、食疗、形体锻炼等。

祛邪，即祛除邪气，消解病邪的侵袭和损害、抑制亢奋有余的病理反应。适用于各种实证，即所谓"实则泻之"。而发汗、涌吐、攻下、消导、化痰、活血、散寒、清热、祛湿等，均是祛邪治则下确立的具体治疗方法。

（二）扶正祛邪的运用

扶正与祛邪两者相互为用，相辅相成，扶正增强了正气，有助于机体祛除病邪，即所谓"正胜邪自去"；祛邪则在邪气被祛的同时，排除病邪对机体的侵害与干扰，达到保护正气，恢复健康的目的，即所谓"邪去正自安"。

扶正祛邪在运用上要遵循以下原则：①攻补应用合理，即扶正用于虚证，祛邪用于实证；②辨清先后主次，对虚实错杂证，应根据虚实的主次与缓急，决定扶正祛邪运用的先后与主次；③扶正不留邪，祛邪不伤正。具体运用如下。

1. 单独运用

（1）扶正：适用于虚证或真虚假实证。扶正的运用，当分清虚证所在的脏腑经络等部位及其精气血津液阴阳中的何种虚衰，还应掌握用药的峻缓量度。虚证一般宜缓图，少用峻补，免成药害。

（2）祛邪：适用于实证或真实假虚证。祛邪的运用，当辨清病邪性质、强弱、所在病位，而采用相应的治法。还应注意中病则止，以免用药太过而伤正。

2. 同时运用

扶正与祛邪的同时使用，即攻补兼施，适用于虚实夹杂的病证。由于虚实有主次之分，因而攻补同时使用时亦有主次之别。

（1）扶正兼祛邪：即扶正为主，辅以祛邪。适用于以正虚为主的虚实夹杂证。

（2）祛邪兼扶正：即祛邪为主，辅以扶正。适用于以邪实为主的虚实夹杂证。

3. 先后运用

扶正与祛邪的先后运用，也适用于虚实夹杂证。主要是根据虚实的轻重缓急而变通使用。

（1）先扶正后祛邪：即先补后攻。适应于正虚为主，机体不能耐受攻伐者。此时兼顾祛邪反能更伤正气，故当先扶正以助正气，正气能耐受攻伐时再予以祛邪，可免"贼去城空"之虞。

（2）先祛邪后扶正：即先攻后补。适应于以下两种情况：一是邪盛为主，兼扶正反会助邪；二是正虚邪实，邪虽盛尚不甚急，正气尚能耐攻者。此时先行祛邪，邪气速去则正亦易复，再补虚以收全功。

总之，扶正祛邪的应用，应知常达变，灵活运用，据具体情况而选择不同的用法。

扶正祛邪的运用简表

单独运用	扶正	虚证、真虚假实证、正虚邪不盛
	祛邪	实证、真实假虚证、邪盛正不虚
同时运用	扶正兼祛邪	以正虚为主，或正虚较急重的虚实夹杂证
	祛邪兼扶正	以邪实为主，或邪实较急重的虚实夹杂证
先后运用	先祛邪后扶正	邪盛为主，兼扶正反会助邪
		正虚邪实，邪虽盛尚不甚急，正气尚能耐攻者
	先扶正后祛邪	正虚为主，机体不能耐受攻伐者
		病情甚虚甚实，而病邪胶固、不易扩散者

四、调整阴阳

阴阳失去平衡协调是疾病的基本病机，对此加以调治即为调整阴阳。调整阴阳，即指纠正疾病过程中机体阴阳的偏盛偏衰，损其有余、补其不足，恢复人体阴阳的相对平衡。

（一）损其有余

损其有余，即"实则泻之"，适用于人体阴阳中任何一方偏盛有余的实证。

1. 泻其阳盛

"阳胜则热"的实热证，据阴阳对立制约原理，宜用寒凉药物以泻其偏盛之阳热，此即"热者寒之"之意。若在阳偏盛的同时，由于"阳胜则阴病"，每易导致阴气的亏减，此时不宜单纯地清其阳热，而须兼顾阴气的不足，即清热的同时配以滋阴之品，即祛邪为主，兼以扶正。

2. 损其阴盛

"阴胜则寒"的实寒证，宜用温热药物以消解其偏盛之阴寒，此即"寒者热之"之意。若在阴偏盛的同时，由于"阴胜则阳病"，每易导致阳气的不足，此时不宜单纯地温散其寒，还须兼顾阳气的不足，即在散寒的同时配以扶阳之品，同样是祛邪为主，兼扶正之法。

（二）补其不足

补其不足，即"虚则补之"，适用于人体阴阳中任何一方虚损不足的病证。

1. 阴阳互制之调补阴阳

当阴虚不足以制阳而致阳气相对偏亢的虚热证时，治宜滋阴以抑阳。《素问·阴阳应象大论》称之为"阳病治阴"。"阳病"指的是阴虚则阳气相对偏亢，治阴即补阴之意。

当阳虚不足以制阴而致阴气相对偏盛的虚寒证时，治宜扶阳以抑阴。《素问·阴阳应象大论》称之为"阴病治阳"。"阴病"指的是阳虚则阴气相对偏盛，治阳即补阳之意。

2. 阴阳互济之调补阴阳

对于阴阳偏衰的虚热及虚寒证的治疗，明·张介宾还提出了"阴中求阳"与"阳中求阴"的治法。补阳时适当佐以补阴药谓之阴中求阳，补阴时适当佐以补阳药谓之阳中求阴。其意是使阴阳互生互济，不但能增强疗效，同时亦能限制纯补阳或纯补阴时药物的偏性及副作用。

3. 阴阳并补

阴阳两虚则可采用阴阳并补之法治疗，须分清主次而用。阳损及阴者，以阳虚为主，则应在补阳的基础上辅以滋阴之品；阴损及阳者，以阴虚为主，则应在滋阴的基础上辅以补阳之品。

4. 回阳救阴

此法适用于阴阳亡失者。亡阳者，当回阳以固脱；亡阴者，当救阴以固脱。由于亡阳与亡阴实际上都是一身之气的突然大量脱失，故治疗时都要兼以峻剂补气，常用人参等药。

阴阳格拒的治疗，则以寒因寒用、热因热用之法治之。阳盛格阴所致的真热假寒证，其本质是实热证，治宜清泻阳热，即寒因寒用；阴盛格阳所致的真寒假热证，本质是寒盛阳虚，治宜温阳散寒，即热因热用。

回阳救阴的方法

阴阳互制的补虚法	滋阴以抑阳	阴虚阳亢的虚热证
	扶阳以抑阴	阳虚阴盛的虚寒证
阴阳互济的补虚法	阴中求阳	阳偏衰
	阳中求阴	阴偏衰
阴阳并补	在充分补阳的基础上，配合以滋阴之剂	阳损及阴
	在充分滋阴的基础上，配合以补阳之品	阴损及阳
回阳救阴	益气回阳固脱	亡阳证
	益气救阴固脱	亡阴证

五、调理精气血津液

精气血津液是脏腑经络功能活动的物质基础，生理上各有不同功用，彼此之间又相互为用。因此，病理上就有精气血津液各自的失调及互用关系失调。而调理精气血津液则是针对以上的失调而设的治疗原则。

（一）调精

1. 补精

适用于肾精或水谷之精不足的精虚证。精之病多以亏虚为主，肾精亏虚主要表现为生长发育迟缓，生殖功能低下或不孕不育，以及气血神的生化不足等，用填精补髓之法。水谷之精不足，主要表现为面黄无华、肌肉瘦削、头昏目眩、疲倦乏力等虚弱状态，治以健脾。

2. 固精

适用于生殖之精或水谷之精大量丢失的失精证。固精之法用于滑精、遗精、早泄，甚至精泄不止的精脱之候。总的病机均为肾气不固，故治当补益肾气以摄精。水谷之精大量丢失，表现为长期尿液浑浊，并兼有少气乏力，精力不支，面黄无华，肌肉瘦削，失眠健忘等，当补脾肾以摄精。

3. 疏精

适用于精瘀证。阴器脉络阻塞，以致败精、浊精郁结滞留，难以排出；或肝失疏泄，气机郁滞而致的男子不排精之候。治以疏利精气，通络散结。

（二）调气

1. 补气

用于较单纯的气虚证。补气多补益肺、脾、肾。又由于卫气、营气、宗气的化生及元气的充养多与脾胃化生的水谷之气有关，故尤当重视对脾气的补益。先天之精气，依赖于肾藏精气的生理功能，才能充分发挥先天之精气的生理效应。故气虚之极，又要从补肾入手。

气为血之帅，血为气之母，二者互根互用，故补气常与补血相结合。

2. 调理气机

用于气机失调的病证。气滞者行气，气逆者降气，气陷者补气升气，气闭者顺气开窍通闭，气脱者益气固脱。

（三）调血

1. 补血

用于单纯的血虚证。血虚多与心、肝、脾、肾有密切关系，补血时，应注意同时调治这些脏腑的功能，因"脾胃为后天之本，气血生化之源"，故尤为重视对脾胃的补养。气为阳，血为阴，气能生血，血能载气，根据阳生阴长的理论，血虚重证，于补血方常加补气药，补气生血。血虚与阴虚常互为因果，故对血虚兼有阴虚者配伍补阴之品，加强其作用。

2. 调理血运

血瘀应活血理血化瘀；血寒而瘀则温经散寒，配伍通经活络、和血行血；血热则清热凉血（中病即止，不可过剂）；出血则止血，且须据出血的不同病机而施以清热、温经、补气、化瘀等法。

（四）调津液

1. 滋养津液

用于津液不足证。其中实热伤津，宜清热生津。

2. 祛除水湿痰饮

用于水湿痰饮证。湿盛应祛湿、化湿或利湿；水肿或水臌则利水消肿；痰饮应化痰逐饮。

水湿痰饮的调治，从脏腑而言，多从肺、脾、肾、肝入手。

（五）调理精气血津液的关系

1. 调理气与血的关系

气血之间有着互根互用的关系，病理上常相互影响，而有气病及血或血病及气的病变，结果是气血同病。

气虚生血不足，而致血虚应补气为主，辅以补血，或气血双补。

气虚行血无力而致血瘀应补气为主，辅以活血化瘀。

气滞致血瘀应行气为主，辅以活血化瘀。

气虚不能摄血应补气为主，辅以收涩或温经止血。

血虚不足以养气，可致气虚应补血为主，辅以益气。

气随血脱应先益气固脱以止血，待病势缓和后再进补血之品。

2. 调理气与津液的关系

生理上存在互用，病理上也常相互影响。

气虚而致津液化生不足应补气生津。

气不行津而成水湿痰饮则补气、行气以行津。

气不摄津而致体内津液丢失——补气以摄津。

津停而致气阻则治水湿痰饮的同时，应辅以行气导滞。

气随津脱则补气以固脱，辅以补津。

3. 调理气与精的关系

气能疏利精行，精与气又可互相化生。气滞可致精阻而排出障碍。治宜疏利精气；精亏不化气可致气虚，气虚不化精可致精亏，治宜补气填精并用。

4. 调理精血津液的关系

"精血同源"，血虚者在补血的同时，也可填精补髓；精亏者在填精补髓的同时，也可补血。"津血同源"，病机常有津血同病而见津血亏少或津枯血燥，治以补血养津或养血润燥。

六、三因制宜

三因制宜 ｛ 因时制宜 / 因地制宜 / 因人制宜 ｛ 年龄 / 性别 / 体质

（一）因时制宜

根据时令气候节律特点，来制订适宜的治疗原则，称为"因时制宜"。因时之"时"，一是指自然界的时令气候特点；二是指年、月、日的时间节律变化规律。

以季节而言，由于季节的气候变化幅度较大，故对人的生理、病理影响也大。如夏季炎热，机体阳盛之时，腠理疏松开泄，则易于汗出，即使感受风寒而致病，辛温发散之品亦不宜过用，以免伤津耗气或助热生变。至于寒冬时节，人体阴盛而阳气内敛，腠理致密，同是感受风寒，则辛温发表之剂用之无碍；但此时若病热证，则当慎用寒凉之品，以防损伤阳气。《素问·六元正纪大论》言："用寒远寒，用凉远凉，用温远温，用热远热，食宜同法。"以昼夜而言，日夜阴阳之气比例不同，人亦应之。因而某些病证，如阴虚的午后潮热，湿温的身热不扬而午后加重，脾肾阳虚之五更泄泻等，也具有日夜的时相特征，亦当考虑在不同的时间实施治疗。

（二）因地制宜

根据不同的地域环境特点，来制订适宜的治疗原则，称为"因地制宜"。不同的地域，地势有高下，气候有寒热燥湿，水土性质各异，因而在不同地域长期生活的人就具有不同的体质差异，加之其生活与工作环境、生活习惯与方式各不相同，使其生理活动与病理变化亦不尽相同。有一些疾病的发生与不同地域的地质水土状况密切相关，如地方性甲状腺肿、大骨节病、克山病等地方性疾病。因而治疗时就必须针对疾病发生在不同的地域背景而实施适宜的治疗方法与手段。

（三）因人制宜

根据病人的年龄、性别、体质等不同特点，来制订适宜的治疗原则，称为"因人制宜"。

1. 年龄

年龄不同，则人体生理功能、病理反应各异，治宜区别对待。

如小儿生机旺盛，但脏腑娇嫩，气血未充，发病则易寒易热、易虚易实，病情变化较快。治疗小儿疾病，药量宜轻，疗程多宜短，忌用峻剂。

青壮年则气血旺盛，脏腑充实，病发则由于邪正相争剧烈而多表现为实证，可侧重于攻邪泻实，药量亦可稍重。

老年人生机减退，气血日衰，脏腑功能衰减，病多表现为虚证或虚中夹实，因而多用补虚之法或攻补兼施，用药量应比青壮年少，中病即止。

2. 性别

（1）妇女

生理上以血为本，以肝为先天。临床上有经、带、胎、产诸疾及乳房、胞宫之病。月经期、妊娠期慎用或禁用峻下、破血、重坠、开窍、滑利、走窜及有毒药物。带下以祛湿为主；产后诸疾则应考虑是否有恶露不尽或气血亏虚，从而采用适宜的治法。

（2）男子

生理上以精气为主，以肾为先天。病机上精气易亏，而有精室疾患及男性功能障碍等特有病证，如阳痿、阳强、早泄、遗精、滑精以及精液异常等，宜在调肾基础上结合具体病机而治。

3.体质

个体体质存在着差异。一方面，不同体质有着不同的病邪易感性；另一方面，患病之后，由于机体的体质差异与反应性不同，病证就有寒热虚实之别或"从化"的倾向。

偏阳盛或阴虚之体，当慎用温热之剂；偏阴盛或阳虚之体，则当慎用寒凉之品；体质壮实者，攻伐之药量可稍重；体质偏弱者，则应采用补益之剂。

三因制宜的原则，体现了中医治疗上的整体观念，以及辨证论治在应用中的原则性与灵活性，只有把疾病与天时气候、地域环境、患者个体诸因素等全面考虑，才能获得好的疗效。

附录一

《中医基础理论》名词解释

绪　论

整体观念：整体即统一性和完整性。整体观念是指人体本身的整体性和人与自然的统一性，是中医学的主导思想和基本特点之一。

天人相应：天指自然界，天人相应指人对天地自然的依循和适应关系。

病：即疾病。病是指有特定病因、发病形式、病机、发展规律和转归的一种完整的异常生命过程。

症：包括病症与体征。症是疾病的临床表现，即病人主观的异常感觉或某些病态变化。

证：即证候。证是指疾病发展过程中某一阶段的病理概括。它包括疾病的病因、病位、病性和邪正关系。

辨证论治：辨证，就是将四诊所收集的资料、症状和体征，通过分析、综合，辨清疾病的病因、性质、部位和邪正之间关系，概括判断为某种证。论治，则是根据辨证的结果，明确相应的治疗方法。

同病异治：同一种疾病，由于发病的时间、地区以及患者机体的反应性不同，或处于不同的发展阶段，所以表现的证不同，因而治法也不同。

异病同治：不同的疾病，在其发展过程中，由于发生了相同的病机变化，出现了具有相同性质的证，因而采取同一方法治疗。

辨病：辨病是对疾病的辨析，以确定疾病的诊断为目的。辨病的重点是认识疾病的全过程的本质。

第一章　中医学的哲学基础

精气：精气是存在于宇宙中的、运行不息的、无形可见的极细微物质，是构成宇宙万物的共同本质，也是推动宇宙万物发生发展与变化的动力源泉。

阴阳：阴阳是中国古代哲学的一对范畴，是宇宙中相互关联的事物或现象对立双方属性的概括。

阴阳可分：任何一种事物的内部分可分为对立的两个方面，即阴中有阴阳之分，阳中也有阴阳之分，如此划分，以至无穷。

阴阳制约：阴阳双方相互对立、相互对抗，在相互制约中达到动态平衡。

阴阳互藏：相互对立的阴阳双方的任何一方都包含着另一方，即阴中涵阳、阳中涵阴，阴中有阳、阳中有阴。

阴阳消长：是指阴阳在不断地消长运动中维持着相对平衡的状态。

阴阳互根：指阴阳之间不仅是相互对立，还是相互依存、相互为用。阴依存于阳，阳依存于阴，阴阳双方均以对方存在为自身存在的前提和条件。

阴阳转化：是指阴阳在一定条件下可以相互转化，即阴可以转化为阳，阳也可以转化为阴。

阴阳交感：阴阳交感是指阴阳二气在运动中相互感应而交合的过程，其运动的表现形式为阴阳对立、互根、消长、转化。

阴平阳秘：是指阴气和平、阳气固密，两者互相协调而维持着相对平衡，是进行正常生命活动的基本条件。

阳胜则阴病：阳指阳邪，阴指阴液。由于阳能制约阴，故在阳胜时必然会消耗和制约机体的阴，使津液减少，而出现滋润不足、干燥的表现，故说"阳胜则阴病"。

阴胜则阳病：阴指阴邪，阳指阳气。由于阴能制约阳，故在阴胜时必然会耗损和制约机体的阳气，导致其虚衰，故说"阴胜则阳病"。

阳胜则热：阳指阳邪。是指阳邪侵犯人体，"邪并于阳"而使阳亢盛所致的一类疾病。由于阳的特点是热，故谓"阳胜则热"。

阴胜则寒：阴指阴邪。是指阴邪侵犯人体，"邪并于阴"而使阴亢盛所致的一类疾病。由于阴的特性是寒，故说"阴胜则寒"。

阳虚则寒：阳指阳气。阳虚泛指人体阳气虚衰。阳虚不能制阴，则阴相对偏亢而出现寒象，此时产生虚寒证，故谓"阳虚则寒"。

阴虚则热：阴指阴气、阴液。人体之阴气有制约阳热的功能。阴虚不能制阳，则阳相对偏亢而出现热象，此时产生虚热证，故谓"阴虚则热"。

阴阳离决：指由于阴阳失调，此消彼长，发展到一方消灭另一方，或另一方耗损过度而致另一方失去依存，无法再保持阴阳的对立制约关系，此即谓"阴阳离决"。

五行：是指木、火、土、金、水五种物质及其运动变化。

五行学说：是以木、火、土、金、水五种物质的特性及其相生相克规律来认识世界、解释世界和探索宇宙规律的一种方法论。

木曰曲直："曲直"是指树木的生长形态，具有树干曲直、向上向外舒展的特性。引申为具有生长、升发、条达、舒畅等性质和作用的事物，均归属于木。

火曰炎上："炎上"是指火具有温热、上升的特性。因而引申为具有温热、升腾性质和作用的事物，均归属于火。

土爰稼穑："稼穑"是指土有播种和收获农作物的作用。因而引申为具有生化、承载、受纳性质和作用的事物，均归属于土。

金曰从革："从革"，指金具有顺从、变革的特性。因而引申为具有清洁、肃降、收敛等性质和作用的事物，均归属于金。

水曰润下："润下"是指水具有滋润和向下的特性，引申为具有寒凉、向下、滋润性质和作用的事物，均归属于水。

五行相生：五行之间相互滋生、促进的关系，称之为五行相生。

五行相克：五行之间相互制约的关系称之为五行相克。

五行制化：指五行之间相互化生，相互制约，生中有制，制中有生，以维持平衡协调的关系。

五行胜复：是指五行中一行亢盛（即胜气），则引起其所不胜（即复气）的报复性制约，从而使五行之间复归于协调与平衡。

五行相乘：指五行之间相克太过，超过正常制约的程度，使事物之间失去了正常的协调关系。

五行相侮：指五行中的某一行本身太过，使原来克它的一行不仅不能制约它，反而被它克制，又称反侮。

母病及子：指病邪从母脏传来，侵入子脏，即先有母脏的病变，后有子脏的病变。

子病及母：指病邪从子脏传来，侵入母脏，即先有子脏的病变，后有母脏的病变。

虚则补其母：是根据五行相生规律确定的治疗原则，用于母子关系的虚证。母能生子，通过补母而实其子。

实则泻其子：是根据五行相生规律确定的治疗原则，用于母子关系的实证，是通过泻其子而虚其母。

培土生金法：即健脾补肺法。通过培补脾气以助益肺气的方法，适用于肺脾虚弱证。

益火补土法：即温肾健脾法。指用温补肾阳以助脾阳的方法，适用于脾肾阳虚证。

金水相生法：即滋养肺肾法。通过肺肾同治以滋养肺肾之阴，适用于肺肾阴虚证。

抑木扶土法：即疏肝健脾法。是以疏肝、平肝佐以健脾，治疗肝旺脾虚证的方法。

泻南补北法：即泻心火（南）滋肾水（北），适用于肾阴不足，心火偏亢，水火不济的心肾不交证。

培土制水法：是指通过温运脾阳以治疗水湿停聚的方法，适用于脾虚水湿不运之证。

第二章　精气血津液神

气机：指气的升降出入运动。

气化：指通过气的运动而产生的各种变化。

元气：元气又称原气、真气、真元之气，是人体中最原始、最基本、最重要的气，是人体生命活动的原动力。

宗气：由脾胃化生的水谷精气和肺吸入的自然界清气结合而成且聚于胸中之气。称为"宗气"，又称"大气"。

营气：指行于脉中且富有营养作用之气，又称"荣气"。

卫气：指行于脉外且具有保卫作用之气。

血：指循行于脉中，富有营养和滋润作用的红色液态样物质。

津液：津液是人体一切正常水液的总称，是构成人体和维持人体生命活动的基本物质。

气：气是人体内一种活力很强、不断运动的、肉眼看不见的极细微物质，气是构成人体和维持人体生命活动的最基本物质。

精：精是由禀受于父母的生命物质与后天水谷精微相融合而形成的一种精华物质，是人体生命的本原。

第三章　藏象

藏象：指藏于人体内的内脏器官所表现于外的生理和病理现象。

藏象学说：是通过观察人体的外部征象来研究人体脏腑、组织、器官的生理活动、病理变化及其相互关系的学说。

满而不实："满"，指精气充满；"实"，指水谷充实。五脏藏满精气，但不接收水谷。故"满而不能实"或"满而不实"。

实而不满："实"，指水谷充实；"满"，指精气充满。由于六腑生理功能是传化水谷糟粕，故只能被水谷充实，而不能被精气充满，故"实而不能满"或"实而不满"。

藏精气而不泻："藏"，是贮藏；"泻"，是传导、排泄。系指五脏的功能为贮藏精气，如肝藏血、肾藏精。五脏所藏精气而不使之无故外泻，故称"藏精气而不泻""藏而不泻"。

传化物而不藏："传化"，指变化与传导。六腑共同具有接受水谷、消化水谷并传导糟粕的生理特点，而不贮藏精气，故称"传化物而不藏"或"泻而不藏"。

心主血脉：是指心气推动和调控血液在脉管中运行，流注全身，以发挥营养和滋润的作用，它包括主血和主脉两个方面。

心藏神：又称心主神明或主神志，是指心具有统帅人体一切生理活动和主司人体精神意识思维活动的功能。

肺主气：是指肺有主管呼吸之气和一身之气的功能。

肺朝百脉：是指全身的血液都通过经脉会聚于肺，经肺的呼吸，进行体内外清浊之气的交换，然后再通过肺气的宣发肃降作用，将富含清气的血液通过经脉输送到全身。

通调水道：又称肺主水，是指肺具有疏通和调节水液运行的通道，从而推动水液的输布和排泄的作用。

肺主治节：是指肺具有辅助心治理调节全身气血津液的运行及各脏腑组织生理功能活动的作用。

脾主运化：指脾具有把饮食水谷转化为水谷精微和津液，并将水谷精微和津液吸收、转输到全身的生理功能，包括运化水谷和运化水液两方面。

脾主统血：指脾气有统摄和控制血液在脉内正常运行，防止其逸出脉外的功能。

脾失健运：即脾的运化水谷功能和运化水液功能失常。

中气下陷：脾气又称中气，脾气下陷又称中气下陷。脾气主升，若脾的升清功能失常，则脾气不升反而下陷，导致内脏下垂等，称为"脾气下陷"。

肝主疏泄：疏，即疏通；泄，即发泄、升发。肝主疏泄，是指肝具有维持全身气机疏通畅达，通而不滞、散而不郁的作用。

肝藏血：指肝具有贮藏血液、调节血量及防止出血的功能。

肝失疏泄：指肝的疏泄功能失常，包括疏泄不及和疏泄升发太过两个方面。

肝体阴而用阳：肝居下焦，内藏阴血，故其体为阴；肝主疏泄，性喜条达，内寄相火，主升主动，故其用为阳。

肾藏精：藏，即闭藏、封藏之意。肾主藏精，是指肾对精气有闭藏、贮存的生理功能。

天癸：是指肾中精气充盈到一定程度时产生的一种精微物质，能促进生殖器官发育成熟并维持人体生殖功能的作用。

肾阴：又称为元阴、真阴，是肾之精气中对机体各脏腑组织起着滋养、濡润作用的部分，为一身阴液的根本。

肾阳：又称元阳、真阳，是肾之精气中对机体各脏腑组织起着推动、温煦作用的部分，为一身阳气的根本。

肾不纳气：指肾气虚衰，摄纳无权，气浮于上，从而出现呼吸表浅、呼多吸少、动则气喘等症的病理变化。

胃气：指脾胃的功能，是对胃的受纳、腐熟功能和脾主运化功能的概括。

泌别清浊：为小肠的主要生理功能，即经过小肠消化后的饮食物，分为水谷精微和食物残渣两部分，将水谷精微吸收，把食物残渣送到大肠。

上焦如雾：指上焦心肺宣发布散水谷精微于全身的作用。雾，即轻清之水谷精气弥漫的状态。

中焦如沤：指脾胃消化、吸收、运化水谷精微，生化气血的作用。沤，即水谷腐熟为乳糜的状态。

下焦如渎：指肾与膀胱的泌尿作用和肠道的排便作用。渎，即水浊不断地向下、向外排泄的状态。

肝肾同源：肝藏血，肾藏精，肾精依赖肝血的不断补充，肝血又依赖肾精的滋养；精生血，血化精，肝血肾精互生互化，故称"肝肾同源"。

乙癸同源：即肝肾同源，古人把脏腑和天干相配合而言。乙属木，属肝；癸属水，属肾。故肝肾同源又名"乙癸同源"。

心肾相交：指心火下降，肾水上升，彼此交通，相互协调的关系。

先天之本：肾藏"先天之精"，主生殖，为生命之本源，故称肾为"先天之本"。

后天之本：机体生命活动的维持和气血津液的生化，均赖于脾胃所运化的水谷精微，故称脾为"后天之本"。

水火之脏：肾精属阴，肾气属阳。肾阴、肾阳如水火一样内寄于肾，故称肾"水火之脏"。

娇脏：肺叶娇嫩，不耐寒热，肺开窍于鼻，外合皮毛，易受外邪侵袭，故形容肺为"娇脏"。

刚脏：肝气主升主动，具有刚强躁急的生理特性，故喻肝为"刚脏"。

神：有广义和狭义之分。广义之神是指整个人体生命活动的主宰及其外在表现的统称。狭义之神是指人的精神意识思维活动，即心所主的神志。

七情：为喜、怒、思、忧、悲、恐、惊七种情志变化。

五志：为喜、怒、思、忧、恐五种情志变化。七情中悲可归于忧，惊可归于恐。

魂：为人体精神意识思维活动的一个方面，古人把谋虑、想象、梦幻、决断和情感等归于魂。魂藏于肝。

魄：主要指与生俱来的、本能性的感觉和动作，如新生儿啼哭、吮吸、四肢运动、耳听、目视、皮肤的冷热痛痒等。魄藏于肺。

意：主要指注意、记忆、思考和分析等认知思维活动。意属于脾。

志：主要指志向、意志、毅力、决心等心理活动。志藏于肾。

喜：即愉悦、喜乐，为心情愉快的一种情志活动。喜为心之志。

怒：即恼怒、愤怒，是气愤不平、情绪勃然激动的一种情志活动。怒为肝之志。

忧：即忧虑、忧愁，为愁苦焦虑的一种情志活动。忧为肺之志。

思：即思考、思虑，是集中思想考虑问题的一种情志活动。思为脾之志。

悲：即悲伤、悲哀，是哀伤痛苦的一种情志活动。悲类同于忧，同属肺之志。

恐：即畏惧、恐惧，是害怕恐惧的一种情志活动。恐为肾之志。

惊：即惊吓、惊骇，是指人猝然遇到非常事变而致精神突然紧张的情绪反应。惊、恐相似，恐为自知，惊为不自知，两者同属肾之志。

四末：即四肢，为脾所主。

腠理：指皮肤和肌肉的空隙，其中肌肉之间的间隙谓之腠，皮肤之纹理谓之理。

气门：即汗孔，又称玄府，是排泄汗液的通道。

七冲门：指饮食物在其受纳、消化、吸收和排泄过程中通过的七个部位，包括飞门（唇）、户门（齿）、吸门（会厌）、贲门（胃上口）、幽门（胃下口）、阑门（大肠小肠交界处）、魄门（大肠的下口，即肛门）。

魄门：即肛门，为大肠的下口。因肺与大肠相表里，肺藏魄，故称为"魄门"。

七窍：窍，即孔窍、苗窍之意。七窍包括口、两鼻孔、两耳、两目。

九窍：即七窍（口、两鼻孔、两耳、两目）、前阴和后阴。

第四章　经络

经络：是经脉和络脉的总称。经脉是主干，络脉是分支，是运行全身气血、联络脏腑肢节、沟通内外上下、感应传导信息、调节功能平衡的通路系统。

十二正经：即手足三阴经和手足三阳经，又称"十二经脉"。有一定的起止、循行部位和交接顺序，在肢体的分布和走向有一定规律，与脏腑有直接的络属关系，是气血运行的主要通道。

奇经：有督脉、任脉、冲脉、带脉、阴跷脉、阳跷脉、阴维脉、阳维脉，合称"奇经八脉"。在肢体的分布无规律，与脏腑无直接络属关系，具有统率、联络和调节十二经脉的作用。

十二皮部：指十二经脉的功能活动反映于体表的部位。全身皮肤分为十二个部分，分属十二经脉，故称十二皮部。

诸阳之会：十二经脉中手三阳经与足三阳经皆在头面部交会，故称头为"诸阳之会"。

表里经：即十二经中，阳经与阴经通过经别与别络的相互沟通而组合成六对表里相合关系的经脉。阳经为表，阴经为里，每对表里经各包括一条阳经和一条阴经。

同名经：即十二经中，按阴阳配属名称相同的经脉。共有六对，每对同名经包括一条手经和一条足经。如手太阴经与足太阴经。

第五章　体质

体质：是指人类个体在生命过程中，由先天因素和后天因素所决定的，表现在形态结构、生理功能和心理活动等方面相对稳定的特性。

病理体质：为个体受病邪作用的发病倾向性，它包括机体对某些外邪的易感性、机体对病证的易发性和发病后病证的易转性等。

从化：即病情随体质而发生的转化，又称为质化。如偏阴质多寒化、偏阳质多热化等。

质势：是指不同的体质类型所具有潜在、相对稳定的倾向性。

第六章　病因

病因：引起疾病的原因，即破坏人体相对平衡的原因，又可称为致病因素。

辨证求因：是以疾病的临床表现为依据，通过分析疾病的症状、体征来推求病因，为治疗用药提供依据。

六气：是指风、寒、暑、湿、燥、火六种正常的自然界气候。

六淫：是风、寒、暑、湿、燥、火六种外感病邪的统称，即伤人致病的六气。

风为百病之长：长，首也。风邪是外感病因的先导，寒、湿、燥、热等邪往往都依附于风而侵袭人体，故称风为百病之长。

湿性黏滞：即指湿邪致病具有黏腻停滞的特性，这种特性表现在两个方面：一是症状的黏滞性，二是病程的缠绵性。

温燥：初秋有夏热之余气，燥与温热相合，侵犯人体而致病，称为温燥。

凉燥：深秋近冬，燥与寒相合，侵犯人体而致病，称为凉燥。

伤寒：寒客肌表，郁遏卫阳者，称为伤寒。

中寒：寒邪直中于里，伤及脏腑阳气者，称为中寒。

疠气：是一类具有强烈传染性的外邪。又称为"疫气""疫毒""戾气""异气""毒气""乖戾之气"。

七情内伤：是指喜、怒、忧、思、悲、恐、惊七种内伤致病因素。突然强烈或长期持续的情志刺激，超越了人体的生理和心理适应能力，损伤机体脏腑精气，导致功能失调；或人体正气虚弱，脏腑精气虚衰，对情志刺激的适应能力低下，因而导致或诱发疾病。

痰饮：是由多种致病因素作用于人体后，引起机体水液代谢障碍所形成的病理产物。稠浊者为痰，清稀者为饮。

有形之痰：是指视之可见、触之可及、闻之有声的痰。

无形之痰：是指视之不见、触之难及、闻之无声，只见其症、不见其形的痰。

瘀血：是体内血液凝聚停滞所形成的病理产物。既包括积于体内的离经之血，又包括阻滞于血脉及脏腑内运行不畅的血液。

结石：是指体内某些部位形成并停滞为病的砂石样病理产物或结块。

药邪：是指因药物加工或使用不当而引起疾病的一类致病因素。其致病可致中毒，或加重病情，或变生他疾。

医过：是指由于医生的过失而致病情加重，或变生他疾的一类致病因素。其所致病可致情志波动，或加重病情，或变生他疾。

胎毒：是指某些传染病在胎儿期由亲代给与子代而致病的一类病因，包括在妊娠早期其母感受邪气而遗毒于胎儿，如胎传火毒等。

第七章　发病

病机：是指疾病发生、发展、变化及其转归的机理，亦称"病变机理"。

正气：是指人体的功能活动和抗病、康复能力。

邪气：指各种致病因素，包括六淫、饮食失宜、七情内伤、外伤、寄生虫以及痰饮、瘀血、结石等。

伏发：即伏而后发，指机体感受某些病邪后，病邪潜伏于体内，经过一段时间后，或在诱因作用下才发病。

继发：是指在原发疾病基础上，继而发生新的疾病。

复发：又称复病，是指即将痊愈或已经痊愈的疾病再度发作。

第八章　病机

实：主要指邪气盛，是以邪气亢盛为矛盾主要方面的一种病机变化。

虚：主要指正气不足，是以正气亏虚为矛盾主要方面的一种病机变化。

阴阳失调：是指在疾病过程中，人体阴阳在致病因素作用下失去平衡协调，而形成的阴阳偏盛、偏衰、互损、格拒等一系列病机变化。

阳偏盛：是指机体在疾病过程中所出现的阳气偏盛、功能亢进、热量过剩的病机变化。

阴偏盛：是指机体在疾病过程中所出现的一种阴气偏盛、功能障碍或减退、热量不足，以及病理性代谢产物积聚的病机变化。

阳偏衰：是指机体阳气虚损、功能减退或衰弱、热量不足的病机变化。

阴偏衰：是指机体精、血、津液等物质亏损，以及阴不制阳，导致阳相对亢盛，功能虚性亢奋的病机变化。

阳损及阴：是指阳气虚损较重，累及阴液化生不足，从而形成了以阳虚为主的阴阳两虚病机变化。

阴损及阳：是指阴液亏损较重，累及阳气化生不足或无所依附而耗散，从而形成以阴虚为主的阴阳两虚的病机变化。

格阳：即阴盛格阳，是指阴寒之邪壅盛于内，逼迫阳气浮越于外，使阴阳之气不相维系，相互格拒的一种病机变化。

格阴：又称阳盛格阴，是指热偏盛至极，深伏于里，阳气被遏，郁闭于内，能外达体表而格阴于外的一种病机变化。

亡阳：是指机体的阳气发生突然脱失而致全身功能严重衰竭的病机变化。

亡阴：是指机体的阴液发生突然的大量消耗或脱失，而致全身功能严重衰竭的病机变化。

气虚：是指气不足，导致脏腑功能活动减退，抗病能力下降的病机变化。

气机失调：是指气的升降出入失常而引起的气滞、气逆、气陷、气闭、气脱等病机变化。

气滞：是指气机郁滞，运行不畅的病机变化。

气逆：是指气上升太过，或下降不及，以致气逆于上的病机变化。

气陷：是以气虚无力升举为主要特征的病机变化。

气闭：是指气的出入受阻，脏腑经络气机闭塞不通的病机变化。

气脱：是指气不内守而外脱散失，导致机体功能突然衰竭的病机变化。

血虚：是指血液不足，血的濡养功能减退的病机变化。

血瘀：是指血液运行迟缓，甚至停滞不畅的病机变化。

出血：是指血液运行不循常道，逸出脉外的病机变化。

内生五邪：是指在疾病的发展过程中，由于脏腑经络及精气血津液的功能失常而产生的化风、化寒、化湿、化燥、化火等病机变化。

第九章 防治原则

治未病：就是采取一定措施，防止疾病的发生和发展。包括未病先防和既病防变两个方面。

治病求本：是指治疗疾病必须寻求其本质，并针对本质进行治疗。结合临床实际，治病求本就是针对疾病的病因病机进行治疗。

未病先防：是指在疾病未发病之前，采取各种措施，积极防止疾病的发生。

既病防变：是指在疾病发生之后，应早期诊断、早期治疗，以防止疾病的发展和传变，达到早期治愈疾病的目的。

标：与本相对，代表疾病过程中居次要地位和起次要作用的方面。

本：与标相对，代表疾病过程中占重要地位和起主要作用的方面。

急则治其标：是指在标病甚急，可能危及生命，或影响对本病治疗的情况下，采取的先治其标、后治其本的治疗原则。

缓则治其本：是指在病情缓和的情况下，采取抓住疾病本质而进行治疗的治疗原则。

标本兼治：是指标病与本病错杂并重时，采取标本兼顾同治的治疗原则。

正治：是逆其证候性质而治的一种常用治疗原则，又称"逆治"。即采用与证候性质相反的方药进行治疗，如热者寒之、寒者热之等。

反治：是顺从疾病假象而治的一种治疗原则，又称"从治"。所采用的方药性质与疾病表现出的假象性质相同，而与疾病的本质相逆，如寒因寒用、热因热用等。

寒者热之：指寒性病证表现出寒象，采用温热性质的方药进行治疗。

热者寒之：指热性病证表现出热象，采用寒凉性质的方药进行治疗。

虚者补之：指虚损病证表现为虚象，宜采用补虚扶正的方药来治疗。

实则泻之：指实邪病证表现为实象，宜采用攻邪泻实的方药来治疗。

寒因寒用：指用寒性药物治疗具有假寒征象的病证，适用于真热假寒证。

热因热用：指用热性药物治疗具有假热征象的病证，适用于真寒假热证。

塞因塞用：指用补益药物治疗具有闭塞不通症状的虚证。

通因通用：指用通利药物治疗具有通泻症状的实证。

阴中求阳：指治疗阳虚证时，在补阳剂中适当佐用滋阴药，使"阳得阴助而生化无穷"。

阳中求阴：指治疗阴虚证时，在滋阴剂中适当佐用补阳药，使"阴得阳升而泉源不竭"。

阳病治阴：为补阴以制阳的方法，即采用滋阴的方法治疗阴虚阳亢的虚热证。

阴病治阳：为扶阳以制阴的方法，即采用补阳的方法治疗阳虚内寒的虚寒证。

扶正：即扶助机体的正气，是增强体质、提高机体抗病能力的一种治疗原则。

祛邪：即祛除邪气，是排除或削弱病邪侵袭和损害的一种治疗原则。

用寒远寒：寒冷的冬天，人体腠理致密，阳气内敛，当慎用寒凉药，以防伤阳。

用热远热：炎热的夏天，人体腠理疏松开泄，当慎用辛温发散药，以免开泄太过，耗伤气阴。

附录二

《中医基础理论》名言集锦

绪论

1. 夫人禀五常，因风气而生长，风气虽能生万物，亦能害万物，如水能浮舟，亦能覆舟。（汉·张仲景《金匮要略·脏腑经络先后病脉证》）

2. 春生夏长，秋收冬藏。（《灵枢·顺气一日分为四时》）

3. 夫百病者，多以旦慧、昼安、夕加、夜甚。（《灵枢·顺气一日分为四时》）

4. 四时阴阳者，万物之根本也。（《素问·四气调神大论》）

5. 人以天地之气生，四时之法成。（《素问·宝命全形论》）

第一章 中医学的哲学基础

1. 阴阳者，天地之道也，万物之纲纪，变化之父母，生杀之本始，神明之府也，治病必求于本。（《素问·阴阳应象大论》）

2. 审其阴阳，以别柔刚，阳病治阴，阴病治阳，定其血气，各守其乡。（《素问·阴阳应象大论》）

3. 重阴必阳，重阳必阴。（《素问·阴阳应象大论》）

4. 阴在内，阳之守也；阳在外，阴之使也。(《素问·阴阳应象大论》)

5. 阴平阳秘，精神乃治；阴阳离决，精气乃绝。(《素问·生气通天论》)

6. 气味，辛甘发散为阳，酸苦涌泄为阴。(《素问·阴阳应象大论》)

7. 阴胜则阳病，阳胜则阴病。(《素问·阴阳应象大论》)

8. 阳胜则热，阴胜则寒。(《素问·阴阳应象大论》)

9. 孤阴不长，独阳不成。(金·刘完素《素问玄机原病式·火集》)

10. 阳常有余，阴常不足。(元·朱震亨《局方发挥》)

11. 阳生阴长，阳杀阴藏。阳化气，阴成形。(《素问·阴阳应象大论》)

12. 阴中有阳，阳中有阴。(《素问·金匮真言论》)

13. 人生有形，不离阴阳。(《素问·宝命全形论》)

14. 阴虚之甚者，先回其阳，继而渐加补阴之药，是无阴则阳无以化也；阴虚之甚者，先补其阴，继而渐加补阳之药，是无阳则阴无以生也。(清·王三尊《医权初编》)

第二章 精气血津液神

1. 夫精明五色者，气之华也。(《素问·脉要精微论》)

2. 得神者昌，失神者亡。(《素问·移精变气论》)

3. 两精相搏谓之神。(《灵枢·本神》)

4. 五脏六腑之精气，皆上注于目而为之精。(《灵枢·大惑论》)

5. 夺血者无汗，夺汗者无血。(《灵枢·营卫生会》)

6. 发为血之余，血虚则发落。（丁甘仁《丁甘仁医案·衄血》）

7. 气属阳而无形，血属阴而有形。（明·张介宾《类经·经络类》）

8. 气主煦之，血主濡之。（《难经·二十二难》）

9. 卫气者，所以温分肉、充皮肤、肥腠理、司开合者也。（《灵枢·本脏》）

10. 血气者，喜温而恶寒，寒则泣不能流，温则消而去之。（《素问·调经论》）

11. 阳气者，精则养神，柔则养筋。（《素问·生气通天论》）

12. 阳随乎阴，血随乎气，故治血必先理气，血脱必先益气。（明·赵献可《医贯·血证论》）

第三章 藏象

1. 脾主升清，胃主降浊。（清·黄元御《素灵微蕴·原胃解》）

2. 脾宜升则健，胃宜降则和。（清·叶桂《临证指南医案·脾胃》）

3. 脾胃为水谷之海。（明·龚信《古今医鉴·泄泻》）

4. 肺为气之主，肾为气之根。（明·张介宾《景岳全书·喘促》）

5. 清阳出上窍，浊阴出下窍；清阳发腠理，浊阴走五脏；清阳实四支，浊阴归六腑。（《素问·阴阳应象大论》）

6. 头者精明之府，背者胸中之府，腰者肾之府，膝者筋之府，骨者髓之府。（《素问·脉要精微论》）

7. 心者，君主之官也，神明出焉。（《素问·灵兰秘典论》）

8. 肺者，相傅之官，治节出焉。(《素问·灵兰秘典论》)

9. 肝者，将军之官，谋虑出焉。(《素问·灵兰秘典论》)

10. 胆者，中正之官，决断出焉。(《素问·灵兰秘典论》)

11. 膻中者，臣使之官，喜乐出焉。(《素问·灵兰秘典论》)

12. 脾胃者，仓廪之官，五味出焉。(《素问·灵兰秘典论》)

13. 大肠者，传道之官，变化出焉。(《素问·灵兰秘典论》)

14. 小肠者，受盛之官，化物出焉。(《素问·灵兰秘典论》)

15. 肾者，作强之官，伎巧出焉。(《素问·灵兰秘典论》)

16. 三焦者，决渎之官，水道出焉。(《素问·灵兰秘典论》)

17. 膀胱者，州都之官，津液藏焉，气化则能出矣。(《素问·灵兰秘典论》)

18. 肝受血而能视。(《素问·五脏生成篇》)

19. 肝体阴而用阳。(清·唐宗海《血证论·滑氏补肝散》)

20. 胃者，五脏六腑之海也。(《灵枢·五味第五十六》)

21. 脑髓骨脉胆女子胞，此六者地气之所生也，皆藏于阴而象于地，故藏而不泻，名曰奇恒之府。(《素问·五脏别论》)

22. 夫胃、大肠、小肠、三焦、膀胱，此五者，天气之所生也，其气象天，故泻而不藏，此受五脏浊气，名曰传化之府，此不能久留输泻者也。(《素问·五脏别论》)

23. 五脏者，藏精气而不泻也，故满而不能实。(《素问·五脏别论》)

24. 六腑者，传化物而不藏，故实而不能满也。(《素问·五脏别论》)

25. 胃者，水谷之海，六腑之大源也。(《素问·五脏别论》)

26. 心为汗，肺为涕，肝为泪，脾为涎，肾为唾，是谓五液。(《素问·宣明五气》)

27. 心欲苦，肺欲辛，肝欲酸，脾欲甘，肾欲咸，此五味之所合也。(《素问·五脏生成》)

28. 心气通于舌，心和则舌能知五味矣。(《灵枢·脉度》)

29. 心者，生之本，神之变也，其华在面，其充在血脉。(《素问·六节藏象论》)

30. 心者，五脏六腑之主也。(《灵枢·口问》)

31. 肝气通于目，肝和则目能辨五色矣。(《灵枢·脉度》)

32. 肝者，罢极之本，魂之居也；其华在爪，其充在筋。(《素问·六节藏象论》)

33. 脾喜燥恶湿，喜温恶寒。(张山雷《脏腑药式补正·脾部》)

34. 脾主为胃行其津液者也。(《素问·厥论》)

35. 肺为水之上源。(清·汪昂《医方集解·清暑之剂》)

36. 肺为脏腑之华盖。(清·陈念祖《医学三字经·咳嗽》)

37. 肺者，气之本，魄之处也，其华在毛，其充在皮。(《素问·六节藏象论》)

38. 肾开窍于二阴。(《素问·金匮真言论》)

39. 肾者，主蛰，封藏之本，精之处也。(《素问·六节藏象论》)

40. 腰者，肾之府，转摇不能，肾将惫矣。(《素问·脉要精微论》)

41. 脑为髓之海。(《灵枢·海论》)

42. 上焦如雾，中焦如沤，下焦如渎。(《灵枢·营卫生会》)

43. 胃乃六腑之本。(宋·杨士瀛《仁斋直指方论·病机赋》)

44. 五脏六腑之精气，皆上升于头，以成七窍之用，故头为精明之府。(明·张介宾《类经·疾病类》)

45. 胃者，水谷之海，六腑之大源也。(《素问·五脏别论》)

46. 胃之为腑，体阳而用阴。(清·吴瑭《温病条辨·中焦篇》)

47. 齿为肾之余，龈为胃之络。(清·叶桂《外感温热篇》)

48. 肺为声音之门，肾为声音之根。(宋·杨士瀛《仁斋直指方论·声音方论》)

49. 肺主出气，肾主纳气，阴阳相交，呼吸乃和。(清·石寿棠《医原·闻声须察阴阳·论》)

50. 饮入于胃，游溢精气，上输于脾，脾气散精，上归于肺，通调水道，下输膀胱。(《素问·太阴阳明论》)

第四章 经络

1. 肺手太阴之脉，起于中焦，下络大肠，还循胃口，上膈属肺。从肺系，横出腋下，下循臑内，行少阴、心主之前，下肘中，循臂内上骨下廉，入寸口，上鱼，循鱼际，出大指之端。其支者，从腕后，直出次指内廉，出其端。(《灵枢·经脉》)

2. 大肠手阳明之脉，起于大指次指之端，循指上廉，出合谷两骨之间，上入两筋之中，循臂上廉，入肘外廉，上臑外前廉，上肩，出髃骨之前廉，上出于柱骨之会上，下入缺盆，络肺，下膈，属大肠。其支者，从缺盆上颈，贯颊，入下齿中，还出挟口，交人中，左之右，右之左，上挟鼻孔。(《灵枢·经脉》)

3. 胃足阳明之脉，起于鼻，交頞中，旁约太阳之脉，下循鼻外，入上齿中，还出挟口，环唇，下交承浆，却循颐后下廉，出大迎，循颊车，上耳前，过客主人，循发际，至额颅。其支者，从大迎前，下人迎，循喉咙，入缺盆，下膈，属胃，络脾。其直者，从缺盆下乳内廉，下挟脐，入气街中。其支者，起于胃口，下循腹里，下至气街中而合。以下髀关，抵伏兔，下膝髌中，下循胫外廉，下足跗，入中指内间，出次指之端。其支者，下膝三寸而别，下入中指外间，出其端。其支者，别跗上，入大指间，出其端。(《灵枢·经脉》)

4. 脾足太阴之脉，起于大指之端，循指内侧白肉际，过核骨后，上内踝前廉，上踹内，循胫骨后，交出厥阴之前，上膝股内前廉，入腹，属脾，络胃，上膈，挟咽，连舌本，散舌下。其支者，复从胃，别上膈，注心中(脾之大络，名曰大包，出渊腋下三寸，布胸胁)。(《灵枢·经脉》)

5. 心手少阴之脉，起于心中，出属心系，下膈，络小肠。其支者，从心系，上挟咽，系目系。其直者，复从心系，却上肺，下出腋下，下循臑内后廉，行太阴、心主之后，下肘内，循臂内后廉，抵掌后锐骨之端，入掌内后廉，循小指之内，出其端。(《灵枢·经脉》)

6. 小肠手太阳之脉，起于小指之端，循手外侧上腕，出踝中，直上循臂骨下廉，出肘内侧两骨之间，上循臑外后廉，出肩解，绕肩胛，交肩上，入缺盆，络心，循咽下膈，抵胃，属小肠。其支者，从缺盆循颈，上颊，至目锐眦，却入耳中。其支者，别颊上䪼，抵鼻，至目内眦。(《灵枢·经脉》)

7. 膀胱足太阳之脉，起于目内眦，上额，交巅。其支者，从巅至耳上角。其直者，从巅入络脑，还出别下项，循肩膊内，挟脊抵腰中，入循膂，络肾，属膀胱。其支者，从腰中，下挟脊，贯臀，入腘中。其支者，从膊内左右别下贯胛，挟脊内，过髀枢，循髀外后廉下合腘中，以下贯踹内，出外踝之后，循京骨至小指外侧。(《灵枢·经脉》)

8. 肾足少阴之脉，起于小指之下，斜走足心，出于然谷之下，循内踝之后，别入跟中，以上踹内，出腘内廉，上股内后廉，贯脊属肾，络膀胱。其直者，从肾上贯肝、膈，入肺中，循喉咙，挟舌本。其支者，从肺出，络心，注胸中。(《灵枢·经脉》)

9.心主手厥阴心包络之脉，起于胸中，出属心包络，下膈，历络三焦。其支者，循胸出胁，下腋三寸，上抵腋下，循臑内，行太阴、少阴之间，入肘中，下臂，行两筋之间，入掌中，循中指，出其端。其支者，别掌中，循小指次指出其端。(《灵枢·经脉》)

10.三焦手少阳之脉，起于小指次指之端，上出两指之间，循手表腕，出臂外两骨之间，上贯肘，循臑外上肩，而交出足少阳之后，入缺盆，布膻中，散络心包，下膈，遍属三焦。其支者，从膻中，上出缺盆，上项，系耳后，直上出耳上角，以屈下颊至𬽎。其支者，从耳后入耳中，出走耳前，过客主人，前交颊，至目锐眦。(《灵枢·经脉》)

11.胆足少阳之脉，起于目锐眦，上抵头角，下耳后，循颈，行手少阳之前，至肩上，却交出手少阳之后，入缺盆。其支者：从耳后入耳中，出走耳前，至目锐眦后。其支者：别锐眦，下大迎，合于手少阳，抵于𬽎，下加颊车，下颈，合缺盆，以下胸中，贯膈，络肝，属胆，循胁里，出气街，绕毛际，横入髀厌中。其直者：从缺盆下腋，循胸，过季胁，下合髀厌中。以下循髀阳，出膝外廉，下外辅骨之前，直下抵绝骨之端，下出外踝之前，循足跗上，入小指次指之间。其支者：别跗上，入大指之间，循大指歧骨内，出其端，还贯爪甲，出三毛。(《灵枢·经脉》)

12.肝足厥阴之脉，起于大指丛毛之际，上循足跗上廉，去内踝一寸，上踝八寸，交出太阴之后，上腘内廉，循股阴，入毛中，环阴器，抵小腹，挟胃，属肝络胆，上贯膈，布胁肋，循喉咙之后，上入颃颡，连目系，上出额，与督脉会于巅。其支者，从目系下颊里，环唇内。其支者，复从肝别贯膈，上注肺。(《灵枢·经脉》)

13. 督脉者，起于下极之俞，并于脊里，上至风府，入属于脑。(《难经·二十八难》)

14. 任脉者，起于中极之下，以上毛际，循腹里，上关元，至咽喉，上颐，循面，入目。(《素问·骨空论》)

第五章　体质

1. 矧体质贵贱尤有不同，凡藜藿壮夫，及新暴之病，自宜消伐。(明·张介宾《景岳全书·杂证谟·饮食门》)

2. 人之生也，有刚有柔，有弱有强，有短有长，有阴有阳。(《灵枢·寿夭刚柔》)

3. 五脏者，固有小大、高下、坚脆、端正、偏颇者；六腑亦有小大、长短、厚薄、结直、缓急。(《灵枢·本脏》)

4. 二十五人之形，血气之所生，别而以候，从外知内。(《灵枢·阴阳二十五人》)

5. 禀气渥则其体强，体强则命长；气薄则体弱，体弱则命短，命短则多病短寿。(《论衡·气寿》)

6. 小儿五迟之证，多因父母气血虚弱，先天有亏，致儿生下筋骨软弱，行步艰难，齿不速长，坐不能稳，要皆肾气不足之故。(清·吴谦《医宗金鉴·幼科杂病心法要诀》)

7. 夫王公大人，血食之君，身体柔脆，肌肉软弱。(《灵枢·根结》)

8. 有人于此，并行并立，其年之长少等也，衣之厚薄均也，卒然遇烈风暴雨，或病或不病。(《灵枢·论勇》)

9. 凡此九气(怒、喜、悲、恐、寒、炅、惊、劳、思)丛生之病，壮者得之气行而愈；弱者得之气著为病也。(清·吴谦《医宗金鉴·杂病心法要诀》)

第六章 病因

1. 冬伤于寒，春必病温。(《素问·阴阳应象大论》)

2. 风者，百病之始也。(《素问·生气通天论》)

3. 风者善行而数变。(《素问·风论》)

4. 暑必挟湿，二者皆伤气分。(《清代名医医案精华·叶天士医案》)

5. 伤于风者，上先受之；伤于湿者，下先受之。(《素问·太阴阳明论》)

6. 因于湿，首如裹。湿热不攘，大筋软短，小筋弛长，软短为拘，弛长为痿。(《素问·生气通天论》)

7. 痰为诸病之源，怪病皆由痰成。(清·沈金鳌《杂病源流犀烛·痰饮源流》)

8. 悲则气消。(《素问·举痛论》)

9. 惊则气乱。(《素问·举痛论》)

10. 恐则气下。(《素问·举痛论》)

11. 怒则气上。(《素问·举痛论》)

12. 思则气结。(《素问·举痛论》)

13. 湿邪为病，缓而难知。(清·吴坤安《伤寒指掌·湿症合参》)

14. 喜则气缓。(《素问·举痛论》)

15. 安谷则昌，绝谷则亡。（金·李杲《脾胃论·仲景引〈内经〉所说脾胃》）

16. 久视伤血，久卧伤气，久坐伤肉，久立伤骨，久行伤筋。（《素问·宣明五气》）

17. 百病多由痰作祟。（清·汪昂《汤头歌诀·除痰之剂》）

18. 肝风上升于巅顶，原属阴亏；痰浊弥漫于中宫，多因脾弱。（清·王旭高《王旭高医案》）

19. 血不利则为水。（东汉·张仲景《金匮要略·水气病脉证并治》）

20. （痰）在肺则咳，在胃则呕吐，在心则悸，在头则眩，在背则冷，在胸则痞，在胁则胀，在肠则泻，在经络则肿，在四肢则痹。（清·林珮琴《类证治裁·痰饮论治》）

21. 肥人气虚多痰，瘦人血虚多火。（清·程芝田《医法心传·医宜通变论》）

第七章　发病

1. 然必内有所伤，然后外邪得以入之。（明·张介宾《类经·疾病类》）

2. 邪之所凑，其气必虚。（《素问·评热病论》）

3. 肉不坚，腠理疏，则善病风。五脏柔弱者，善病消瘅。（《灵枢·五变》）

4. 本气充实，邪不能入，本气亏虚，呼吸之间，外邪因而乘之。（明·吴又可《温疫论》）

5. 邪气胜者，精气衰也。（《素问·玉机真藏论》）

6. 风雨寒热，不得虚，邪不能独伤人。卒然逢疾风暴雨而不病者，盖无虚，故不能独伤人。此必因虚邪之风，与其身形，两

虚相得，乃客其形。(《灵枢·百病始生》)

7. 邪之所在，皆为不足。(《灵枢·口问》)

8. 气血冲和，百病不生。一有怫郁，诸病生焉。(元·朱震亨《丹溪心法》)

9. 尝贵后贱，虽不中邪，病从内生。暴苦暴乐，始乐后苦，皆伤精气。(《素问·疏五过论》)

第八章　病机

1. 人受天地之气生，天之阳气为气，地之阴气为血，故气常有余，血常不足。(元·朱震亨《格致余论》)

2. 阴阳自和者，必自愈。(汉·张仲景《伤寒论》)

3. 谨守病机，各司其属。(唐·王冰《素问·至真要大论》)

4. 重寒则热，重热则寒。(《素问·阴阳应象大论》)

5. 风胜则动，热胜则肿，燥胜则干，寒胜则浮，湿胜则濡泻。(《素问·阴阳应象大论》)

6. 天有四时五行，以生长化收藏，以生寒暑燥湿风。人有五脏，化五气，以生喜怒悲忧恐。(《素问·阴阳应象大论》)

7. 喜怒伤气，寒暑伤形。(《素问·阴阳应象大论》)

8. 暴怒伤阴，暴喜伤阳。(《素问·阴阳应象大论》)

9. 喜怒不节，寒暑过度，生乃不固。(《素问·阴阳应象大论》)

10. 百病生于气也。(《素问·举痛论》)

11. 风寒湿三气杂至，合而为痹也。(《素问·痹论》)

12. 百病之生也，皆生于风寒暑湿燥火，以之化之变也。(《素问·至真要大论》)

13. 诸厥固泄，皆属于下。(《素问·至真要大论》)

14.诸痿喘呕，皆属于上。(《素问·至真要大论》)

15.诸禁鼓栗，如丧神守，皆属于火。(《素问·至真要大论》)

16.诸痉项强，皆属于湿。(《素问·至真要大论》)

17.诸逆冲上，皆属于火。(《素问·至真要大论》)

18.诸胀腹大，皆属于热。(《素问·至真要大论》)

19.诸躁狂越，皆属于火。(《素问·至真要大论》)

20.诸暴强直，皆属于风。(《素问·至真要大论》)

21.诸病有声，鼓之如鼓，皆属于热。(《素问·至真要大论》)

22.诸病胕肿，疼酸惊骇，皆属于火。(《素问·至真要大论》)

23.诸转反戾，水液浑浊，皆属于热。(《素问·至真要大论》)

24.诸病水液，澄彻清冷，皆属于寒。(《素问·至真要大论》)

25.诸呕吐酸，暴注下迫，皆属于热。(《素问·至真要大论》)

26.阳虚则外寒，阴虚则内热，阳盛则外热，阴盛则内寒。(《素问·调经论》)

27.重阴必阳，重阳必阴。(《素问·阴阳应象大论》)

28.气有余便是火。(元·朱震亨《丹溪心法·火》)

29.寒极生热，热极生寒。(《素问·阴阳应象大论》)

30.寒则气收。(《素问·举痛论》)

31.热胜则肿。(《素问·阴阳应象大论》)

32.土虚木必摇。(清·尤在泾《静香楼医案》)

33. 无虚不能作眩。（明·张介宾《景岳全书》）

34. 无痰则不作眩。（元·朱震亨《丹溪心法》）

35. 汗也者，合阳气、阴精蒸化而出者也。汗之为物，以阳气为运用，以阴精为材料。（清·吴鞠通《温病条辨·汗论》）

第九章　防治原则

1. 春夏养阳，秋冬养阴。（《素问·四气调神大论》）

2. 法于阴阳，和于术数，食饮有节，起居有常。（《素问·上古天真论》）

3. 志闲而少欲，心安而不惧，形劳而不倦。（《素问·上古天真论》）

4. 夜卧早起，广步于庭，被发缓形，以使志生。（《素问·四气调神大论》）

5. 精、气、神，养生家谓之三宝。（明·绮石《理虚元鉴·心肾论》）

6. 善养性者，先饥而食，先渴而饮，食欲数而少，不欲顿而多。（唐·孙思邈《备急千金要方·道林养性》）

7. 不治已病治未病，不治已乱治未乱。（《素问·四气调神大论》）

8. 夫治未病者，见肝之病，知肝传脾，当先实脾。（汉·张仲景《金匮要略》）

9. 上工治未病。（《难经·七十七难》）

10. 虚邪贼风，避之有时，恬惔虚无，真气从之，精神内守，病安从来。是以志闲而少欲，心安而不惧，形劳而不倦，气从以顺。（《素问·上古天真论》）

11. 正气存内，邪不可干。（《素问·刺法论》）

参考文献

［1］印会河 . 中医基础理论（统编五版教材）. 上海：上海科学技术出版社，1984

［2］印会河，张伯讷 . 中医基础理论 . 北京：人民卫生出版社，1989

［3］吴敦序 . 中医基础理论（规划教材）. 上海：上海科学技术出版社，1995

［4］吴敦序 . 中医基础理论学习指导 . 上海：上海科学技术出版社，1998

［5］童瑶 . 规划教材教与学参考丛书·中医基础理论 . 北京：中国中医药出版社，1999

［6］王新华 . 中医药高级丛书·中医基础理论 . 北京：人民卫生出版社，2000

［7］张珍玉 . 中医学基础（统编专科教材）. 北京：中国中医药出版社，1993

［8］孙广仁 . 中国传统医学丛书·中医基础理论 . 北京：科学出版社，1994

［9］孙广仁，刘家义，张安玲，等 . 中医基础理论难点解析 . 北京：中国中医药出版社，2001

［10］王琦 . 中医藏象学 . 北京：人民卫生出版社，1998

［11］李德新 . 中医基础理论 . 北京：人民卫生出版社，2001

［12］孙广仁 . 中医藏象生理学 . 北京：中国医药科技出版社，2002

［13］孙广仁，迟华基，韩成仁，等 . 中医基础理论研讨（硕士研究生试用教材）. 山东中医药大学内部教材，1997

［14］金志甲 . 中医基础理论 . 西安：陕西科学技术出版社，2001

［15］王新华 . 中医基础理论 . 南京：中医学院内部教材，1986

［16］何裕民 . 中医学导论 . 上海：上海中医学院出版社，1987

［17］雷顺群 . 《内经》多学科研究 . 南京：江苏科学技术出版社，1990

［18］匡调元 . 中医体质病理学 . 上海：上海科学普及出版社，1996

［19］王琦 . 中医体质学 . 北京：中国医药科技出版社，1995